Taschenatlas
der Endodontie

Rudolf Beer
Michael A. Baumann
Andrej M. Kielbassa

mit 780 Abbildungen

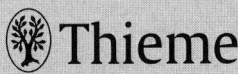

*Bibliografische Information
der Deutschen Bibliothek*

Die Deutsche Bibliothek verzeichnet diese Publikation in der Deutschen Nationalbibliografie; detaillierte bibliographische Daten sind im Internet abrufbar über: http://dnb.ddb.de

Wichtiger Hinweis: Wie jede Wissenschaft ist die Medizin ständigen Entwicklungen unterworfen. Forschung und klinische Erfahrung erweitern unsere Erkenntnisse, insbesondere was Behandlung und medikamentöse Therapie anbelangt. Soweit in diesem Werk eine Dosierung oder eine Applikation erwähnt wird, darf der Leser zwar darauf vertrauen, dass Autoren, Herausgeber und Verlag große Sorgfalt darauf verwandt haben, dass diese Angabe **dem Wissensstand bei Fertigstellung des Werkes** entspricht.

Für Angaben über Dosierungsanweisungen und Applikationsformen kann vom Verlag jedoch keine Gewähr übernommen werden. **Jeder Benutzer ist angehalten**, durch sorgfältige Prüfung der Beipackzettel der verwendeten Präparate und gegebenenfalls nach Konsultation eines Spezialisten festzustellen, ob die dort gegebene Empfehlung für Dosierungen oder die Beachtung von Kontraindikationen gegenüber der Angabe in diesem Buch abweicht. Eine solche Prüfung ist besonders wichtig bei selten verwendeten Präparaten oder solchen, die neu auf den Markt gebracht worden sind. **Jede Dosierung oder Applikation erfolgt auf eigene Gefahr des Benutzers.** Autoren und Verlag appellieren an jeden Benutzer, ihm etwa auffallende Ungenauigkeiten dem Verlag mitzuteilen.

© 2004 Georg Thieme Verlag
Rüdigerstraße 14
D-70469 Stuttgart
Telefon: +49/(0)711/8931-0
Unsere Homepage: http://www.thieme.de

Printed in Germany

Zeichnungen: Albert Ruech, Spay
Umschlaggestaltung: Thieme Verlagsgruppe
Umschlaggrafik: Martina Berge, Erbach
Satz: OADF, 71155 Altdorf
Druck: Stürtz AG, 97080 Würzburg

ISBN 3-13-125381-9   1 2 3 4 5 6

Dank an meine Frau Marianne,
die das Gelingen dieses Werkes
durch ihren besonderen Einsatz wesentlich förderte.

Rudolf Beer

Dieses Buch widme ich meinen Eltern,
die meine Ausbildung und meinen Lebensweg
stets mit liebevoller Aufmerksamkeit
und aller erdenklichen Unterstützung bedacht haben.

Michael A. Baumann

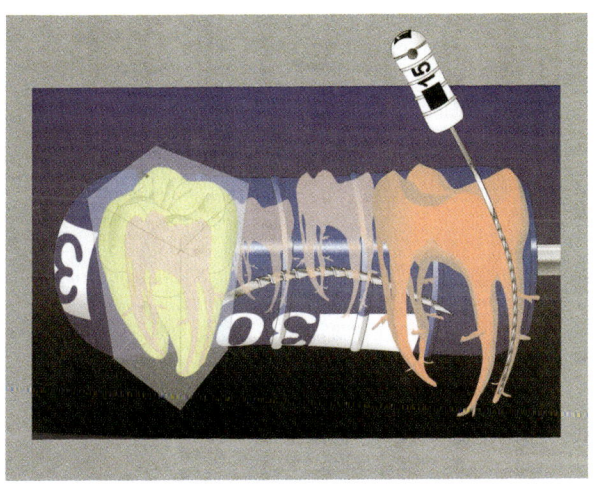

Vorwort

Die Endodontie hat in den letzten Jahren eine rasante Entwicklung durchlaufen. Dies zeichnete sich in Deutschland vor etwa 7 Jahren ab, als wir die *Endodontologie* (Band 7 der Reihe *Farbatlanten der Zahnmedizin*) verfassten. Für die englischsprachige Ausgabe konnten wir bereits 1 Jahr später eine Aktualisierung unter Berücksichtigung der immer stärker ins Bewusstsein tretenden Nickel-Titan-(NiTi-)Feilen auflegen. OP-Mikroskop, Ultraschall und Mikrochirurgie waren schon im Ursprungsmanuskript thematisiert worden und signalisierten die Aktualität des Werkes.

In der Zwischenzeit sind weitere Neuerungen oder Weiterentwicklungen erfolgt und die wissenschaftlichen Untersuchungen der letzten Jahre haben viel zum besseren Verständnis der Instrumente und Materialien beigetragen.

Der Einsatz von Hightech-Geräten wie dem Operationsmikroskop in Kombination mit Ultraschall ermöglicht heutzutage Behandlungsformen und -erfolge, die noch vor wenigen Jahren entweder nur von ganz wenigen Enthusiasten oder gar nicht erreichbar waren. NiTi-Feilen, die mit computergesteuerten Spezialmotoren angetrieben werden, erlauben auf breiter Basis eine vorhersagbar bessere Aufbereitung. Die Bedeutung der chemischen Unterstützung durch Irrigation wurde verstärkt thematisiert und auch die Füllung des Wurzelkanals – bevorzugt mit erweichter Guttapercha und Sealer – konnte auf breiter Basis perfektioniert werden. Schließlich ist nicht nur die dichte apikale Versiegelung des Wurzelkanalsystems, sondern auch die Bedeutung der dichten koronalen Versiegelung im Rahmen der ansonsten auftretenden koronalen Leakage ins Bewusstsein gerückt.

All dies bietet große Chancen, erfordert aber vom Behandler eine stete Neuorientierung und Aktualisierung – ein Update des Wissens, da technische Hilfsmittel und Materialien wichtig, der theoretische Hintergrund und das Verständnis für deren Anwendung aber noch bedeutsamer sind. So ist es folgerichtig, mit diesem neuen Buch im Taschenformat eine schnelle und derzeit aktuelle Orientierungshilfe im täglichen Praxisalltag zu bieten.

Bei der heutigen Halbwertszeit des Wissens ist jeder Versuch der schriftlichen Fixierung immer nur eine Momentaufnahme. Moderne Medien wie das Internet mit all ihren Möglichkeiten der Recherche sind eine Option, um sich sekundengenau weltweit zu orientieren. Dennoch werden Bücher auch in Zukunft weiterhin ihren Stellenwert behalten, da sie in handlicher, stets greifbarer Form als Nachschlagewerk und Orientierungshilfe schwarz auf weiß gesuchte Informationen bieten.

Essen, Köln, Berlin,
im Herbst 2003

Rudolf Beer
Michael A. Baumann
Andrej M. Kielbassa

Danksagung

In einem Taschenatlas ist die Visualisierung ein wesentliches Stilmittel, um die wissenschaftlichen Inhalte leicht verständlich und anschaulich zu vermitteln. Daher möchten wir Herrn A. Ruech (Spay) danken, der die Zeichnungen mit großem Sachverstand erstellt hat. Ein Großteil der Fotografien von Instrumenten wurde von den Herren S. Gutbier und T. Schöning (Fotoabteilung der Zahnklinik Universität Köln) erstellt. Ihnen gilt unser Dank ebenso wie Frau S. Urbanek (MTA der Abt. Zahnerhaltung der Universität Köln), die einige REM-Aufnahmen angefertigt hat, und Herrn Dr. G. Mayerhöfer (Düsseldorf) für die ausgezeichnete prothetische Versorgung einiger hier dargestellter Patientenfälle.

Vonseiten des Thieme Verlages fanden wir wiederum vorbildliche Unterstützung und sehr gute Betreuung bei allen anstehenden Fragen durch Dr. Urbanowicz und Herrn M. Pohlmann.

Ein so umfangreiches Projekt wie der vorliegende Taschenatlas lebt vom diskussionsbereiten Zusammenspiel aller Autoren und Mitarbeitern, daher möchten wir auch all jenen danken, die hier nicht namentlich erwähnt wurden, aber durch einen wertvollen Hinweis oder fachliche Diskussion zum Gelingen beigetragen haben.

Die perfekte Umsetzung einer Idee gelingt nicht nur durch ideelle Mittel. Die Erstellung des Taschenbuches wurde maßgeblich während des gesamten Projekts vielfältig durch die beiden folgenden Firmen unterstützt, denen wir ganz herzlich Dank aussprechen möchten:

• *Vereinigte Dentalwerke München GmbH,* allen voran den Herren Dr. Sterckenburg und A. Guggenmos, sowie

• *Firma Maillefer Ballaigues* (Schweiz), vertreten durch Herrn Maillefer.

Abschließend gilt unser besonderer Dank unseren ehemaligen Chefs und Mentoren – Prof. Gängler, Prof. Löst, Prof. Ketterl und Prof. Hellwig –, die in uns die besondere Hinwendung zur Endodontie geweckt haben und uns langjährig wissenschaftlich und klinisch begleiteten.

Autoren

Priv.-Doz. Dr. Rudolf Beer
Certified Specialist in Endodontics
der European Society of Endodontology
Universität Witten-Herdecke
Fakultät für Zahn-, Mund- und Kieferheilkunde
Alfred-Herrhausen-Straße 50, 58448 Witten

Prof. Dr. Michael A. Baumann
Klinik für Zahn-, Mund- und Kieferheilkunde
Abt. für Zahnerhaltung
Universität zu Köln
Kerpener Straße 32, 50931 Köln

Prof. Dr. Andrej M. Kielbassa
Klinikum Benjamin Franklin
Restaurative Zahnmedizin
Konservierende Zahnheilkunde, Parodontologie
Aßmannshauser Str. 4–6, 14197 Berlin

Inhaltsverzeichnis

Behandlungsplanung und -vorbereitung ... 78

Trepanation und Zugangskavität ... 86

Wurzelkanalaufbereitung ... 100

Desinfektion des Wurzelkanals ... 152

Provisorischer Verschluss ... 174

Wurzelkanalfüllung ... 176

Das **Endodont** besteht aus einem mineralisierten (Dentin) und einem nichtmineralisierten Anteil (Pulpa) und bezeichnet funktionell-anatomisch das Pulpa-Dentin-System.

Das **Dentin** umfasst:
*   die Odontoblasten mit ihren Fortsätzen
*   die Dentinkanälchen
*   das peritubuläre Dentin
*   das intertubuläre Dentin und
*   das Manteldentin.

Die **Odontoblasten** liegen dicht gedrängt an der inneren Dentinoberfläche. Ihre Fortsätze durchziehen das gesamte Dentin bis zur Schmelz-Dentin-Grenze und werden je nach Dentinstärke bis zu 5 mm lang. Die Odontoblasten stehen durch Gap- sowie Tight-Junctions miteinander in Kontakt. Sie synthetisieren ein aus Typ-I-Kollagen, Glykoproteinen und Glykosaminoglykanen bestehendes Primärprodukt, das **Primärdentin**. Diese organische Vorstufe wird später in deutlichem Abstand zur Odontoblastenschicht mineralisiert.

Die Hauptmasse des Dentins wird als **zirkumpulpales Dentin** bezeichnet und findet sich zwischen Manteldentin und Pulparaum. Die **Mineralisation** setzt erst dann ein, wenn das Prädentin einen bestimmten Reifungsgrad erreicht hat.

Die Odontoblastenfortsätze verlaufen innerhalb der Dentinkanälchen. Zwischen der Zytoplasmamembran der Fortsätze und der Kanalwand erscheint häufig ein periodontoblastischer Raum, der Gewebeflüssigkeit und kollagene Fibrillen sowie peritubuläre Dentinmatrix enthält.

Das sehr dicht mineralisierte **peritubuläre Dentin** kleidet die Dentinkanalwand aus. Es findet sich nicht im Prädentin. Seine Dicke hängt vom Alter ab, es kann aber auch zur Abwehr äußerer Einflüsse vermehrt gebildet werden. Dentinkanälchen mit kleinem Lumen und dicker peritubulärer Wand verursachen bei lichtmikroskopischer Untersuchung von Zahnschliffen eine transluzente Zone, die als **sklerosiertes Dentin** bezeichnet wird.

Die Dentinkanälchen sind untereinander durch weniger dicht mineralisiertes **intertubuläres Dentin** getrennt.

Die periphere Schicht des Dentins mit stark verzweigten Odontoblastenfortsätzen bezeichnet man als **Manteldentin**. Dieses ist im Vergleich zum zirkumpulpalen Dentin weniger dicht mineralisiert. An das Manteldentin schließt sich der Zahnschmelz an. Wie Forscher um R. M. Frank nachwiesen, breiten sich auch Nervenfasern bis zur Schmelz-Dentin-Grenze aus. Die Vitalität des Dentins beruht also nicht, wie lange Zeit vermutet, auf einer hydrodynamischen Reizübertragung, sondern in erster Linie auf direkter Konduktion, d.h. die Nervenendigungen werden unmittelbar angesprochen.

Das **Pulpagewebe** ist ein lockeres Bindegewebe. Es enthält neben den Odontoblasten Fibroblasten, Ersatzzellen und Abwehrzellen. Die **Fibroblasten** als größte Zellpopulation treten in einer aktiven und einer inaktiven Form auf und produzieren u. a. die Interzellularsubstanz und Kollagenvorstufen. Als **Ersatzzellen** bezeichnet man undifferenzierte Mesenchymzellen, die in der Form nicht von Fibroblasten unterscheidbar sind. Sie sollen sowohl Odontoblasten als auch Abwehrzellen ersetzen und deren Funktion übernehmen können.

Abbildungen

A Struktur eines sekretorischen Odontoblasten.

B Bildung zirkumpulpalen Dentins: Von Odontoblasten gebildetes Prädentin mineralisiert in einem Abstand von ca. 20 µm distal der Odontoblasten, ausgehend von fokalen Zentren, die zu Kalkglobuli (Kreise) heranwachsen. Diese vereinigen sich im weiteren Mineralisationsprozess. Nun beginnt auch die Bildung peritubulären Dentins.

C Die Bildung von Sekundär- sowie von Intertubulardentin (dunkel) verengt den Pulparaum sowie die Dentinkanälchen (rechts).

D Zonenartiger Aufbau der Kronenpulpa aus Odontoblastenzone (Mitte), subodontoblastischer kernarmer (Weil-)Zone und kernreicher, bipolarer Zone (ganz unten). Letztere ist charakterisiert durch Fibroblasten, undifferenzierte Ersatzzellen und den Raschkow-Nervenplexus.

E Die *Hertwig-Epithelscheide* induziert die Differenzierung ektomesenchymaler Zellen der Zahnpapille zu Odontoblasten.

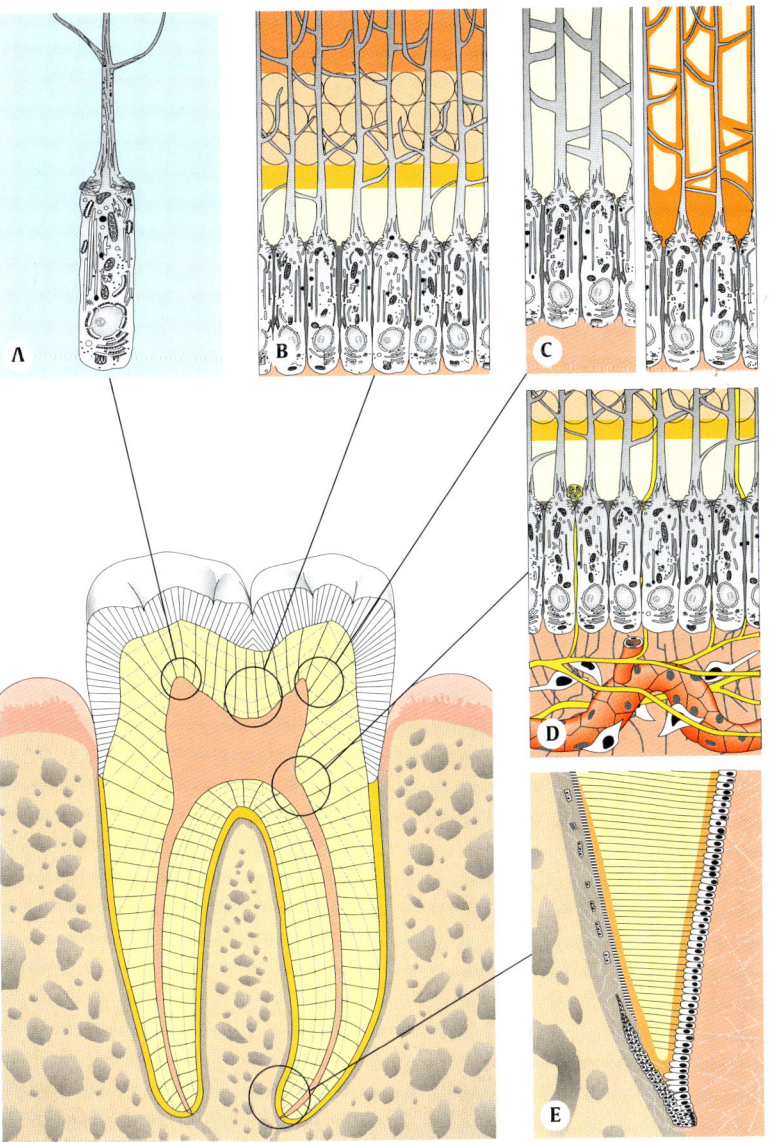

A

B

C

D

E

Die **Schmelzkaries**, klinisch erkennbar als opake Verfärbung, ist reversibel. Die Initialkaries wird in **4 Zonen** eingeteilt: An der vorrückenden Kariesfront ist eine lichtdurchlässige Zone sichtbar; eine Dunkelzone schließt sich an; der Körper der Läsion ist die 3. Zone und liegt vor der scheinbar intakten Schmelzoberfläche.

Die **Dentinkaries** wird in frühe und fortgeschrittene Läsion unterteilt: Bei einer **frühen Dentinkaries** treten histologische Veränderungen ohne Schmelzkavitation auf, wobei Plaquetoxine durch den Schmelz diffundieren und im Dentin Reizdentinbildung und erste Entzündungszellansammlungen bewirken können. Wird die Ursache therapiert, so kann es in diesem Stadium noch zu einer teilweisen Regression kommen.

Bei der **fortgeschrittenen Dentinkaries** ist es dagegen bereits zur Schmelzkavitation gekommen. Die bakterielle Zerstörung breitet sich entlang des Manteldentins aus. Dadurch nimmt die Karies eine breite, unterminierende Form an. Zunächst ist die fortgeschrittene Läsion eine Kombination von Abwehr und Zerstörung. Im weiteren Prozess kommt es zur ungehinderten Penetration von Bakterien. Dabei unterscheidet man **6 Zonen**:

1 Erweichung und Verflüssigung mit exkavierbarem Dentin
2 Demineralisation mit multiplen Auflösungen („Rosenkränzen")
3 Frontkeime dringen in Dentintubuli ein
4 Trübung (Hypermineralisation)
5 Zone der Transparenz ist klinisch hart
6 pulpaseitig gebildetes Reizdentin.

Diagnostik

Um die Tiefe der kariösen Läsion im Fissurenbereich zu bestimmen, ist die **klinische Untersuchung** allein nicht eindeutig. Von klinisch als nichtkariös eingestuften Zähnen waren in einer Untersuchung von Tveit histologisch nur 10 % kariesfrei, 76 % zeigten bereits Schmelzkaries. Von 131 Läsionen mit kleiner okklusaler Kavitation fand sich bei 41 Zähnen bereits eine Dentinkaries, die nur in 31 Fällen durch Sondieren festgestellt wurde. Bei einer Untersuchung zum Einfluss der klinischen Sondierung wurden einesteils Zähne nur visuell untersucht, andere dagegen sondiert. 1 Woche später wurden diese Zähne extrahiert. Die histologische Untersuchung ergab in der Gruppe ohne Sondierung nur 7 Defekte, dagegen fanden sich nach klinischer Sondierung in 60 Fällen Defekte der Zahnhartsubstanz. In dieser Gruppe waren sogar Oberflächenzerstörungen bis ins Dentin feststellbar.

Die **Röntgendiagnostik** verdoppelt die Sensibilität der Entdeckung einer Fissurenkaries. Jedoch bleiben mehr als die Hälfte der auch tieferen Dentinläsionen unentdeckt. Die Fähigkeit, kariöse Zähne als krank zu erkennen (Sensitivität), betrug bei alleiniger visueller Diagnostik 12 %, bei Gebrauch einer Sonde 14 % und unter Zuhilfenahme einer Lupenbrille 20 %. Nur wenn zusätzlich Bissflügelaufnahmen hinzugezogen wurden, konnte die Sensitivität auf 49 % erhöht werden.

In einer Untersuchung an kariösen approximalen Läsionen fanden sich in 66 % opake Schmelzverfärbungen, 32 % der Zähne zeigten kleine und 1,3 % ausgeprägte Kavitationen. Bei einem Röntgenindex Grad 1 (Schmelz) wiesen 13 % klinisch bereits eine Dentinkaries auf, bei einem Röntgenindex von 3 wurden in 58 % Kavitationen gefunden. Es bestand keine eindeutige Übereinstimmung zwischen radiographisch ermittelten und tatsächlichen klinischen Veränderungen. Im Seitenzahnbereich sind durch Bissflügelaufnahmen Läsionen nur in 30 % eindeutig feststellbar. C4–Läsionen (tiefe Dentinkaries) ließen sich dagegen exakt unterscheiden.

Meist ist die Karies histologisch weiter fortgeschritten als auf dem Röntgenbild sichtbar. Erfahrung und Ausbildungsgrad prägen die Kariesdiagnostik. Erfahrene Praktiker interpretieren Röntgenbilder zurückhaltender. Studenten dagegen diagnostizieren zu häufig eine Karies mit der Gefahr einer „Überbehandlung".

Histologische Darstellungen

A/B Penetrierende fortgeschrittene Dentinkaries mit kariöser Eröffnung des Pulpagewebes und angrenzender Nekrose.

C/D Ausweitungen der Dentinkanälchen als Ampullen und Rosenkränze (Zonen 1–3).

E/F Bakteriell erweiterte Dentinkanälchen.

G Bakterien können auch atubuläres Reizdentin (Zone 6) penetrieren.

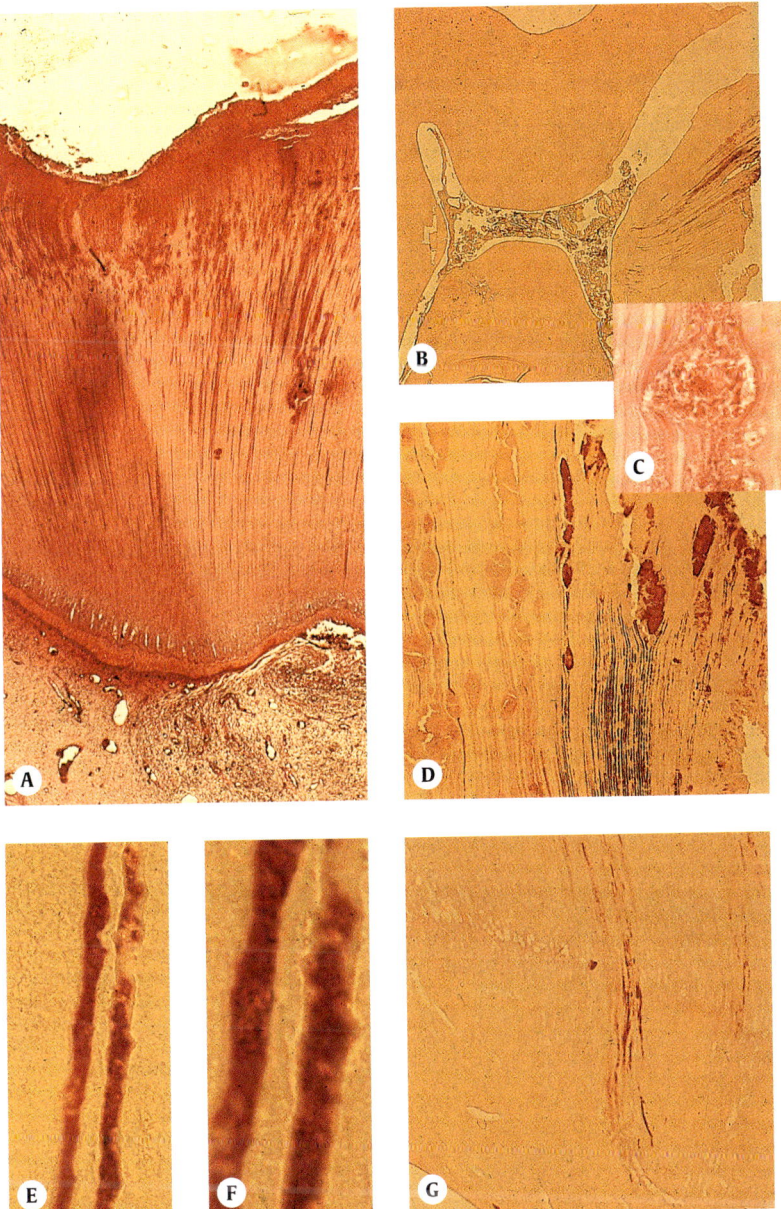

Bedingt durch die Infektion führt eine profunde Karies, sofern keine therapeutischen Maßnahmen erfolgen, zur entzündlichen Abwehrreaktion der Pulpa und in deren Folge zur Nekrose. Ziel zahnerhaltender Maßnahmen ist daher, sämtliche infizierten Bereiche vollständig zu entfernen. Auf diese Weise kann das weitere Vordringen von Toxinen, Antigenen und Bakterien wirksam unterbunden werden. Mithilfe von speziellen **Farbindikatoren** kann die Therapie erheblich erleichtert werden.

Die Ursache der Dentinkaries ist die bakterielle Infektion. Da die räumliche Ausdehnung der kariösen Veränderung nicht sicher festgestellt werden kann, ist im Falle des Belassens erkrankter Bereiche mit mehr oder weniger hohen Keimzahlen in Pulpanähe zu rechnen. Die Infektion wird durch eine solche Kompromissbehandlung nicht kausal bekämpft.

Auch wenn die Zahl der verbliebenen Mikroorganismen nach definitiver Versorgung deutlich reduziert werden kann, besteht langfristig das Risiko der Vergrößerung der Restkaries mit der Gefahr der Pulpabeteiligung. Die Beeinflussung der Bakterien durch Medikamente (auf Calciumhydroxidbasis) führt selbst unter optimalen experimentellen Bedingungen nicht zu sterilen Verhältnissen.

Aus diesem Grund sollte die **Entfernung der Karies** vollständig sein, selbst wenn die Gefahr besteht, die Pulpa zu eröffnen. Dafür spricht die Tatsache, dass die Pulpa entweder akut oder chronisch entzündet ist, wenn der kariöse Prozess die Pulpa bereits erreicht hat. Erfolgt die Pulpaeröffnung also inmitten der kariösen Veränderung, muss eine Vitalexstirpation erfolgen. Wird die Karies vollständig entfernt und die Pulpa im Bereich gesunden Dentins artifiziell eröffnet, kann eine direkte Überkappung erfolgen.

Dentinkaries ist nach Anwendung des Kariesdetektors durch eine **deutliche Rotfärbung** gekennzeichnet; in pulpanahen Bereichen ist durch die hohe Zahl von Dentinkanälchen gelegentlich eine rosafarbene (reversible) Charakterisierung erkennbar, die jedoch nicht mit einer Karies gleichzusetzen ist.

Die positiven Auswirkungen der Anwendung des Kariesdetektors konnten in einer Langzeitstudie an 224 Kavitäten belegt werden. Weder nach 1 noch nach 3 Jahren Beobachtungszeit konnte ein „Kariesrezidiv" diagnostiziert werden. Zum Zeitpunkt der Nachuntersuchung nach 5–6 Jahren waren 4 kariöse Läsionen unter und 3 in unmittelbarer Nähe zu den Füllungen aufgetreten.

Die Anfärbbarkeit von kariösem Dentin beruht nicht auf der Demineralisation, sondern auf der kariesbedingt veränderten Kollagenstruktur.

Die Entfernung des angefärbten Dentins führt zur vollständigen Elimination der Bakterien. In einigen Fällen markiert der Kariesdetektor infizierte Bereiche unterhalb natürlicher Verfärbungen. Hier sollte berücksichtigt werden, dass die bei devitalen Zähnen fehlende Reaktion der Pulpa-Dentin-Einheit dazu führt, dass Bakterien ungehindert in das Dentin vordringen können.

Durch vollständige Elimination der Infektion und das wegen der selektiven Kariesentfernung minimale Präparationstrauma ist es möglich, die auf die Pulpa einwirkenden Noxen entsprechend gering zu halten. Hinzu kommt die Unbedenklichkeit des Kariesdetektors, der – abgesehen von seltenen, kleineren Schmerzsensationen – im Falle einer Präparation keine Pulpairritation auslöst.

Der Kariesdetektor ist eine wertvolle Hilfe bei der konsequenten Beseitigung der durch die Karies bedingten Infektion. Im Falle einer notwendigen endodontischen Intervention stellt der Kariesdetektor eine wertvolle Ergänzung bei der Einhaltung aseptischer Kautelen dar.

Falldarstellung

A Fissur mit lokalisiertem Einbruch im Sinne einer „hidden caries" bei einem vitalen Zahn.

B Darstellung des röntgenologischen Korrelats.

C Situation vor dem Anfärben.

D Anfärbung der Restkaries.

E Zustand nach vollständiger Kariesentfernung.

F Konditionierung der Zahnhartsubstanzen.

G Definitiver keramischer Höckerersatz.

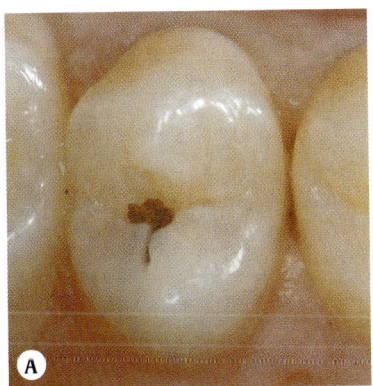

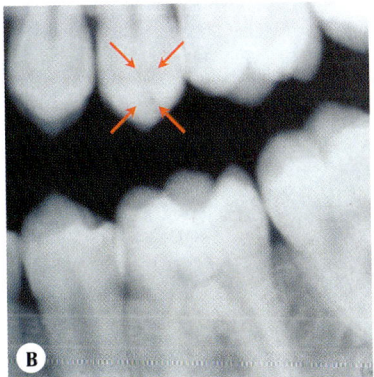

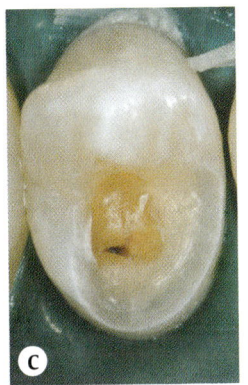

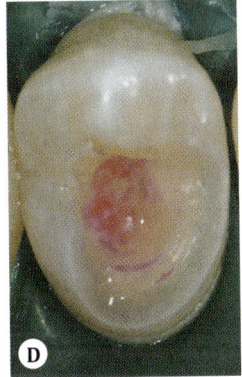

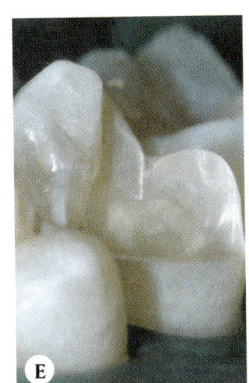

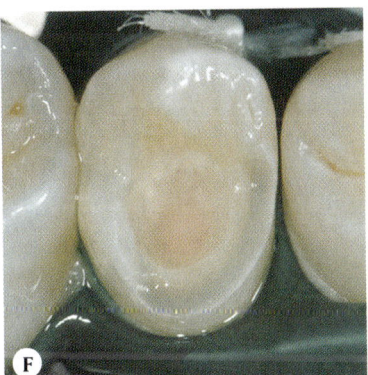

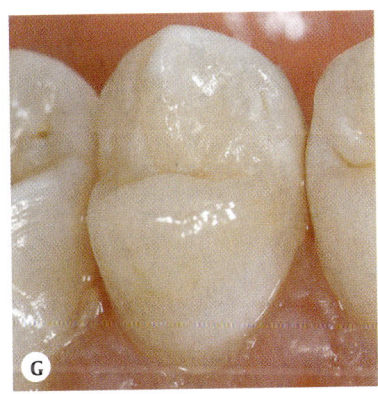

Die Pulpa ist einer direkten Inspektion nicht zugänglich. Außer Schmerz sind alle anderen Entzündungssymptome nicht erkennbar. In Anlehnung an Baume und andere Autoren hat sich eine **klinische Einteilung der Pulpaentzündungen** in 4 Gruppen bewährt: asymptomatische (1) und symptomatische Entzündungen als reversible (2) bzw. als irreversible Phase (3) und Pulpanekrose (4).

- Die **asymptomatischer Pulpopathie** ist schmerzlos. Der Zahn reagiert beim Sensibilitätstest positiv. Die Karies reicht bis tief ins Dentin, aber nicht bis zur Pulpa.
- Bei **reversibler Pulpitis** ist Schmerz auf kalt, süß bzw. sauer auslösbar, die Karies hat die Pulpa noch nicht eröffnet, die Perkussion des Zahns ist negativ oder fraglich.
- Bei **irreversibler Pulpitis** kann Schmerz spontan auftreten, verstärkt durch Wärme. Der Perkussionsbefund ist negativ, kann jedoch auch gering positiv sein.
- Bei **Pulpanekrose** kann Schmerz fehlen oder aber extrem stark sein. Der Sensibilitätstest ist negativ oder stark verzögert positiv, ggf. ist ein Befund im Röntgenbild sichtbar.

Beim **Übergang der Karies von der Schmelzläsion** ins Dentin treten histologisch erste entzündliche Reaktionen in der Pulpa auf. Die Odontoblastenfortsätze enden schmelzseitig in einer Schicht sklerosierten Dentins, wobei peritubuläres Dentin gebildet wird, gefolgt von einer Mineralisation des Odontoblastenfortsatzes. Hier finden sich Mengen von Bakterien.

Liegt eine **chronische superfizielle Karies** vor, so lässt sich neben einer Reduzierung des Odontoblastensaums eine Reizdentinbildung und geringe Entzündungszellinfiltration feststellen.

Bei **aktiver Karies** dominiert dagegen neben der Odontoblastenschädigung eine massive Entzündungszellinfiltration bei nur geringer Reizdentinbildung. Die aus geschädigten neutrophilen Granulozyten und Makrophagen freigesetzten lysosomalen Enzyme verursachen Endothelzellnekrosen, in deren Folge es zu einer erhöhten vaskulären Permeabilität und zu einem extrazellulären Ödem kommt. Nervenfasern scheinen in diesem Kariesstadium noch relativ wenig geschädigt zu sein.

Die Entzündung breitet sich weiter aus, ist jedoch auf kleine Bezirke innerhalb der Kronenpulpa lokalisiert, ohne dass eine Gefährdung des übrigen Pulpagewebes zu befürchten ist. Pathologische Mineralisationen längs der Kanalwand sowie erste Dentikelbildungen treten als zusätzliche Veränderungen auf.

Bei Entzündungen werden Endothelzellen der Blutgefäße dazu aktiviert, Adhäsionsmoleküle zu exprimieren, die die Anheftung zirkulierender Leukozyten verstärken. Dies und verlangsamter Blutfluss ermöglichen es den neutrophilen Granulozyten, an das Endothel anzudocken und das umgebende Pulpagewebe einzuwandern (Extravasation). An Oberflächenrezeptoren von Makrophagen, z.B. CD14, binden z.B. bakterielle Lipopolysaccharide (LPS), die beim Zerfall gramnegativer Bakterien bereits in den Dentintubuli freigesetzt werden können. Dies aktiviert Makrophagen und sie erzeugen entzündungsfördernde Cytokine und Chemokine.

So kann das Cytokin TNF-α Endothelzellen zur Freisetzung von IgG, Komplement und Leukozyten aktivieren, was zu extravasalem Ödem und somit zu Schmerzen führt. IL-1 und IL-6 bewirken Lymphozytenaktivierung und somit erhöhte Antikörperproduktion, IL-8 leitet neutrophile Granulozyten, Basophile und T-Zellen zum Infektionsherd und IL-12 induziert CD4-T-Zellen zu TH1-Zellen.

Histologische Darstellungen

A Reizdentin und Dentikelbildung gegenüber der fortgeschrittenen Dentinkaries.

B Das kanälchenarme Reizdentin ist von wenigen Odontoblasten begrenzt.

C Im Pulpahorn erkennt man eine Ansammlung von Entzündungszellen.

D/E Hier kommt es zur Auflösung des Odontoblastensaums und zur deutlichen Entzündungszellinfiltration ohne Gewebenekrose.

F Bakterien dringen koronal in Dentinkanälchen ein. Neutrophile Granulozyten wandern pulpaseitig in angrenzende Kanaleingänge und setzen gewebezerstörende Enzyme frei.

G Neutrophile Granulozyten, nachweisbar in der Prädentinschicht und in Dentinkanälchen.

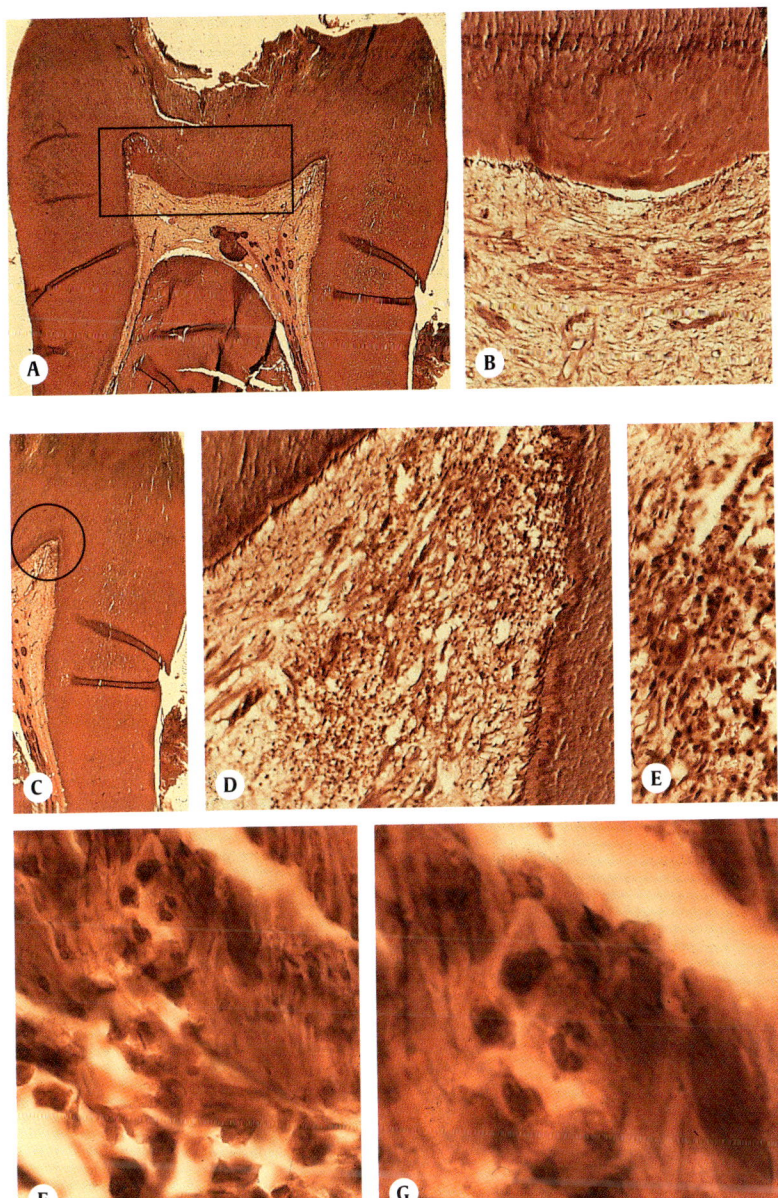

Strukturen und Erkrankungsformen

Nachdem Bakterien in die Dentinkanälchen eindringen, wandern **neutrophile Granulozyten** in Richtung der von der Pulpa begrenzten Kanaleingänge, zerfallen und setzen dabei lysosomale Enzyme frei, die das Pulpagewebe zerstören. Während der folgenden Phagozytose des zerstörten Gewebes durch polymorph- oder mononukleäre Phagozyten kommt es mit der Aufnahme der Zelltrümmer zur weiteren **Freisetzung lysosomaler Enzyme** mit nachfolgender Gewebezerstörung und einer chemotaktischen Anlockung zusätzlicher Entzündungszellen.

Die **Reizstoffe**, die die Entzündungsreaktion verstärken, sind Bakterien, deren Stoffwechsel- und Zerfallsprodukte sowie schließlich Zersetzungsprodukte des betroffenen Dentins. Ein **Circulus vitiosus** setzt zu diesem Zeitpunkt ein, es manifestiert sich eine irreversible Pulpitis.

Im näheren Umkreis nekrotischer Bezirke wird die Pulpa von neutrophilen Granulozyten durchsetzt, die Bakterien phagozytieren. Dies bewirkt das Einschmelzen ganzer Pulpagewebebezirke – ein Prozess, der sich in apikaler Richtung ausdehnt.

Das histologische Bild einer akuten Entzündung mit Vorherrschaft akuter Entzündungszellen bedeutet jedoch nicht, dass klinisch alle Symptome einer akuten Entzündung vorliegen. In mehr als $1/4$ aller Fälle mit Caries profunda mit partieller Pulpanekrose und schwerer Entzündung findet sich anamnestisch keine Schmerzsymptomatik. Die Tiefe der Karies korreliert auch nicht mit dem Auftreten von Schmerzen.

Bei irreversibler Pulpitis mit Nekrose findet sich bereits eine Verbreiterung des apikalen Parodontalspaltes. Ursache für diese frühe periapikale Reaktion scheint eine Toxinpenetration durch intaktes Pulpagewebe zu sein. **Endotoxin**, freigesetzt aus der äußeren Membran gramnegativer Bakterien (LPS), vermag eine Komplementreaktion auszulösen. Die **Komplementaktivierung** bewirkt eine Freisetzung biologisch aktiver Peptide, in deren Folge die vaskuläre Permeabilität ansteigt und neutrophile Granulozyten und Makrophagen angelockt werden. Lysosomale Enzyme, die während der Phagozytose freigesetzt werden, bewirken dann aber eine Gewebezerstörung. Kleine Komplementfragmente, besonders C5a,

können lokale Entzündungen induzieren und verstärken. C5a aktiviert auch Mastzellen, Mediatoren wie Histamin und TNF-α freizusetzen, die die Entzündung verstärken.

Aufgrund der **zerstörerischen Wirkung** des Komplementsystems und der schnellen Verstärkung seiner Aktivierung durch die Enzymkaskade stehen aber auch Komplementregulationsproteine zur Verfügung, die eine überschießende Zerstörung verhindern sollen.

Insgesamt ist das Komplementsystem einer der wichtigsten Mechanismen, durch die eine Pathogenerkennung in eine wirkungsvolle Verteidigung gegen Bakterien und deren Zerfallsprodukte umgesetzt wird.

Bei irreversibler Pulpitis ist eine Vitalerhaltung des gesamten Pulpagewebes ausgeschlossen. In diesem Entzündungsstadium ist die **Vitalexstirpation** Behandlungsmittel der Wahl.

Histologische Darstellungen

A Die fortgeschrittene Dentinkaries hat unterhalb der Fissur das Pulpagewebe erreicht und Entzündungszellen akkumuliert. Die Wurzelkanalpulpa enthält einige diffuse Kalzifikationen, ist aber entzündungsfrei.

B In der Kronenpulpa zeigt sich eine massive Entzündungszellinfiltration mit kleinen Gewebeeinschmelzungen.

C Bakterien innerhalb der Dentinkanälchen locken neutrophiler Granulozyten an. „Leere Räume" in der Subodontoblastenschicht sind Mikronekrosen mit Pusansammlung und enthalten polymorphnukleäre Granulozyten.

D Granulozyten dominieren sowohl peri- als auch intravaskulär – Ausdruck eines persistierenden chemotaktischen Reizes. Größere „leere Räume" sind beginnende Gewebenekrosen. Es finden sich auch Plasmazellen und Makrophagen, die Cytokine und Chemokine produzieren und eine Chemoattraktion von Leukozyten bewirken. Sie mobilisieren Monozyten, neutrophile Granulozyten und andere Effektorzellen und leiten sie zum Infektionsherd.

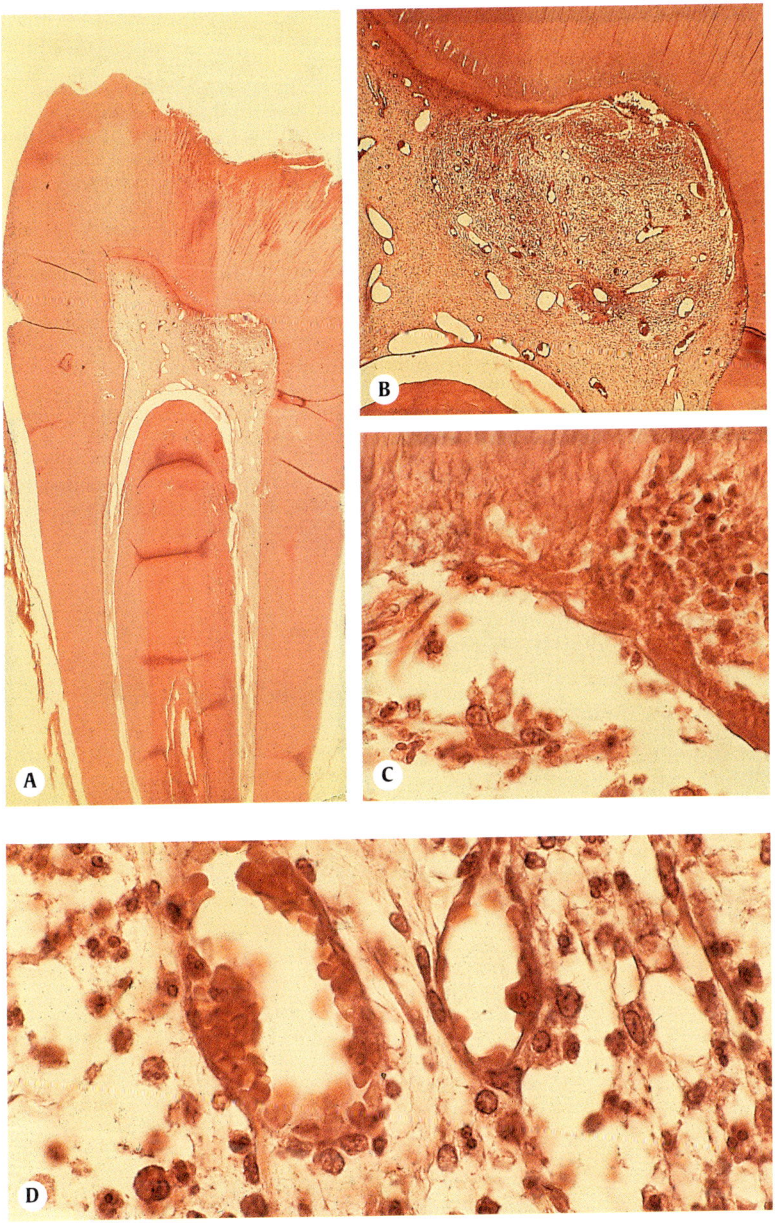

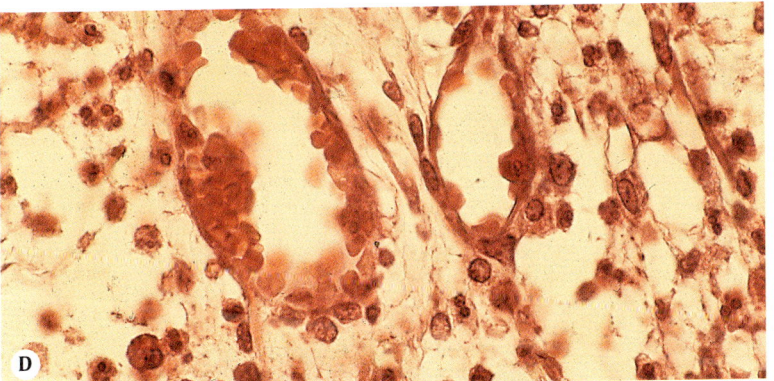

Von den ca. 300 Bakterienarten der Gesamtflora der Mundhöhle kommt nur eine kleine Anzahl in infizierten Wurzelkanälen vor. Die Häufigkeit der einzelnen Bakterien kann zwischen 100 und über 10 Millionen variieren. Die Größe einer periapikalen Läsion korreliert mit der Zahl der Bakterienarten und ihrer Vertreter: Aus Wurzelkanälen von Zähnen mit größeren Läsionen lassen sich auch mehr Bakterienstämme isolieren.

Die Dynamik einer **bakteriellen Infektion** im Wurzelkanal wurde in einer Reihe von Tierexperimenten erforscht. In den mit Bakterien aus dem Speichel infizierten und anschließend dicht verschlossenen Zähnen wurden in einem Zeitraum bis zu 3 Jahren anfänglich wesentlich häufiger fakultative Anaerobier isoliert. Nach 6 Monaten war die Zahl dieser Bakterien aber auf weniger als 2 % gesunken. Der Anteil strikt anaerober Bakterienstämme stieg an. Ein Selektionsmechanismus innerhalb des Wurzelkanals förderte die Entwicklung spezifischer Umweltbedingungen.

In Wurzelkanälen lassen sich oft Bakterien in **Symbiose** nachweisen. So fand sich häufig Fusobacterium nucleatum zusammen mit Peptostreptococcus micros, Wolinella recta, Porphyromonas endodontalis und Selenomonas sputigena.

Viele Faktoren können die bakterielle Kolonisierung des Wurzelkanals beeinflussen. Bakterien können Stoffwechselprodukte, die von anderen Bakterien gebildet werden, als Nährstoffe verwenden. Auch Bacteriocin, freigesetzt von bestimmten Mikroorganismen, kann das Wachstum anderer Bakterien hemmen oder fördern.

Bakterien in infizierten Wurzelkanälen setzten Enzyme frei, die die Pathogenität der Bakterien erhöhen. So können Immunglobuline des Wirtsorganismus z. B. durch P. asaccharolyticus und P. endodontalis inaktiviert werden, P. intermedia und P. gingivalis bauen den Komplementfaktor C3 ab. Beides sind wichtige Opsonine für die Phagozytose dieser Bakterien während des Abwehrprozesses. P. gingivalis kann gleichzeitig Proteinasehemmer abbauen, die zur Erhaltung der Integrität des die Infektion umgebenden Gewebes von Bedeutung sind.

Eine **nekrotische Pulpa** ohne bakteriellen Infekt führt niemals zum Entstehen einer periapikalen Läsion. Erst bei Anwesenheit von Bakterien entwickelt sich eine apikale Parodontitis.

Eine persistierende mikrobielle Infektion ist der Hauptgrund für einen endodontischen Misserfolg. Kürzlich veröffentlichten Studien zufolge unterscheidet sich die mikrobielle Zusammensetzung erfolglos behandelter Wurzelkanäle deutlich von der unbehandelter, infizierter Kanäle: Die nekrotische Pulpa weist eine **polymikrobielle Besiedelung** auf, bestehend aus 4–7 Spezies, vorwiegend anaerobe, in etwa zu gleichen Teilen Gramnegative und Grampositive. Dagegen findet man in bereits wurzelkanalbehandelten Zähnen mit persistierender periapikaler Läsion meist nur einen einzelnen Keim als Monoinfektion – am häufigsten Enterococcus faecalis. Mit 83,3 % überwiegen grampositive Mikroorganismen. In 57 % sind fakultativ anaerobe, in 42,6 % obligat anaerobe Keime präsent. Das Vorkommen von Peptostreptococcus ist in der Regel mit klinischen Symptomen assoziiert.

Histologische Darstellungen

A/B Die Kariesprogression hat zu einer Freilegung des Pulpagewebes mit einer Gewebenekrose der Kronenpulpa sowie größerer Teile der Wurzelkanalpulpa geführt. Periapikal ist eine apikale Parodontitis entstanden.

C Mittels histobakteriologischer Spezialfärbung lassen sich im gesamten nekrotischen Gewebe auch rötliche gefärbte Bakterien nachweisen.

D Kronenpulpa und koronale Wurzelkanalpulpa enthalten Bakterienkonglomerate.

E Intrazellulär lassen sich bei starker Vergrößerung in neutrophilen Granulozyten phagozytierte Bakterien nachweisen. Dies zeigt die aktive Abwehrleistung des Endodonts, die jedoch ab einem bestimmten Stadium der Masse eingedrungener Bakterien nicht mehr bewältigen kann.

F Im periapikalen Entzündungsgebiet finden sich histologisch keine Bakterien.

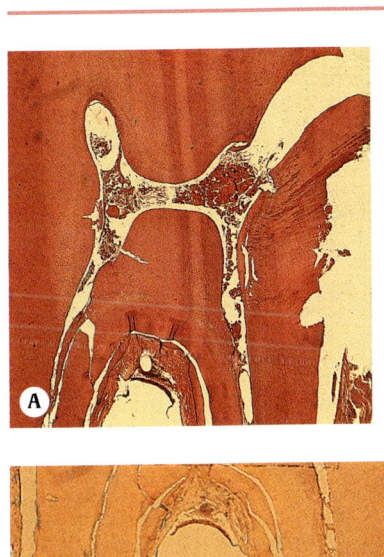

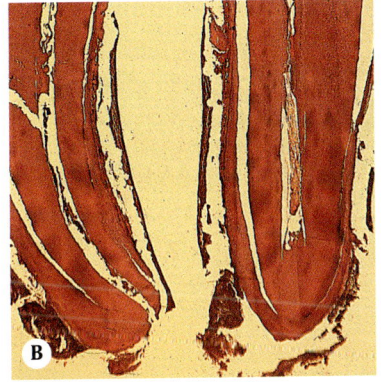

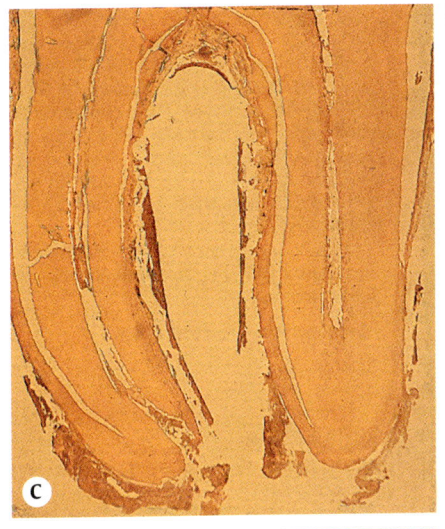

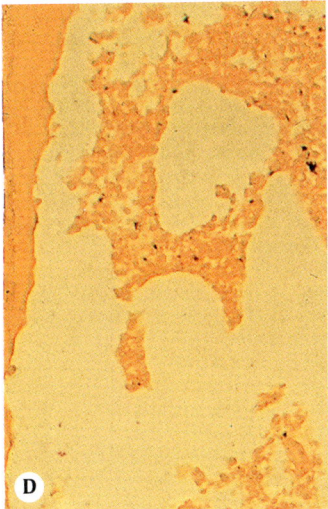

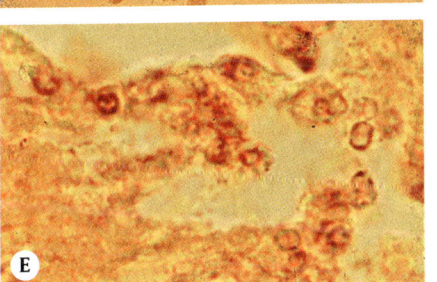

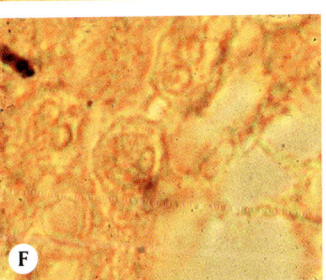

Die Pulpanekrose ist ein irreversibler, durch Gewebezerfall charakterisierter Zustand. Er kann lokal, in der gesamten Kronenpulpa oder in Kronen- und Wurzelpulpa auftreten. Ursachen der Pulpanekrose sind hauptsächlich bakterielle Infektionen und die darauf folgende Entzündungsabwehr, wobei das Ausmaß der Nekrose mit der Bakterieninvasion direkt korreliert.

Unterschieden wird die Koagulationsnekrose von der Kolliquationsnekrose. Die **Koagulationsnekrose** ist eine letale Zellschädigung, bei der die oxidative Phosphorylierung infolge Mitochondrienschädigung zusammenbricht. Intra- und transzelluläre Transportprozesse erlöschen, es kommt zum Phospholipase-induzierten Kollaps von Zytoskelett und Zellmembran. Freigesetzte Proteolysate locken Granulozyten ins Nekrosegebiet.

Eine Sonderform der Koagulationsnekrose ist die **Gangrän**. Sie entspricht dem Summationseffekt aus Nekrose und Austrocknung, was ein Bakterienwachstum sowie autolytischen Zerfall verhindert („trockener Brand").

Der „feuchte Brand" wird durch eine primäre oder sekundäre Anaerobierbesiedelung ausgelöst, es resultiert eine **Kolliquationsnekrose**. Hier überwiegt der enzymatische Gewebeabbau.

Hat die Karies die Pulpa erreicht und freigelegt, so zeigen Untersuchungen immer eine Nekrotisierung des Kronenpulpagewebes. In allen Zähnen ist die Kronenpulpa, aber nur in $2/3$ der Fälle die Wurzelkanalpulpa teilweise oder vollständig nekrotisch. In der Kronenpulpa lassen sich immer, im Wurzelkanal nur bei $1/3$ der Zähne Bakterien nachweisen. In 90 % der untersuchten Fälle tritt bereits frühzeitig eine periapikale Aufhellung auf.

Der Zustand des Pulpagewebes der angrenzenden Seitenkanäle entspricht dem der gegenüberliegenden Pulpa. Ist die Pulpa des Hauptkanals nekrotisch, so dehnt sich die Nekrose auch in die Seitenkanälchen aus und hier kann sich eine laterale Läsion ausbilden. Ist die Pulpa jedoch vital, so enthält der Seitenkanal vitales Gewebe.

Bei **apikaler Parodontitis** ist die Kronenpulpa, teilweise auch die Wurzelpulpa, bereits nekrotisch verändert, jedoch findet sich noch vitales Restpulpagewebe zwischen Nekrose und periapikal entzündetem Gewebe. Bei api-

kaler Parodontitis sind demzufolge Seitenkanäle eher selten infiziert, wodurch eine Hauptindikation der Wurzelspitzenresektion bei apikaler Parodontitis entfällt.

Klinisch kann der Zeitpunkt der bakteriellen Infiltration des Pulpagewebes nicht bestimmt werden. Lange vor einer kariösen Freilegung des Pulpagewebes kommt es zur Abszedierung und Gewebenekrose. Ursache für eine frühe, schwere Pulpadestruktion sind bakterielle Endotoxine, freigesetzt beim Zerfall gramnegativer Bakterien. Hohe Endotoxindosen sind allein schon toxisch und bewirken eine Gewebenekrose, niedrige Dosen führen dagegen zu einer erhöhten Zellteilung und Kollagensynthese im Sinne einer Abwehrreaktion.

Bakterien bedingen Gewebenekrosen und sind außerhalb der Nekrosegebiete nicht nachweisbar. Als normale Wirtsreaktion sind die Nekrosezonen von neutrophilen Granulozyten und Makrophagen umgeben und weisen auf einen aktiven Phagozytoseprozess darin enthaltener Bakterien hin. Gleichzeitig zerstören extrazellulär freigesetzte lysosomale Produkte das Pulpagewebe. Nur im Nekrosegebiet penetrieren Bakterien auch in angrenzende Dentintubuli.

Appositionen (Fibrodentikel, diffuse Dentinablagerungen) und auch **Resorptionen** treten bei Nekrose auf.

Histologische Darstellungen

A Der kariöse Prozess hat zur koronalen Eröffnung des Pulpagewebes geführt. Die Kronenpulpa ist nekrotisch und ein Abszess hat sich gebildet.

B Das Gewebe ist lytisch zerfallen, es können keine Zellkerne mehr gefärbt werden.

C–E Am Übergang zur Wurzelkanalpulpa findet sich eine Nekrose des Pulpagewebes, in apikaler Richtung ist eine beginnende Gewebsnekrose nachweisbar. Erst hier findet sich eine massive Ansammlung von Entzündungszellen. Koronal ist ein freier Dentikel sichtbar, der den Eingang zum Wurzelkanal versperrt.

F/G Innerhalb lytisch zerfallener Gewebsbereiche findet man auch neutrophile Granulozyten, deren Enzymfreisetzung weitere Gewebsuntergänge bewirkt.

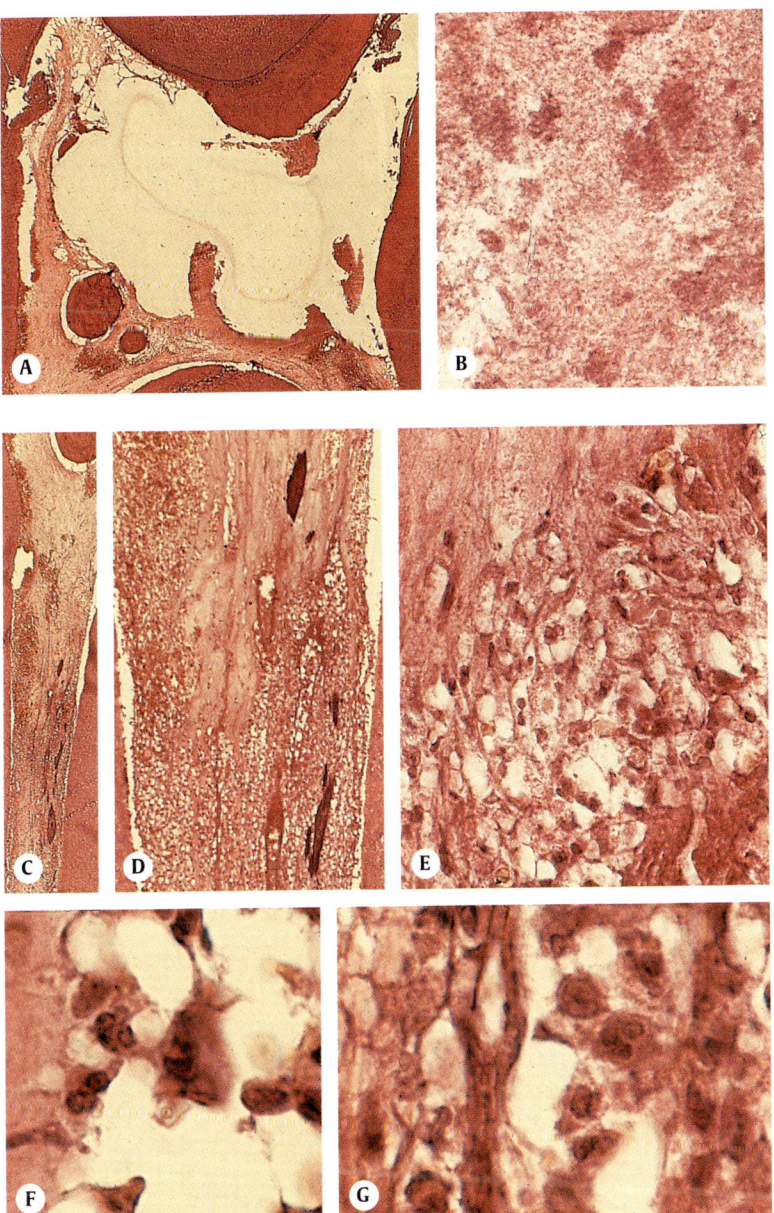

Hat die kariöse Zerstörung die Pulpakammer eröffnet, kann Pus abfließen und das entzündliche Reaktionsmuster ändert sich gegenüber geschlossenen Pulpitiden. Unterschieden werden Pulpitis chronica aperta ulcerosa und Pulpitis chronica aperta granulomatosa. Diese Pulpitisformen sind im Gegensatz zur geschlossenen Pulpitis eindeutig klinisch diagnostizierbar. Sobald die Kariesprogression zur breitflächigen Eröffnung des Pulpakammerdachs geführt hat, können Exsudate abfließen, wodurch sich meist eine schmerzfreie klinische Situation einstellt.

Bei **Pulpitis chronica aperta ulcerosa** finden sich Gewebsnekrosen und -ulzera sowie eine große Anzahl untergegangener und nekrotischer Zellen. Angrenzend an die Nekroseherde können Lymphozyten, Plasmazellen und Makrophagen festgestellt werden, es dominieren oberflächlich polymorphkernige Leukozyten. Unter dem eröffneten Dentin befindet sich eine ulzerierte Pulpaoberfläche.

Mikroorganismen finden sich sowohl extra- als auch intrazellulär in neutrophilen Granulozyten und Makrophagen. Die Gefäße weisen eine Auflösung der Endothelzellen mit nachfolgender Freisetzung von Leukozyten auf.

Bei verstärkter Proliferation des Granulationsgewebes geht diese Pulpitisform in die **Pulpitis chronica aperta granulomatosa** über. Aus einer freigelegten Pulpa beginnt nun Granulationsgewebe zu sprossen und sich als vergrößernde Gewebemasse durch die meist breite koronale Eröffnung zu erheben. Das klinisch rosarot globulär erscheinende Gewebe kann von Epithelzellen des Saumepithels besiedelt und anschließend epithelisiert werden. Man unterscheidet „junge Pulpapolypen", die aus hyperplastischem Granulationsgewebe bestehen von „älteren Pulpapolypen" mit derben Bindegewebe und epithelisierter Oberfläche. Das mehrschichtige Plattenepithel entspricht in Histologie und Differenzierung dem keratinisierten oralen Gingivaepithel.

Differenzialdiagnostisch muss der Pulpapolyp von Desmodontalpolypen (ausgehend von zervikaler Wurzeloberfläche) und der fibrösen Gingivahyperplasie (ausgehend von interdentaler Gingiva) abgegrenzt werden.

Therapeutisch wird bei Pulpitis aperta aufgrund der bakteriellen Infektion das Pulpagewebe bis zum Wurzelkanaleingang scharf abgesetzt. Anschließend werden die Kanäle aufbereitet. Da in der Regel eine komplette Gewebenekrose mit beginnender periapikaler Entzündung vorliegt, sollte die Wurzelkanalfüllung erst nach einer 1-monatigen Zwischeneinlage erfolgen. Schwierigkeiten ergeben sich nur aufgrund der starken koronalen kariösen Zerstörung für die nachfolgende prothetische Versorgung des wurzelkanalbehandelten Zahns.

Histologische Darstellungen

A Das Dentin ist breitflächig kariös eröffnet, Bakterien haben die Pulpa erreicht und zu einer Ulzeration sowie einer massiven Entzündungszellansammlung geführt. Aus dem ulzerierten Pulpagewebe beginnt Granulationsgewebe zu sprossen und sich durch die koronale Eröffnung zu erheben. Die bakterielle Infiltration des koronalen Pulpagewebes führt zu einer Nekrotisierung mit Gewebeuntergang, im ulzerierten Gewebe ist eine Ansammlung polymorphnukleärer Leukozyten sichtbar, am Übergang zum Wurzelkanaleingang von einem mononukleären Leukozytenwall abgegrenzt. Auch periapikal ist Granulationsgewebe sichtbar.

B Das koronale Pulpagewebe ist epithelisiert und besteht vorwiegend aus derbem Bindegewebe, es ist kollagenfaserreich, relativ gefäßarm und enthält zahlreiche bis ins Epithel reichende Nervenfasern sowie Areale persistierender chronischer entzündlicher Infiltration.

C Die Oberfläche ist von Epithelzellen der Gingiva besiedelt, das mehrschichtige Plattenepithel entspricht einem keratinisierten oralen Gingivaepithel.

D Die Ausschnittvergrößerung des koronalen Wurzelkanaldrittels weist eine Infiltration mit Entzündungszellen, Gewebeuntergänge sowie eine Zerstörung des Odontoblastensaums auf.

E/F Das entzündliche Infiltrat ist von Monozyten dominiert. Neben Lymphozyten finden sich vor allem Plasmazellen – Ausdruck einer lokalen Immunreaktion.

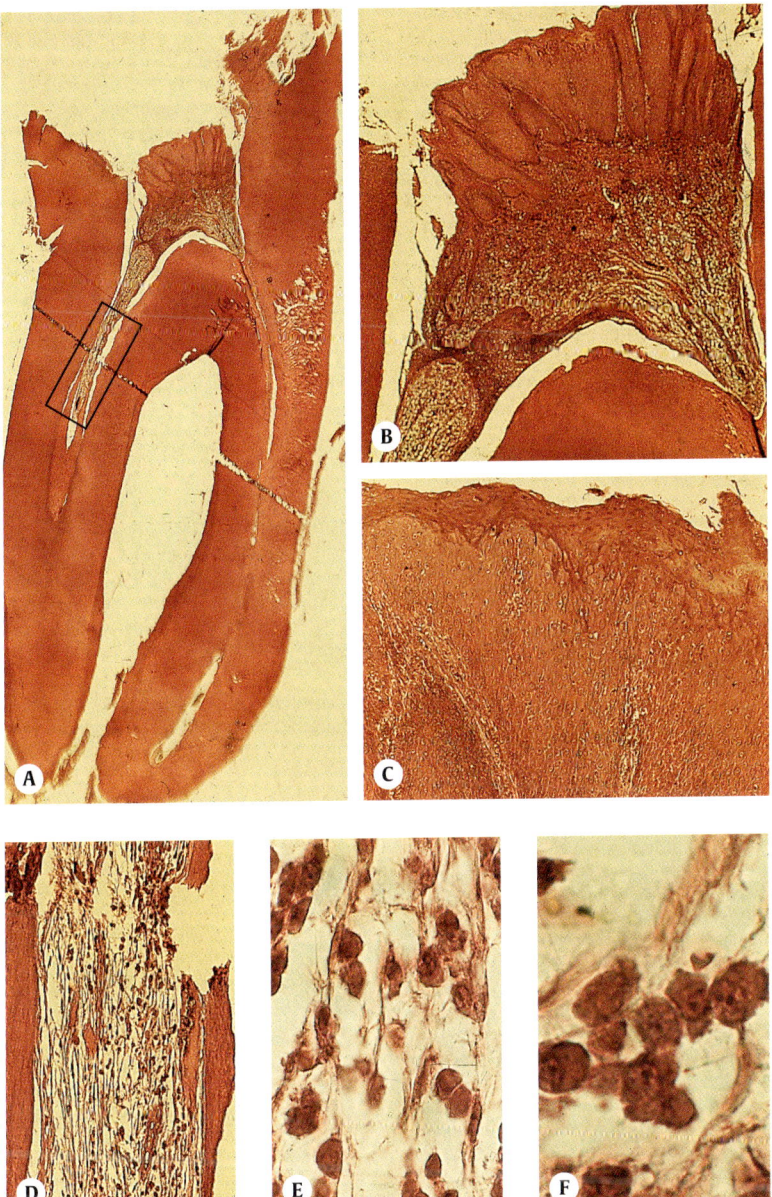

Eine experimentelle Freilegung der Pulpa bewirkt nach 4 Stunden eine geringe Hämorrhagie, die nach 2 Tagen in eine teilweise schwere zelluläre Entzündungszellinfiltration übergeht. Nach 7 Tagen findet sich in 60% ein Pulpapolyp, in 30% treten Nekrosen auf.

Vitalmikroskopisch lassen sich 24 Stunden nach Kavitätenpräparation Unterbrechungen der Mikrozirkulation feststellen. Die Schwere der Entzündung korreliert eindeutig mit der Tiefe der experimentellen Kavität.

Überkappung mit Calciumhydroxid

Nach Freilegung des Pulpagewebes und Abdecken mit $Ca(OH)_2$ bildet sich angrenzend eine 3-schichtige Nekrose. Die oberste **Zone der Drucknekrose** wird gefolgt von einer **Kolliquationsnekrosezone**, hervorgerufen durch die chemische Wirkung der Hydroxylionen. Hier erfolgt eine deutliche Neutralisation der OH^--Ionen. Darunter bildet sich bereits 1 Stunde nach Überkappung eine **Koagulationsnekrosezone** aus. Im Gefolge dieser oberflächlichen Nekrose werden weitere Blutungen unterbunden, gleichzeitig kommt es zu einer milden Entzündung des angrenzenden vitalen Pulpagewebes.

Nach etwa 12 Stunden wandern neutrophile Entzündungszellen ein, die von einer fibrillären Zone zum Pulpagewebe abgegrenzt werden. Nach 4 Tagen kommt es zur Proliferation von Pulpazellen, nach 7 Tagen sind bereits Fibroblasten erkennbar. Diese synthetisieren u. a. Kollagen an der Grenze zur nekrotischen Zone. In der Folgezeit mineralisieren die Kollagenfasern, wodurch sich eine Schicht irregulär strukturierten mineralisierten Gewebes bildet.

4 Wochen nach Überkappung findet sich pulpaseitig eine Reihe odontoblastenähnlicher Zellen, die vermutlich von undifferenzierten perivaskulären Zellen abstammen. Nach 3 Monaten hat sich bereits eine Hartsubstanzbarriere aus irregulär mineralisiertem Hartgewebe gebildet, die pulpaseitig kanälchenhaltige Strukturen aufweist und von Odontoblasten begrenzt ist.

Die **Hartsubstanzbildung** lässt sich demzufolge in 2 Phasen unterteilen: Zuerst kommt es zu einer Abwehr mit Zelluntergang und Entzündung. Dieser **Abwehrphase** schließt sich eine **Reparationsphase** mit Bildung einer Hartsubstanzbrücke an. Die vom Calciumhydroxid ausgehende Alkalisierung ist nur auf oberste Pulpagewebeschichten beschränkt, ein pH-Wert-Abfall ist unmittelbar unterhalb der Wundfläche festzustellen. Infolge der Gefäßzerstörung und -erweiterung werden u. a. auch Bicarbonate freigesetzt. Dieses Puffersystem schirmt das angrenzende Gewebe ab.

Die Rolle des Calciumhydroxids, insbesondere der Calciumionen, ist bis heute noch nicht hinreichend geklärt. Das Calcium der Hartsubstanzbarriere stammt jedenfalls ausschließlich aus dem angrenzenden Pulpagewebe und nicht aus dem Calciumhydroxid.

Die Bildung einer Hartsubstanzbrücke und Heilung der Pulpawunde kann durch bakterielle Infektion sowie durch Irritationen aus Füllungsmaterialien negativ beeinflusst werden.

Histologische Darstellungen

A Misserfolg der direkten Überkappung: Eröffnung der Pulpa, anschließend wurde für 10 s eine niedrig konzentrierte Säure aufgetragen und die Kavität mit Glasionomerzement gefüllt. Nach 30 Tagen erfolgte die Extraktion des Zahns.

B Gegenüber der Kavität ist eine Nekrotisierung des Pulpagewebes zu erkennen, angrenzend findet sich eine Entzündungszellinfiltration.

C Ausschnitt mit der Nekrosezone, eine Hartgewebebrücke ist nicht gebildet worden.

D Das Entzündungszellinfiltrat setzt sich vorwiegend aus neutrophilen Granulozyten zusammen und grenzt die Nekrose ab, Schmerzen konnten anamnestisch nicht ermittelt werden.

E Bildung einer unvollständigen Hartsubstanzbrücke 90 Tage nach Eröffnung und Überkappung mit Glasionomerzement.

F Nach Applikation des Überkappungsmittels ist es zur weiteren Einblutung zwischen Pulpagewebe und Füllungsmittel gekommen, wodurch sich der Abstand der Hartgewebebildung zum Füllungswerkstoff erklären lässt. Im Pulpagewebe persistiert noch eine geringe Entzündung.

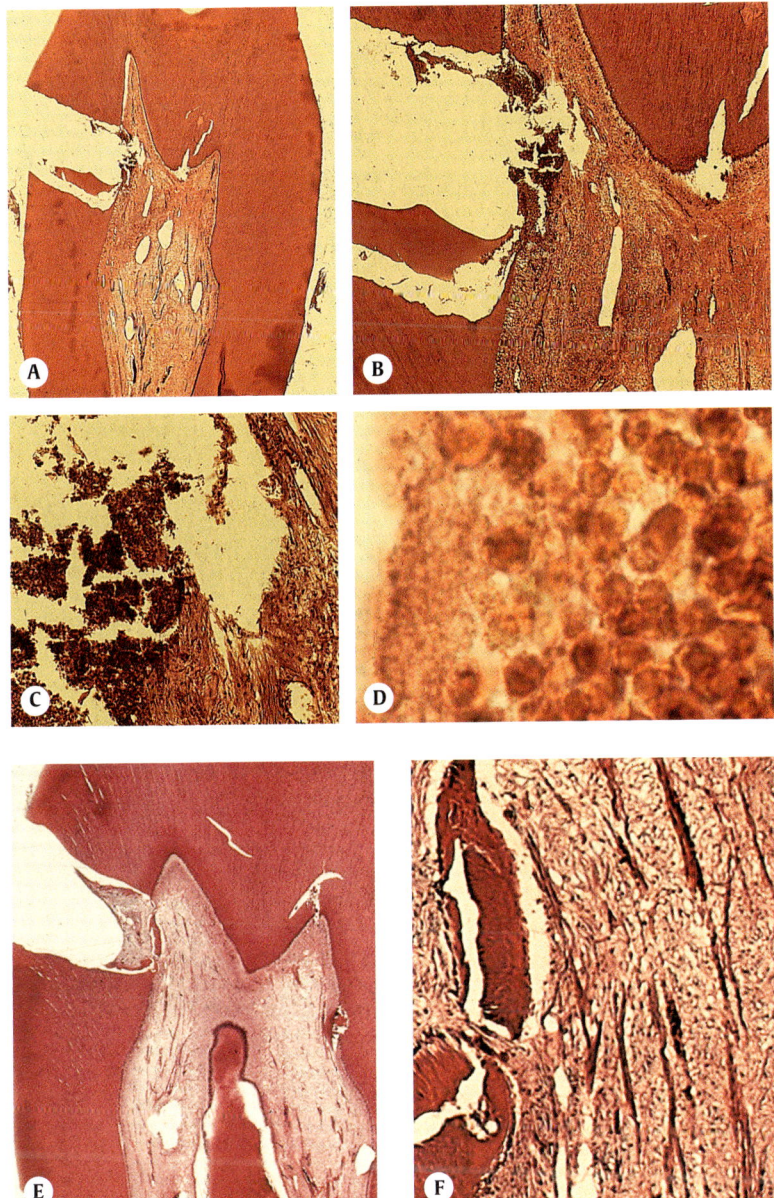

Strukturen und Erkrankungsformen

Die Eigenschaft des Pulpagewebes zur Bildung von Hartgewebe ist nicht nur auf die Odontoblastenschicht beschränkt, **Fibrodentinablagerungen** können in Form von Dentikeln auch zentral in der Pulpa beobachtet werden. In eigenen histologischen Untersuchungen konnten wir Hartgewebsbildungen sowohl in durchgebrochenen als auch nichtdurchgebrochenen Milch- und permanenten Zähnen, alten und jungen Zähnen feststellen.

Dentikel werden, je nach Genese, in **echte** und **falsche** Dentikel unterschieden sowie hinsichtlich ihrer Lage zur Kanalwand in **adhärente, freie oder interstitielle Dentikel**.

Alle regelmäßig strukturierten Orthodentikel sind Invaginationsanomalien, bei denen partielle Dentinaustülpungen in das Kronenkavum erfolgen. Vollständige Ausstülpungen können einen **Dens invaginatus** zur Folge haben. Fibrodentikel sind noch von sog. echten Dentikeln mit tubulärem Dentin zu unterscheiden. Letztere sind selten und entstehen durch Versprengung von Epithelresten der Hertwig-Scheide, um die sich konzentrisch Odontoblasten anordnen.

Radial strukturierte Dentikel weisen eine Verbindung zum umliegenden Gewebe über retikuläre Fasern auf, die den Dentikel umgeben und in diesen einstrahlen. Lamellenförmige Dentikel zeigen dagegen nur eine lose Verbindung der einzelnen Dentinschichten.

Hinsichtlich der Genese der Dentikel und ihrer Einteilung bestehen zurzeit verschiedene Hypothesen. So kann es infolge äußerer Einwirkungen zum Zelluntergang kommen, um den sich anschließend konzentrische Dentikel bilden. Bei kronenfrakturierten Zähnen finden sich z. B. in 50 % der Fälle Mineralisationen, sowohl lamelläre Dentikel als auch diffuse Ablagerungen. In $1/4$ der Fälle finden sich Entzündungszellen.

Aber auch infolge irreversibler Temperaturreize kann es zu einem umschriebenen Gewebe- oder Gefäßuntergang kommen, der von Pulpabindegewebe in einer Art Schutzreaktion durch Ummantelung mit Fibrodentin gegen vitales Gewebe abgegrenzt wird. Ursprung konzentrischer, lamellenförmiger Dentikel waren Pulpagefäße, die sich regelmäßig im Zentrum von Dentikeln finden lassen. Umgeben sind diese Dentikel von Pulpoblasten und retikulären Fasern.

Die Loslösung von Odontoblasten aus der Odontoblastenschicht ist unwahrscheinlich. Möglich erscheint dagegen eine sekundäre Differenzierung neuer Hartgewebe bildender Zellen aus Pulpafibroblasten.

Diffuse Mineralisationen innerhalb des Wurzelkanals, auch als diffuse Kalzifikationen bezeichnet, lagern sich bevorzugt entlang von Gefäßen oder Kollagenfasern ab.

In kariösen Zähnen ist ein signifikanter Anstieg von Mineralisationen gegenüber gesunden Zähnen feststellbar. Auch mit Fortschreiten der Karies steigen Anzahl und Ausdehnung von Dentikeln. Weitere Ursachen für das Entstehen von Dentikeln sind starke Abrasionen und Erosionen, Drosselung der Blut- und Nährstoffzufuhr z. B. infolge chirurgischer Eingriffe, okklusale Fehlbelastungen sowie traumatische Einflüsse auf den Zahn.

Größere Mineralisationen im Wurzelkanal können die Aufbereitung behindern.

Wie histologische Untersuchungen zeigten, lassen sich Dentikel nicht notwendigerweise mit pulpitischen Beschwerden in Zusammenhang bringen. So gab bei 57 Zähnen mit solchen Hartgewebeablagerungen keiner der Patienten Schmerzsymptome an. Auch Hartgewebebildungen in alten Zähnen bis zur fast vollständigen Obliteration können völlig symptomlos verlaufen.

Histologische Darstellungen

A Fibrodentikel im Stadium zunehmender Adhärenz an die Wurzelkanalwand durch eine aktive Sekundärdentinbildung.

B Dentikelanheftung an die Kanalwand im Sekundärdentin. (Der Spalt ist ein Artefakt.)

C Zwiebelschalenförmiger, unregelmäßig gebildeter Fibrodentikel.

D Freier Fibrodentindentikel mit Hartgewebe bildenden Pulpoblasten in der Peripherie und Gewebeeinschlüssen im Inneren.

E Gefäßrudimente im Dentikelzentrum.

F Anlagerung von flachen, Hartgewebe bildenden Zellen in der Peripherie des Dentikels. Diese Bindegewebezellen werden vielfach als Pulpoblasten bezeichnet.

G Ausschnittvergrößerung aus dem Inneren des Dentikels mit Gefäß- und Zellrudimenten.

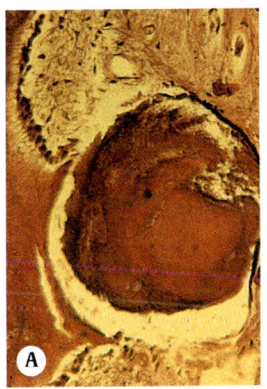

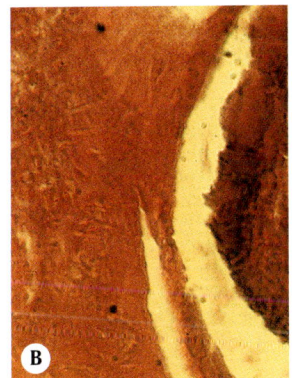

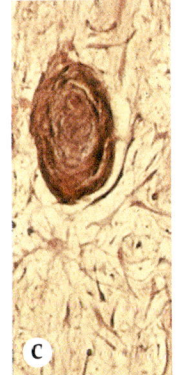

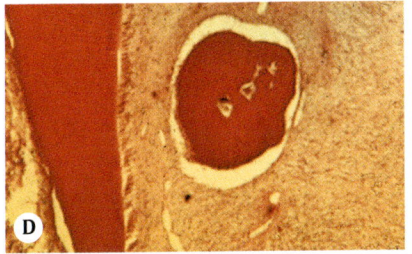

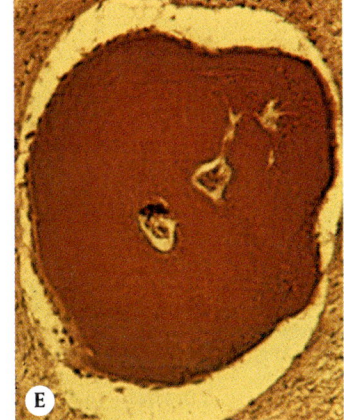

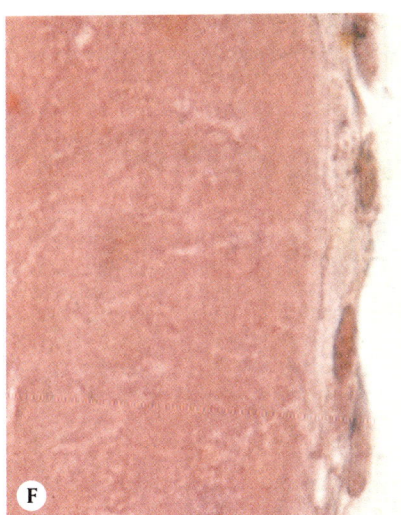

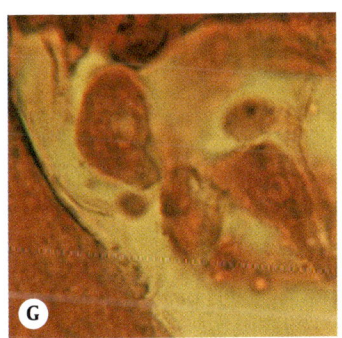

Resorptive Vorgänge am Zahnsystem können Zement, Dentin und Schmelz betreffen. Je nachdem, ob sich die Auflösung von der Pulpa oder vom Parodontium her entwickelt, unterscheidet man **interne und äußere Resorptionen**.

Wurzelresorptionen sowohl an vitalen als auch devitalen Zähnen sind Folge von dentoklastischer Aktivität. Ursache interner Resorptionen sind chronische Entzündungen bis zur Gewebenekrose innerhalb der Pulpa mit Funktionsausfall und Verlust von Odontoblasten. Auch ein mechanisch ausgelöstes Trauma kann in 2 % der Fälle zu internen Resorptionen führen. Insgesamt bleibt viel Spekulationsraum bei Erklärungsversuchen zur Ätiologie interner Resorptionen.

Als Entzündungsstimuli, die eine interne Resorption begünstigen oder auslösen können, werden derzeit 3 Möglichkeiten diskutiert:
- Cytokine wie IL-1 und TNF
- Prostaglandin PGE2
- evtl. ein erhöhter interner Gewebedruck.

Einige Fallberichte zeigen aber auch an gesunden, noch nicht durchgebrochenen Zähnen interne Resorptionserscheinungen.

Die interne Resorption erscheint ebenso wie die Kariesprogression als ein intermittierender Prozess, bei dem sich Phasen aktiver Resorption mit inaktiven Perioden ablösen. Während Phasen der Remission kann neues Hartgewebe als Reizdentin angelagert werden.

Das **interne Granulom** ist eine eher seltene Erkrankung, maximal 1,6 % aller Individuen sollen betroffen sein. Klinisch kann es bei Lokalisation im Kronenkavum einen variabel großen rötlichen Schmelzfleck hervorrufen (**pink spot disease**). Der Sensibilitätstest ist in der Mehrzahl der Fälle noch positiv. Gegen das **externe Granulom** kann eine eindeutige Differenzierung nur durch mehrere Röntgenbilder in unterschiedlich exzentrischen Strahlengängen erfolgen. Ändert die Aufhellung dabei ihre Lokalisation nicht, dann handelt es sich eindeutig um eine interne Resorption.

Erst bei einem Durchbruch der Resorption mit Kontakt zur Mundhöhle (auch über tiefe parodontale Taschen möglich) kommt es zum Eindringen von Bakterien in das Pulpagewebe, wodurch sich neben der Nekrotisierung auch eine periapikale Läsion entwickeln kann. Bei einer lateralen Perforation ohne diesen Mundhöhlenkontakt bleibt die Pulpa vital.

In einer sehr umfangreichen Untersuchung hat Heithersay potenzielle prädisponierende Faktoren für eine invasiv zervikale Resorption untersucht. Eine kieferorthopädische Behandlung war der häufigste Einzelfaktor: Er traf für 21,2 % aller Patienten und 24,1 % aller Zähne zu. Ein Trauma stellte den zweithäufigsten (15,1 %) und Bleichen mit 3,9 % den dritthäufigsten Einzelfaktor dar. In 21 % waren Kombinationen aller Einzelfaktoren beteiligt.

Wurde die interne Resorption diagnostiziert, so ist die **Pulpektomie** bei einer nicht-perforierenden Resorption Therapie der Wahl. Dabei fällt einer längeren Spülung mit einer 5 %igen Natriumhypochloritlösung besondere Bedeutung bei der Auflösung der Gewebereste zu, da das gesamte Pulpagewebe mechanisch nicht entfernt werden kann. Die Füllung erfolgt nach der vertikalen Kondensationstechnik. Bei einer perforierenden Resorption ist meist ein kombiniert endochirurgisches Vorgehen notwendig.

Histologische Darstellungen

A Schweinefrontzahn nach Präparation einer Kavität und Füllung mit Silikatzement.

B Die Ausschnittvergrößerung der internen Resorption zeigt eine erhöhte Zahl von Gefäßen. An der Peripherie sind Riesenzellen erkennbar.

C Sichtbar sind neutrophile Granulozyten, Lymphozyten sowie mehrkernige Riesenzellen.

D Angrenzend an das tubuläre Dentin sind mehrkernige Riesenzellen (Dentinoklasten) zu erkennen, die sich Resorptionslakunen (Howship-Lakunen) geschaffen haben.

E Einzelner Dentinoklast als mehrkernige Riesenzelle mit deutlicher Polarität. Die dentinseitige Oberfläche weist lange Zellfortsätze auf (ruffled boarder). Die Zellfortsätze sind amöboid beweglich, lysosomale Enzyme bauen Dentinmatrix ab. Die Reste organischer Matrix werden phagozytiert.

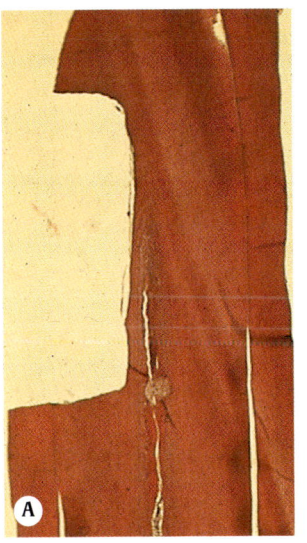

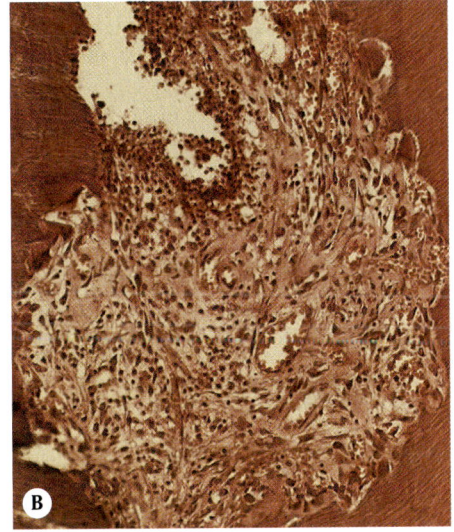

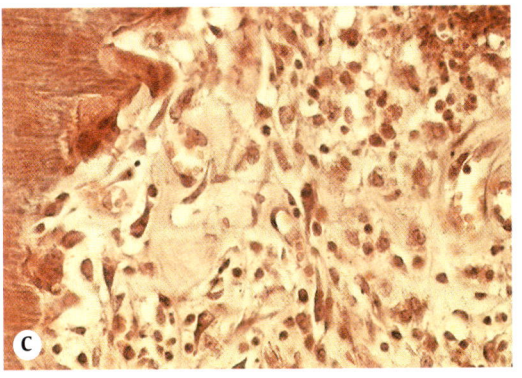

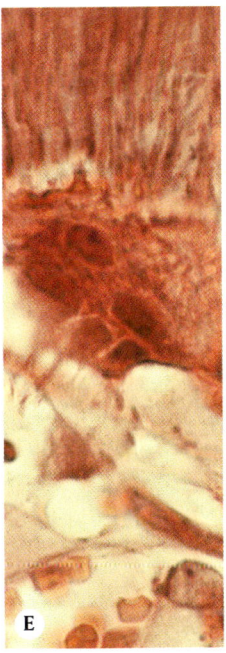

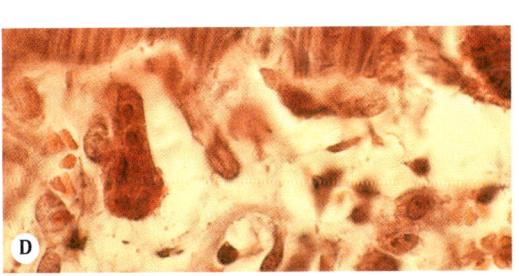

Eine periapikale Läsion entsteht nur in Anwesenheit von **Bakterien im Wurzelkanal**. Dies wiesen Kakehashi und Mitarbeiter bereits 1965 an keimfrei gehaltenen Ratten nach, deren Zähne erst nach bakterieller Inokulation eine periapikale Entzündung entwickelten. Wurden die Zähne nur trepaniert und zum oralen keimfreien Millieu offen gelassen, bildete sich keine apikale Parodontitis. Analoge Ergebnisse ließen sich auch bei Affenzähnen erzielen. Nach Nekrotisierung des Pulpagewebes entwickelte sich keine periapikale Läsion, wenn die Trepanationsöffnung nach oral dicht verschlossen wurde.

Bei periapikalen Läsionen sind innerhalb des Wurzelkanals immer Bakterien nachweisbar, sowohl verteilt als auch fest an die Dentinwand anhaftend sowie in Dentinkanälchen. In 18% der Zähne mit apikaler Parodontitis finden sich Bakterien im periapikalen Gewebe, vereinzelt auch eine Aktinomykose.

Die **akute apikale Parodontitis** ist histopathologisch charakterisiert als Exsudat polymorphnukleärer Granulozyten und Makrophagen, beschränkt auf den osteoklastisch erweiterten Parodontalspalt. Makrophagen spielen beim Abbau von Immun- und Komplementkomplexen eine dominierende Rolle, neutrophile Granulozyten bei der Abwehr körperfremder Substanzen. Makrophagen nehmen bakterielle Antigene auf und erhöhen deren Immunogenität. So kommt es zu einer weiteren massiven Ansammlung neutrophiler Granulozyten mit Gewebenekrose und -einschmelzung bis zur Abszedierung.

In **periapikalen Abszessen** ist das nekrotische Gewebe um den Apex von Bakterien durchsetzt, abgegrenzt von einem Wall neutrophiler Granulozyten.

Die Flora periapikaler Abszesse ist mit einer Beteiligung weniger Bakterienarten polymikrobiell, gramnegative anaerobe Stäbchen und Peptostreptokokken herrschen in der Flora vor. Periapikale Abszesse enthalten schwarz pigmentierte Bakterienarten, die eine wichtige Rolle in der Ätiologie periapikaler Läsionen spielen sollen. P. intermedia tritt in 63 % und P. endodontalis in 53 % der Fälle mit apikaler Parodontitis auf.

Die akute apikale Parodontitis ist ein sehr **schmerzhafter Zustand** ohne röntgenographisch deutliche **periapikale Aufhellung**. Ein Ödem und neutrophile Granulozyten füllen den periapikalen Spalt zwischen Zahn und Knochen. Dies führt zu einer Reizung der Nervenendigungen und wird durch extern einwirkende Kräfte auf den Zahn noch verstärkt. Der Zahn reagiert auf Perkussion besonders schmerzhaft. Der Patient fühlt den Zahn als verlängert und berichtet über einen Frühkontakt.

Bei einer primär akuten Läsion ist im Röntgenbild keine eindeutige Aufhellung sichtbar. Durch das Einströmen vorwiegend neutrophiler Granulozyten in der periapikalen Spalt werden später Enzyme freigesetzt und Osteoklasten aktiviert, die zum anschließenden Knochenabbau beitragen. Meist sind histologisch auch Proliferationen von Malassez-Epithelinseln nachweisbar, die später zur Zystenbildung führen können.

Die akute apikale Parodontitis setzt nicht die vollständige Nekrose der gesamten Pulpa voraus. Auch bei einer nur teilweisen Nekrose werden z.B. Endotoxine als Auslöser der akuten apikalen Reaktion diskutiert.

Histologische Darstellungen

A Die apikalen Bereiche der Wurzelkanalpulpa sind von Entzündungszellen infiltriert; die während des Entzündungsprozesses frei werdenden Toxine verursachen eine periapikale Entzündungsreaktion.

B Koronal erkennt man nekrotisches Gewebe, weiter apikal enthält das Gewebe nur einzelne Entzündungszellen, die Hohlraumbildungen und Ablösungen des Pulpagewebes von der Kanalwand sind Artefakte.

C Ausschnitt aus der koronalen Nekrosezone, angrenzend ein Wall neutrophiler Granulozyten.

D Periapikale Ansammlung von Entzündungszellen, gleichzeitig weisen Resorptionslakunen auf eine Dentino- und Osteoklastenaktivität hin.

E Die periapikale Ausschnittvergrößerung zeigt eine massive Ansammlung akuter polymorphnukleärer Granulozyten.

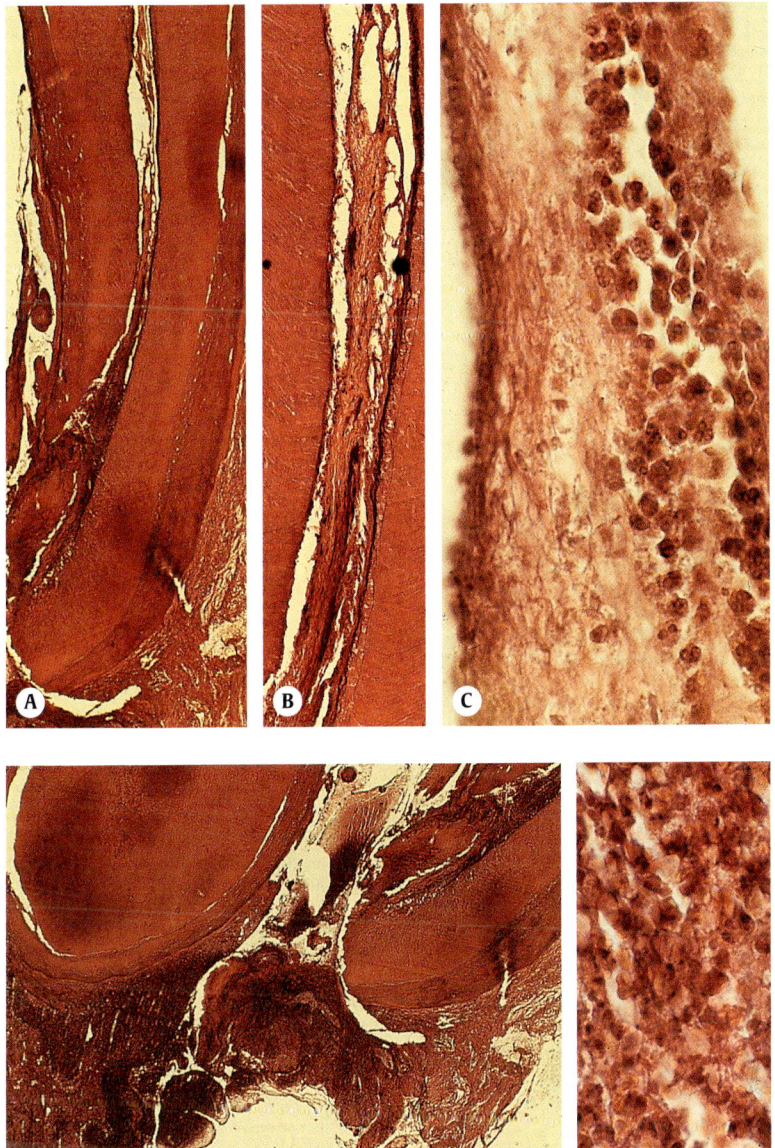

Nach Induktion einer apikalen Parodontitis an Rattenmolaren konnte histologisch zwischen dem 7. und dem 20. Tag eine **aktive Phase** mit starker Knochendestruktion und anschließend eine **chronische Phase** mit geringer Expansion ermittelt werden. Morphometrisch dominierten sowohl nach 15 als auch bis zu 90 Tagen Lymphozyten (50–60 % aller Zellen), gefolgt von polymorphnukleären Leukozyten (25–40 %), Makrophagen und Monozyten, Plasmazellen und Fibrolasten. Helfer-T-Zellen dominierten in der akuten, Suppressor-T-Zellen in der chronischen periapikalen Läsion.

T-Helferzellen spielen eine wichtige Rolle beim Knochenabbau, dagegen stabilisieren **T-Suppressorzellen** die periapikale Läsion im Sinne einer Chronifizierung. T-Helferzellen induzieren 1. die Produktion eines Interferons, das Makrophagen zur Bildung des Knochenresorptionsfaktors IL-1 anregt, 2. wird ein Knochenresorptionscytokin produziert und 3. stimulieren T-Helferzellfaktoren die Antikörperproduktion und Bildung von Immunkomplexen. Hohe Konzentrationen von IL-1 verhindern durch Unterdrückung der Proteinsynthese von Osteoblasten eine Knochenneubildung.

Die chronische apikale Parodontitis ist **klinisch asymptomatisch**. Dabei besteht eine direkte Beziehung zwischen der Größe der periapikalen Läsion und dem Ausmaß bzw. der Ausdehnung der bakteriellen Infiltration und Gewebenekrose innerhalb des Wurzelkanals.

Die chronische periapikale Läsion besteht aus 3–4 Hauptkomponenten:
- herdförmigem Infiltrat aus Lymphozyten und Plasmazellen.
- Zentral oder in Randgebieten kann Granulationsgewebe mit Fibroblasten gefunden werden oder ganz fehlen.
- Malassez-Epithelreste können proliferieren (Zystenbildung!).
- Es entsteht eine Bindegewebekapsel mit Fibroblasten und Kollagenfaserbündeln.

Die Erhöhung der Antikörperkonzentration bei akuten Läsionen und das Absinken nach endodontischer Behandlung zeigen, dass die Aufbereitung des Wurzelkanals und die Entfernung bakteriell infizierten Gewebes bei chronischer apikaler Parodontitis **Therapie** der Wahl ist.

Zusammenfassend ist die chronische apikale Parodontitis eine klinisch asymptomatische Entzündung im Gleichgewicht zwischen bakterieller Infektion und körpereigener Abwehr in einem „Ruhezustand".

Der häufig verwendete Begriff Granulom ist in diesem Zusammenhang eher irreführend, weil es nicht im klassischen Sinne eine monozytär makrophagenbeherrschte, sondern eine von Lymphozyten und Plasmazellen beherrschte Entzündung ist. Zudem können je nach Aktivitätsgrad auch polymorphkernige Zellen anwesend sein.

Zähne mit kleinen periapikalen Läsionen reagieren durchaus noch positiv im Sensibilitätstest, bei größeren periapikalen Läsionen ist keine Reaktion mehr im elektrischen oder thermischen Test zu erwarten.

Histologische Darstellungen

A Die chronische periapikale Läsion ist umgeben von einer derben Bindegewebskapsel, die Mastzellen, Fibroblasten und Kollagenfaserbündel enthält. Zentral findet sich ein herdförmiges Infiltrat bestehend aus vorwiegend mononukleären Entzündungszellen wie Lymphozyten, Plasmazellen und Makrophagen.

B Man erkennt Epithelstränge sowohl in unmittelbarer Umgebung des Apex als auch bizarr verteilt in der Kernzone der periapikalen Läsion.
Diese Epithelstränge stammen vermutlich von Malassez-Epithelresten ab, die jedoch nur in 20–40 % aller apikalen chronischen Parodontitiden gefunden werden können.

C Im Granulationsgewebe sind Fibroblasten und mononukleäre Entzündungszellen sichtbar, des Weiteren finden sich im Zentrum der Läsion abgekapselte Mikroabszesse.

D Die Ausschnittvergrößerung weist Epithelstränge und eine mononukleäre Infiltration auf, weiterhin erkennt man abgekapselte Mikroabszesse, die Ausgangssubstrat für ein prospektives Zystenepithel sein könnten.

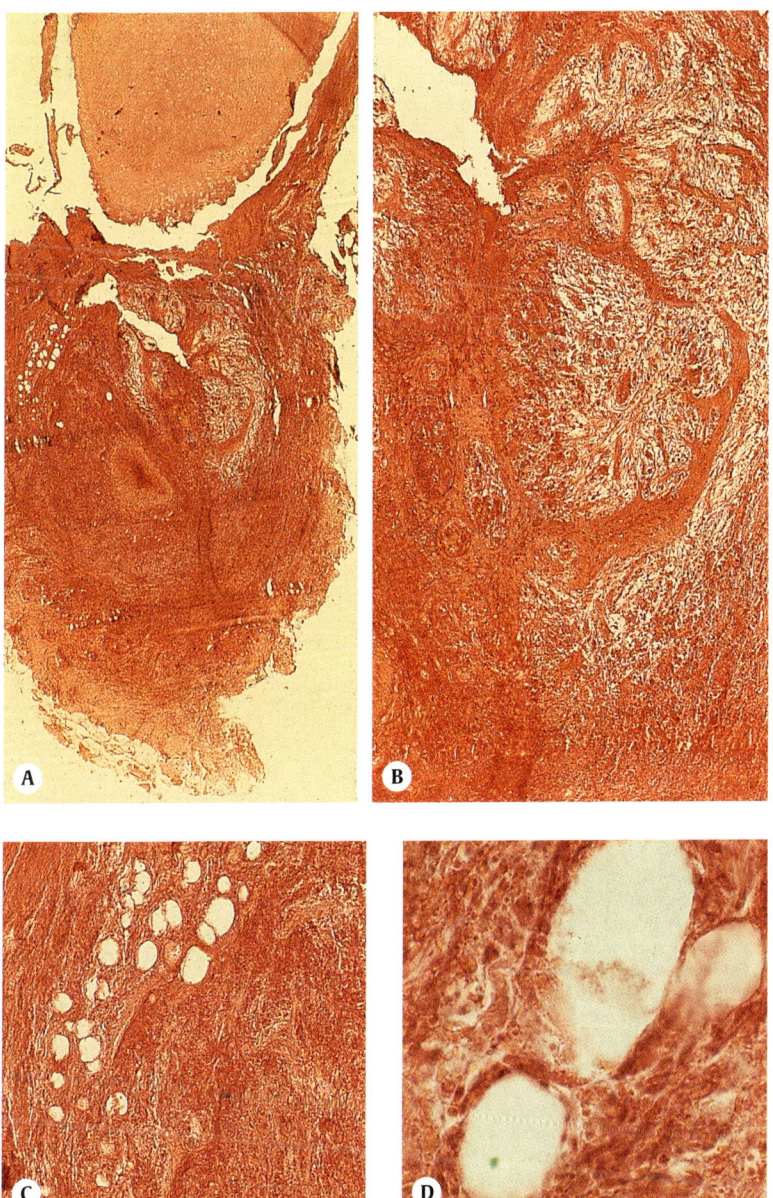

Die Angaben zur Inzidenz radikulärer Zysten schwanken zwischen 6 und 55%, aufgrund von Serienschnitten allerdings nur zwischen 15 und 17%. In einer klinisch-histologischen Studie an 230 Wurzelspitzenbiopsien mit röntgenographischer periapikaler Aufhellung und klinischen Symptomen konnten sogar nur 14 Zysten (6%) gesichert werden.

Im Röntgenbild erscheint die chronische apikale Parodontitis als rundliche bis ovale, in der Regel scharf begrenzte Aufhellung. Selten wird eine diffuse Begrenzung beobachtet. Im Röntgenbild sind durchschnittlich große radikuläre Zysten nicht von chronischen periapikalen Läsionen zu unterscheiden, obwohl ab 10 mm und mit zunehmender Größe der Anteil an Zysten steigt. Auch bei 10–15 mm großen Aufhellungen ist in mindestens 50% keine Zyste zu erwarten. Nur eine computertomographische Untersuchung soll eine eindeutige Differenzialdiagnose zulassen.

Die **radikuläre Zyste** ist definiert als chronische Entzündung, die einen epithelial ausgekleideten und geschlossenen Hohlraum umschließt.

Die Zyste entsteht – in 3 Stadien – auf dem Boden einer chronischen apikalen Parodontitis:
- In der Phase der **Initiation** beginnen ruhende Mallassez-Epithelreste zu proliferieren.
- Während Phase 2 entsteht ein epithelial ausgekleideter Hohlraum.
- In **Wachstumsphase** wächst die Zyste infolge osmotischer und resorptionsstimulierender Faktoren.

Die etablierte radikuläre Zyste besteht aus 4 Komponenten:
- der bindegewebigen Kapsel
- einer subepithelialen Zone chronisch-entzündlichen Infiltrats
- der epithelialen Zystenwand
- dem Zystenlumen (Hohlraum).

Dieser Hohlraum enthält neben abgeschilferten nekrotischen Epithelzellen auch Cholesterinkristalle, Entzündungszellen und Reste des resorbierten Knochengewebes. Die epitheliale Zystenwand ist ein mehrschichtiges Plattenepithel, durchsetzt von Granulozyten, Makrophagen und Lymphozyten. Die subepitheliale Zone enthält T- und B-Lymphozyten sowie Plasmazellen.

Neuerdings unterscheidet man **wahre Zysten** mit komplett ausgekleidetem Hohlraum von **Taschenzysten** mit zum Wurzelkanal hin offenem Zystenlumen. Von 256 periapikalen Läsionen wurden insgesamt 9% als wahre Zysten und 6% als periapikale Taschenzysten klassifiziert.

Die Existenz von 2 Klassen radikulärer Zysten sowie die Unmöglichkeit, die Zyste klinisch-röntgenographisch eindeutig von der chronischen apikalen Parodontitis zu differenzieren, hat wichtige therapeutische Konsequenzen.

Die **Therapie bei periapikalen Läsionen** besteht in der Entfernung der Ursache der Entzündungsreaktion, der Aufbereitung des Wurzelkanals sowie einem bakteriendichten Verschluss. Da sich aufgrund der röntgenographischen Befunde keine eindeutige Differenzialdiagnose erheben lässt und der histologische Status nicht bekannt ist, werden periapikale Läsionen zuerst ausschließlich **konventionell** behandelt.

Periapikale Taschenzysten heilen wahrscheinlich aus. Es ist jedoch eher unwahrscheinlich, dass wahre Zysten konventionell erfolgreich behandelt werden können.

Histologische Darstellungen

A Im Zystenlumen der radikulären Zyste finden sich Cholesterinkristalle, umgeben von der epithelialen Zystenwand.

B Die epitheliale Wand ist als mehrschichtiges Plattenepithel ausgebildet.

C Im Zystenhohlraum finden sich Cholesterinkristalle, nekrotisches Gewebe, neutrophile Granulozyten und mononukleäre Leukozyten.

D Reste von Lamellenknochen innerhalb des Zystenhohlraums sind Ausdruck der Resorptionsfähigkeit des Zystengewebes.

E Mehrkernige Riesenzellen sind sowohl Hinweis einer möglichen Fremdkörperreaktion als auch einer osteoklastischen Aktivität; angrenzende Plasmazellen produzieren Antikörper, vorwiegend IgG und IgA, weniger IgM und IgE, und sind Ausdruck einer Immunreaktion.

F Lymphozyten sind mehrheitlich T-Zellen und weniger B-Zellen, im Verhältnis 3 : 1.

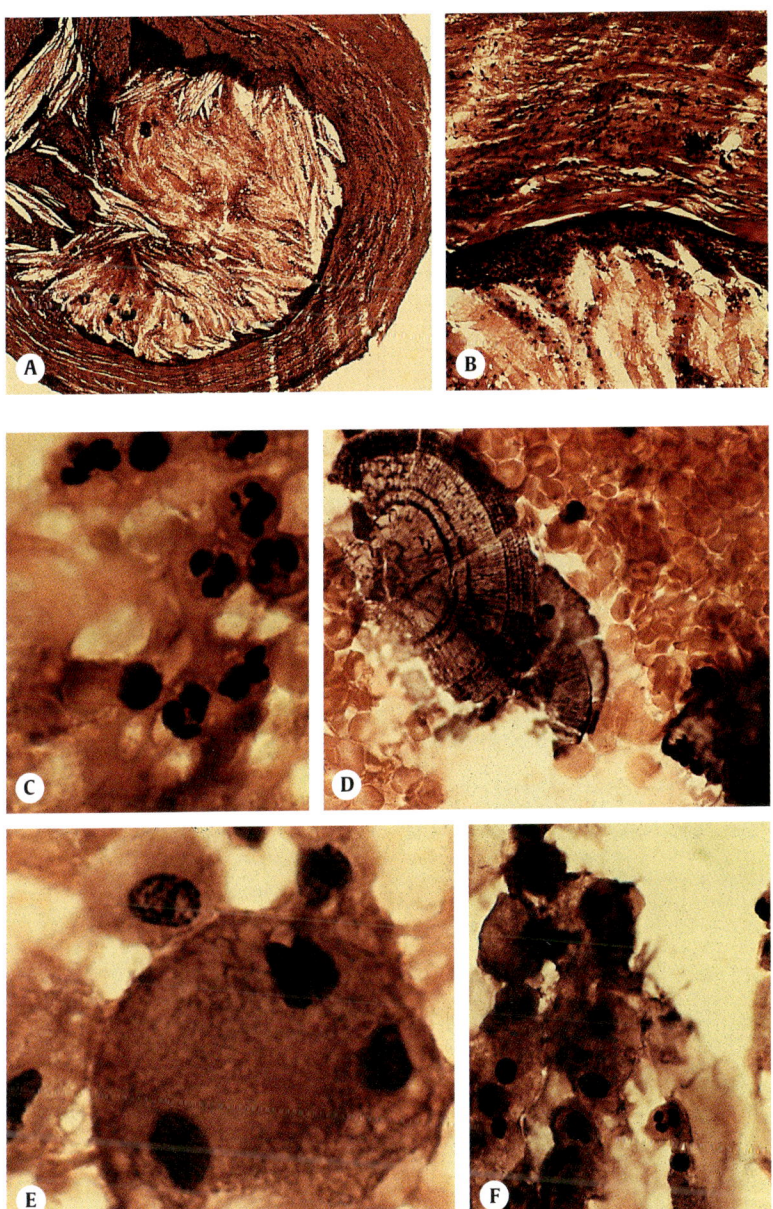

Die ursächliche **Schmerzausschaltung** ist Ziel des zahnärztlichen Eingriffs. Eine exakte Diagnostik und darauf abgestimmte Therapie wird durch Hinziehen subjektiver und objektiver Krankheitskriterien möglich.

Die vom Patienten beschriebenen Symptome führen in der Mehrzahl zu einer meist eindeutigen Diagnose. Nach der Erhebung der medizinischen und zahnmedizinischen Anamnese erfolgt eine eingehende extra- und intraorale Untersuchung. Wegen ihrer anatomischen Besonderheiten können Erkrankungen des Pulpa- und periapikalen Parodontalgewebes jedoch nicht direkt inspiziert werden.

Neben den klinischen Befunden stellt das subjektive Phänomen **Schmerz** ein wesentliches Beurteilungskriterium des pathologischen Zustands der Pulpa dar, obwohl kein genereller Zusammenhang zwischen dem histologischen Zustand der Pulpa und den klinischen Einzelsymptomen, insbesondere dem Schmerz, besteht. Schmerzauslösung auf Kälte deutet auf ein reversibles Entzündungsgeschehen hin, Schmerzen auf Wärme sowie lang anhaltende Schmerzattacken vor allem nachts sind Hinweis auf eine irreversible Pulpitis.

Treten Schmerzen auf, ist die Ursache, d.h. dentogen bedingter Schmerz oder Ausgang von den Nachbarorganen, abzuklären. Dies schließt auch eine eingehende Untersuchung des marginalen Parodontalgewebes mit Taschenmessung ein.

Die **Untersuchung des Patienten** beinhaltet die medizinische und zahnmedizinische Anamnese, den **extra-** und **intraoralen Befund** sowie mögliche Differenzialdiagnosen. Die subjektiven Patientenangaben enthalten Schilderungen hauptsächlicher Beschwerden sowie Angaben zu medizinischen und zahnmedizinischen Erkrankungen.

Es gibt keine medizinische Kontraindikation, die gegen die Durchführung einer Wurzelkanalbehandlung spricht. Jedoch sollten medizinische Besonderheiten und die psychische Verfassung des Patienten berücksichtigt werden. Die **medizinische Anamnese** sollte alle medizinischen Befunde und Medikationen erfassen, die die endodontische Behandlung beeinflussen oder die selbst durch die zahnärztlichen Maßnahmen beeinflusst werden könnten.

Systemische Erkrankungen wie rheumatisches Fieber, koronare Herzerkrankungen, Bluthochdruck bzw. Diabetes sind anamnestisch zu erfassen. Bei Gefahr einer bakteriell bedingten Endokarditis müssen diese Patienten antibiotisch abgeschirmt werden.

Die **zahnmedizinische Anamnese** erfasst Daten, die für die Behandlungsplanung wichtig sind. Im Rahmen der zahnmedizinischen Anamnese muss eine Schmerzanamnese erhoben werden. Die Entwicklung der gegenwärtigen Beschwerden wird kurz und mit den eigenen Worten des Patienten festgehalten. Erfragt werden muss ein vor kurzer oder länger zurückliegender Zeit erfolgter Zahnarztbesuch. Die Schmerzanamnese muss Angaben zur Art, Zeitpunkt des Auftretens, Auslösbarkeit und Ort des Schmerzes sowie zur Ausstrahlung in bestimmte Regionen enthalten. Dazu gehören Fragen zu Blutungen oder Eiterentleerungen aus dem Zahnfleisch, Nahrungsimpaktionen zwischen Zähnen und erhöhter Zahnbeweglichkeit.

Falldarstellung

A Bei einer 25-jährigen Patientin ist im Kinnbereich eine rötliche, fast kirschkerngroße, ulzeröse und schmerzfreie Auftreibung sichtbar, die mehr als 1 Jahr persistiert.

B Das Röntgenbild lässt eine periapikale, scharf begrenzte Aufhellung erkennen.

C Auftreibung in der linken Gesichtshälfte, Zahnschmerzen konnten anamnestisch nicht ermittelt werden.

D Röntgenographisch wies der obere 1. Molar eine größere periapikale Läsion auf, die die palatinale Wurzel umschließt.

E Fistelung mit zeitweiliger Eiterentleerung im Unterkieferbereich rechts, es muss differenzialdiagnostisch an ein Ulkus gedacht werden, da ein tief reichender Substanzdefekt sichtbar ist, des Weiteren an aphthöse Ulzera und auch an Karzinome (selten).

F Nachdem an Zahn 46 die alte Füllung entfernt wurde, zeigte sich eine ältere Perforation des Pulpagewebes, die im kariösen Dentin vom Zahnarzt direkt überkappt worden war.

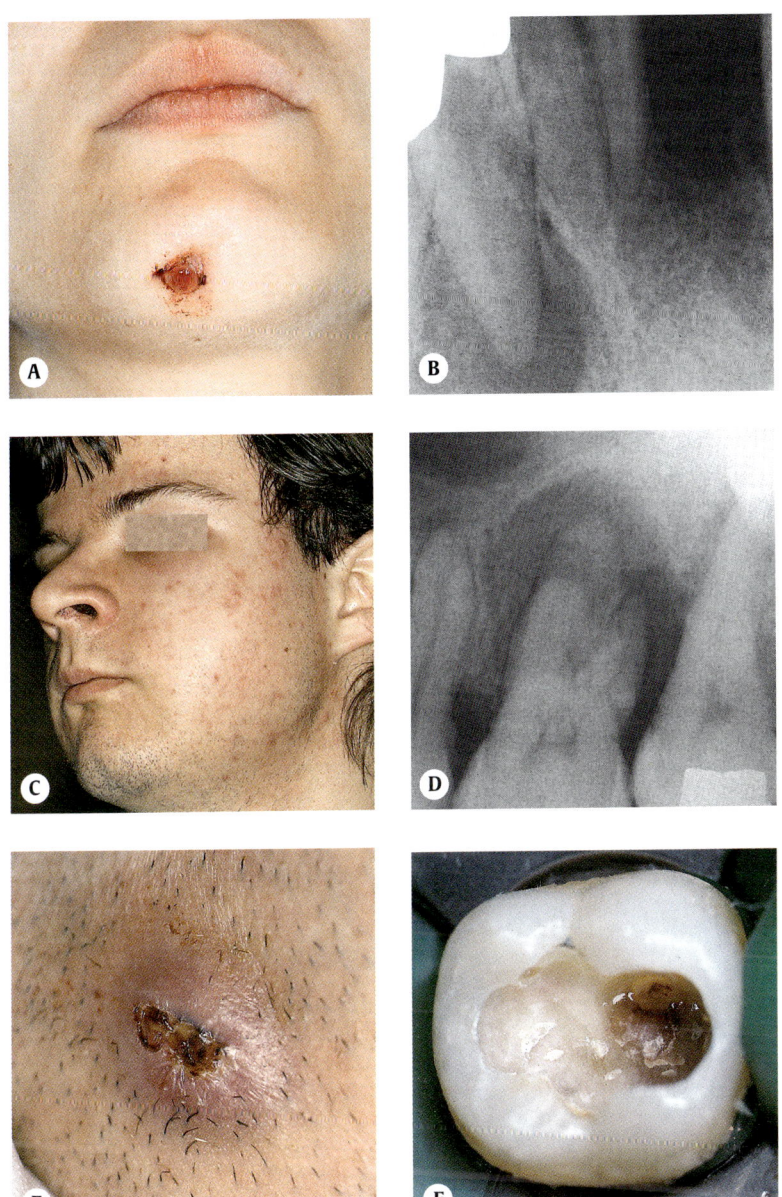

Die **extraorale Untersuchung** erfasst normale Befunde und pathologischen Veränderungen und wird durch Angaben des Patienten ergänzt.

Es werden **äußere Auffälligkeiten** der Gesichtsform als symmetrische oder asymmetrische Defekte bzw. Auftreibungen registriert. Die Hautoberfläche kann Abnormitäten wie Fisteln, Rötungen, Blässe oder Narben aufweisen, die eine weitere Abklärung notwendig machen oder auf intraorale Veränderungen hinweisen.

Die **neurologische Untersuchung** schließt die Prüfung der Motorik, der Sensibilität, der Sinnes- und der Bewegungsfunktion mit ein. Durch seitenvergleichende Prüfung der Wahrnehmung äußerer Reize wird die Sensibilität z. B. durch Unterscheidung eines stumpfen von einem spitzen Reiz geprüft.

Die Untersuchung der **Lymphknoten** im Kiefer-Gesichts-Bereich kann Hinweise auf entzündliche, infektiöse oder tumoröse Erkrankungen geben. Die Palpation erfolgt bimanuell und seitenvergleichend, schmerzhafte Lymphknoten sind Ausdruck einer akuten Entzündung.

Die visuelle **intraorale Untersuchung** umfasst die Suche nach Schwellungen, Rötungen, Fistelungen, Eiterentleerungen, Zahnkaries, -verfärbungen und -lockerungen, Füllungen und die Ermittlung des Zustands des parodontalen Halteapparats sowie des Gesamtgebisses.

Einige oder alle nachfolgend genannten **Untersuchungsverfahren** sollten angewandt werden: Palpation, Perkussion, Bestimmung der Zahnmobilität, parodontale Untersuchung, Analyse der Okklusion, Infraktionstest, Sensibilitätstest, Transillumination, selektiver Anästhesietest und Röntgenuntersuchung.

Die **Perkussion** eines betroffenen Zahns ist ein sicheres Zeichen bereits in frühen pathologischen Zustandsformen. Es stellt sich aber die Frage, ob eine parodontale oder endodontale Ursache vorliegt oder ein okklusales Trauma in Verbindung mit einer marginalen Parodontitis? Der Perkussionstest soll auch an den Nachbarzähnen erfolgen, um deutliche Unterschiede in der Schmerzintensität herauszuarbeiten.

Die **apikale Palpation** der Region der Wurzelspitze in der Umschlagfalte gibt Hinweise

zur Druckempfindlichkeit, Infiltration sowie darauf, ob eine Schwellung oder bereits eine Fluktuation vorliegt. Durch Ausstreichen des Gewebes kann eine Fistel diagnostiziert werden, wenn aus dieser Exsudat austritt.

Neben dem Röntgenbild bietet die Transillumination eine Möglichkeit, Karies, Frakturen oder andere Auffälligkeiten sichtbar zu machen. Eine gezielte Ausschaltung einzelner Zähne kann per Anästhesie beim Auffinden des erkrankten Zahns hilfreich sein. Weitere wichtige diagnostische Hinweise erlaubt die Perkussion, wobei eine vertikale oder horizontale Klopfempfindlichkeit differenzialdiagnostische Schlüsse zulässt. Mittels Aufbisstest auf einen Holzspatel können Frakturen oder Infraktionen als Be- oder Entlastungsschmerz ermittelt werden.

Vor der endodontischen Behandlung ist der Zustand des Restgebisses zu begutachten. Hat der Zahn einen Antagonisten, der den Zahnerhalt rechtfertigt und ist eine prothetische Rekonstruktion überhaupt möglich? Erst wenn auch prothetische Gründe für einen Zahnerhalt sprechen, ist eine endodontische Behandlung sinnvoll.

Falldarstellung

A Verfärbte Füllungen sind auf Randimperfektionen zu kontrollieren.

B Oberer Schneidezahn mit tiefer, penetrierender Karies; Plaqueakkumulation am Foramen coecum war Ausgang der kariösen Zerstörung.

C Die bukkale Perforation hat ihre Ursache in der Korrosion des Stumpfaufbaus.

D Neben einer Verfärbung der Zahnkrone weist die Schwellung und Fistelung auf eine periapikale Entzündung hin.

E Verfärbung eines oberen Frontzahns; die Röntgenaufnahme zeigt eine ins Kronenkavum reichende Wurzelkanalfüllung.

F Penetration von Toxavit durch die insuffiziente provisorische Füllung mit parodontaler Gewebezerstörung und persistierenden Schmerzen.

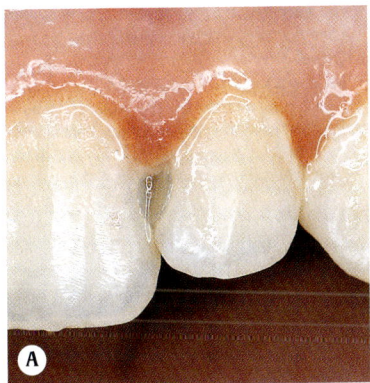

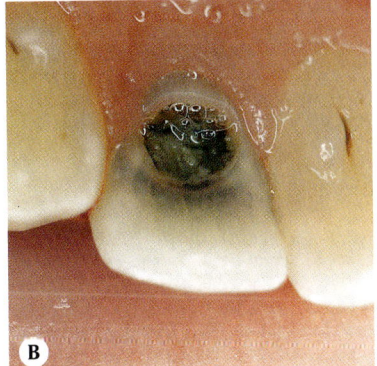

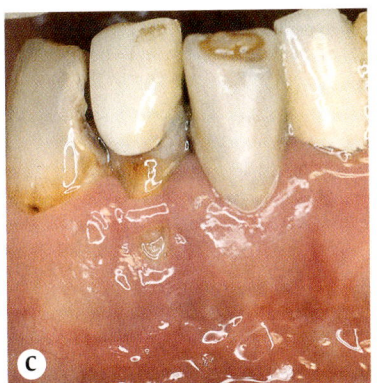

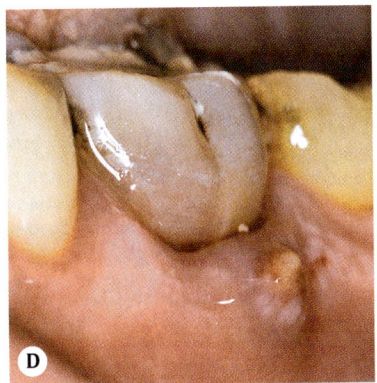

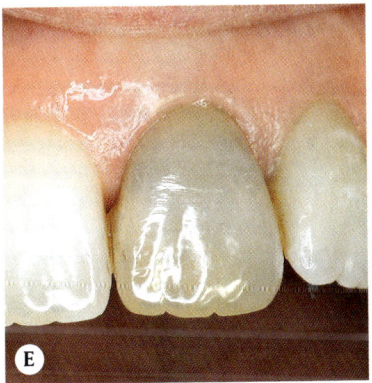

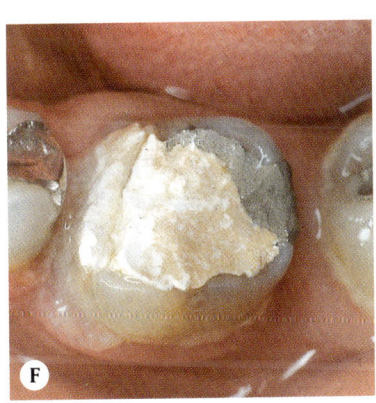

Fälschlicherweise wird die Sensibilitätsprüfung der Pulpa als „Vitalitätstest" bezeichnet, obwohl keine Aussage über den wahren pathohistologischen Zustand des Pulpagewebes erfolgen kann, Trotzdem ist sie ein hilfreicher Test zur Differenzierung einer Pulpaerkrankung.

Kältetest und elektrischer Sensibilitätstest

Elektrische oder thermische Sensibilitätstest geben Hinweise, ob das Pulpagewebe stark geschädigt ist oder nicht. **Kältetests** sind am aussagekräftigsten. Eine exakte Unterscheidung zwischen klinisch gesunder Pulpa, reversibler oder irreversibler Pulpitis ist jedoch durch diesen Test meist nicht möglich, da intaktes Nervengewebe auch in Gebieten starker Entzündung und Gewebenekrose nachweisbar ist. Sogar bei kleinen periapikalen Aufhellungen können noch positive Sensibilitätstests ermittelt werden.

Große Vorzüge gegenüber allen anderen Sensibilitätstests hat die Kälteprüfung mit Kohlensäureschnee. Durch die isolierende Dampfschicht, die den CO_2-Schnee bei Temperaturen über $0\,^{\circ}C$ stets umgibt, ist diese Prüfung weder für den Zahn noch die umgebenden Gewebe schädlich. Frühstens nach 2-minütiger Einwirkung treten Schmelzsprünge auf.

Elektrische Sensibilitätstestverfahren beruhen auf den besonderen Leitverhältnissen der Zahnhartgewebe. In den Geräten ist die spannungsregulierte Folge von Reizimpulsen so auf die Impedanz des Zahns abgestimmt, dass die Spannung bei unbeabsichtigtem Nebenschluss über die Mundschleimhaut zusammenbricht und so ein falsch positives Ergebnis verhindern wird.

Die Elektrode, meist aus leitendem Gummi, wird auf die trockene Zahnoberfläche aufgelegt. Der Stromkreis wird über das Handstück der Elektrode, den Körper des Untersuchers zum Körper des Patienten über einen Mundspiegel in der Hand des Behandlers geschlossen.

Jugendliche Zähne mit weit offenem apikalen Foramen besitzen noch keine voll entwickelte Sensibilität, sodass es zu falsch negativen Ergebnissen kommen kann. Auch nach traumatischen Einwirkungen kann der Sensibilitätstest für Tage oder Wochen negativ ausfallen.

Die elektrische Sensibilitätsprüfung ist bei Zähnen mit Metallkronen wegen des Nebenschlusses bzw. bei Keramikkronen durch die Isolatorwirkung nicht einsetzbar.

Falsch negative Antworten können bei ausgedehnter und fortgeschrittener Karies entstehen. **Kontraindiziert** ist der Test bei Patienten mit einem Herzschrittmacher.

Wärmetest

Der Wärmetest eignet sich zur Diagnose einer Pulpitis im fortgeschrittenen Stadium, stellt aber nur einen ergänzenden Test dar.

Untersuchung

A Die Kälteapplikation führt nach 4 s zu Temperaturen von $26\text{–}30\,^{\circ}C$. Dies löst eine Schmerzreaktion aus. In der Pulpa sinkt die Temperatur lediglich um $0{,}2\,^{\circ}C$. Eiskegel senken die Temperatur bis auf $-20\,^{\circ}C$, Frigene aus Spraydosen, die über ein Pellett auf die Zahnoberfläche appliziert werden, bis auf $-40\,^{\circ}C$. Komprimierter CO_2-Schnee erreicht sogar $-70\,^{\circ}C$.

B Der elektrische Sensibilitätstest ist einfach und zuverlässig. Die Zahnoberfläche muss trocken sein. Das Ende des Pulpatesters wird angefeuchtet. die Messung mit Handschuhen kann durch die Isolation zu falschen Ergebnissen führen. Am einfachsten lässt sich der Stromkreis dann schließen, wenn ein Metallteil des Testers mit der Hand berührt wird.

C Extraorales bimanuelles Abtasten der Lymphknoten.

D Vestibulär wird die Wurzeloberfläche bis zum Apex abgetastet und Missempfindungen des Patienten werden erfragt.

E Am Gaumen erfolgt ein Abtasten des Wurzelverlaufs und angrenzender Gewebe.

F Die Klopfempfindlichkeit eines Zahns ist ein Zeichen für das Vorliegen einer periapikalen Entzündung. Auch Frakturen sind durch Perkussion oder Aufbisstest feststellbar. Die vertikale Perkussion soll immer im Vergleich mit unmittelbar angrenzenden Zähnen erfolgen.

G Horizontale Perkussion mit dem Spiegelgriff.

H Aufbisstest auf einen Holzspatel, Entlastungsschmerz weist auf eine Infraktion, eine Vertikal- oder Querfraktur des Zahns hin.

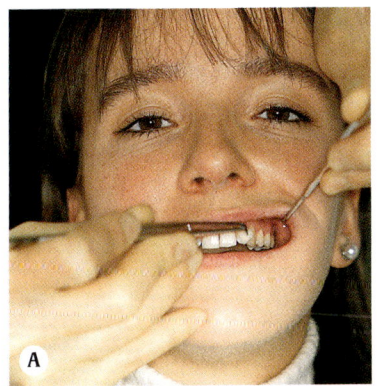

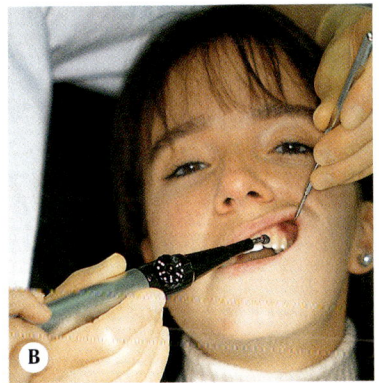

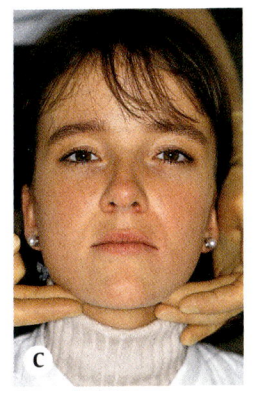

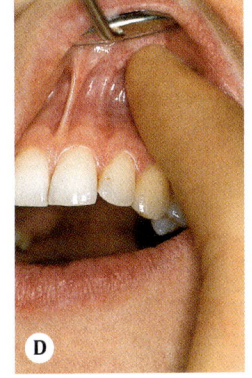

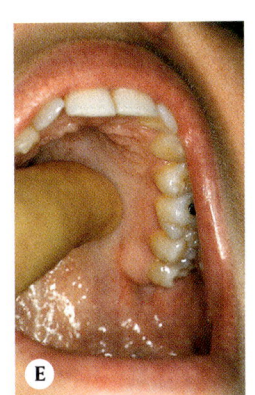

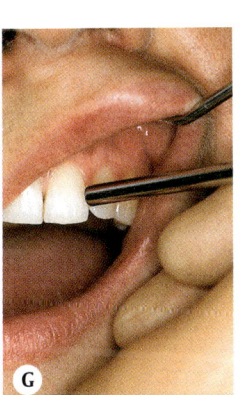

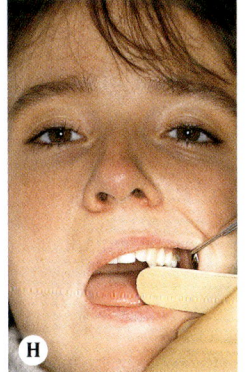

Nach der klinischen Befunderhebung hat das Röntgenbild für den Therapieentscheid besonders große Bedeutung. Im Seitenzahnbereich wird beispielsweise durch das Röntgenbild 30–70% mehr Karies diagnostiziert als bei alleiniger klinischer Untersuchung. Umso erstaunlicher sind die Differenzen in der Befundung gleicher Röntgenbilder durch verschiedene Betrachter: Die Übereinstimmungsquote beträgt weniger als 50%. In einer Nachbefundung 8 Monate nach Erstdiagnose stimmten von den Untersuchenden lediglich 88% mit der eigenen Erstdiagnose überein.

Röntgenstrahlen breiten sich geradlinig aus. Eine Objektvergrößerung ist jedoch unvermeidbar. Diese ist allerdings umso geringer, je größer der Abstand zwischen Fokus und Zahn und je geringer der Abstand zwischen Zahn und Röntgenfilm ist. Eine gleichmäßige Vergrößerung erfolgt, wenn Zahnebene und Filmebene parallel sind und der Zentralstrahl senkrecht einfällt. Dies trifft exakt für die **Rechtwinkeltechnik** zu. Hierbei ist der Röntgenfilm in einer mit dem Tubus starr verbundenen Halterung fixiert, der Zentralstrahl trifft rechtwinklig auf die Mitte des Röntgenfilms. Um die Objektvergrößerung und die geometrische Unschärfe zu kompensieren, ist ein Langtubus (großer Zahn-Fokus-Abstand) notwendig. Die Rechtwinkeltechnik erlaubt reproduzierbare Aufnahmen.

Bei der **Halbwinkeltechnik** trifft der Zentralstrahl senkrecht auf die winkelhalbierende Ebene zwischen Zahn- und Filmebene. Dabei tritt stets eine verzerrende ungleichmäßige Vergrößerung einzelner Kieferabschnitte auf. Vorteil der Halbwinkeltechnik ist, dass sie keine Hilfsmittel wie Filmhalter und Langtubus erfordert.

In der Endodontie wird in der Vertikalen eine apikale Projektion bevorzugt. In horizontaler Richtung sollte der Zentralstrahl orthoradial verlaufen, d.h. er trifft senkrecht auf Zahntangente und Zahnfilm. Da das Röntgenbild nur eine 2-dimensionale Abbildung eines 3-dimensionalen Objekts liefert, ist oft eine exzentrische Röntgenaufnahme zu empfehlen. Dabei trifft der Zentralstrahl mehr von mesial oder von distal auf die Zahntangente auf. Man spricht dann von einer **mesial- oder distalexzentrischen Aufnahme**. Dabei kann häufig ein 2. Wurzelkanal diagnostiziert werden, der auf einer orthoradialen Aufnahme maskiert war.

Im Röntgenbild zeigen sich Veränderungen als **Aufhellung** bei Hartgewebeabbau oder als **Verschattung** bei Hartgewebeanbau. Eine periapikale Läsion bei chronisch apikaler Parodontitis ist eine Aufhellung durch Knochenabbau meist an der Wurzelspitze. Ausgehend von einem Mineralgehalt von 52% im kortikalen Knochen reicht ein Verlust von 6,6% an Knochenmineral aus, um periapikale Läsionen röntgenographisch sichtbar zu machen. Dabei können aber Spongiosaläsionen von den Kortikalisanteilen des Unterkieferknochens maskiert werden. Erst die Entfernung der Übergangszone von Spongiosa zu Kortikalis, die anatomisch jedoch nicht abgrenzbar erscheint, führt durch die dabei entstehenden Veränderungen der trabekulären Knochenstruktur zu röntgenographisch sichtbaren Veränderungen.

Falldarstellung

A Unterer Molar aufgenommen in orthoradialer Projektion.

B Trepanationsöffnung mit distal nicht eindeutig erkennbarem Kanaleingang.

C In der Röntgenmessaufnahme in einer leicht distalexzentrischen Projektion erkennt man distal 2 „Wurzelschatten", die möglicherweise auch auf 2 getrennte distale Wurzelkanäle schließen lassen.

D Nach Instrumentation von 3 Wurzelkanälen und koronaler Erweiterung bis Größe 110 ist distal ein weiterer Kanaleingang sichtbar.

E In der Kontrollaufnahme sind nur 3 Kanäle aufbereitet und abgefüllt worden. Dadurch ist langfristig ein Misserfolg programmiert.

F Darstellung der orthoradialen (1) sowie der mesialexzentrischen (3) und der distalexzentrischen (2) Projektion. Bei der orthoradialen Projektion trifft der Zentralstrahl senkrecht auf eine gedachte Zahntangente auf, bei einer exzentrischen Projektion von mesial oder von distal.

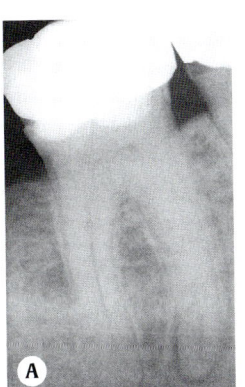

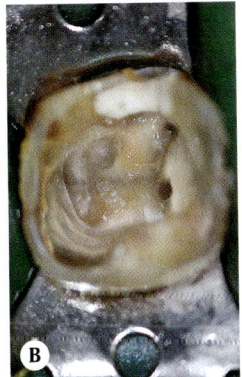

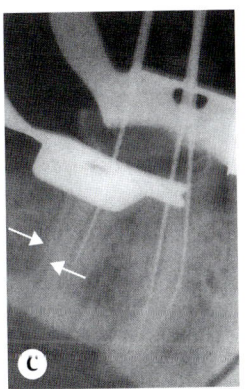

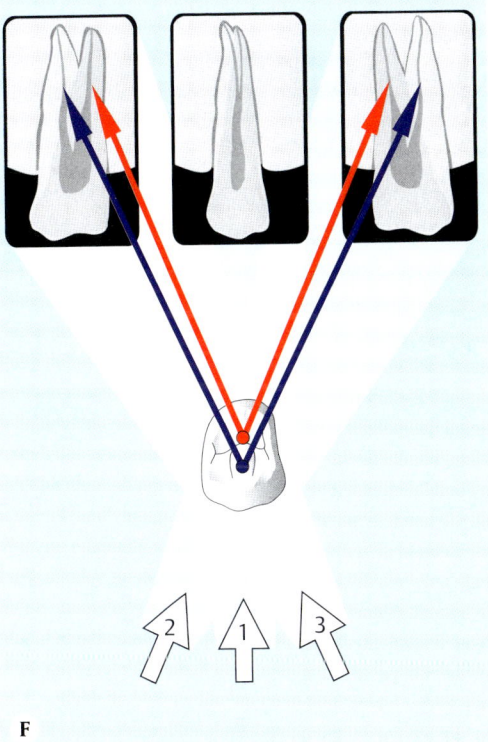

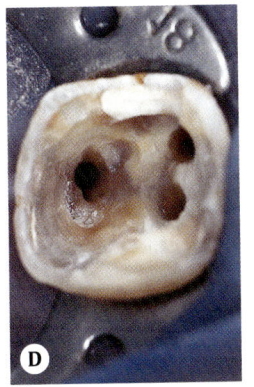

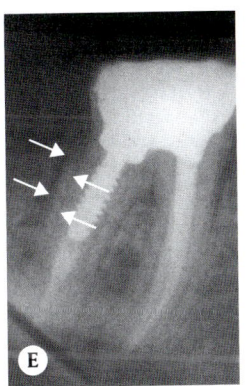

Vom Endodont ausgehende **Schmerzen** sind die häufigsten Schmerzen von Patienten in der Zahnarztpraxis. Kariöse Läsionen, auch als Sekundärkaries, sind in über 88 % Hauptursache, gefolgt von Höckerfrakturen, hypersensiblen Zahnhälsen und traumatischen Okklusionen. Diese endodontisch bedingten Schmerzen führen meist zu Organisationsproblemen, da diesen Patienten schnellstens geholfen werden muss, bis sie schmerzfrei sind. Kann dieses Ziel nicht erreicht werden, ist der Patient oft mit dem Können des Zahnarztes nicht zufrieden. Eine der häufigsten Ursachen für einen Zahnarztwechsel ist das Nichtbeherrschen endodontischer Schmerzprobleme.

Der Schmerzbehandlung muss eine **exakte Diagnostik** vorausgehen, die zwischen reversibler bzw. irreversibler Pulpitis oder Nekrose ohne oder mit apikaler Mitbeteiligung differenziert. Schmerzen können ausgelöst werden durch heiße, kalte, süße oder saure Speisen und Getränke. Sie können sehr stark sein, die Dauer ist jedoch eher kurz.

Der Zustand der **reversiblen Pulpitis** ist geprägt durch einen schmalen Korridor an Symptomen, ein Übergang in die irreversible Pulpitis ist fließend und eine eindeutige Diagnostik sehr schwierig. Bei reversibler Pulpitis hat die Karies die Pulpa noch nicht eröffnet, evtl. ist eine Füllung frakturiert oder insuffizient oder Dentin liegt frei.

Es kann ein positiver Sensibilitätstest sowie ein negativer Perkussionstest erhoben werden, die Röntgenaufnahme weist meist eine tiefe Karies oder eine alte Füllung mit Sekundärkaries auf, röntgenographisch ist der Zahn periapikal unauffällig.

Die **exspektative Reaktionsdiagnostik** verfolgt das Ziel, den Zahn vital zu erhalten bei gleichzeitiger Schmerzausschaltung.

Therapeutisch werden deshalb alle alten Füllungen und die gesamte Karies vollständig ausgeräumt, keinesfalls darf Restkaries belassen werden. Erst dadurch ist eine weitere Irritation der Pulpa ausgeschlossen.

Um ein Rückbilden klinischer Schmerzsymptome abzuwarten, ist ein zurückhaltendes Verhalten indiziert. Die Kavität wird mit sehr eugenolarmen Zinkoxid-Eugenol ohne Zusätze abgedeckt, ein manuell angemischter Glasionomerzement mit geringerem Flüssigkeitszusatz kann ebenfalls eingesetzt werden.

Eine Kompositrestauration mit „total bonding" ist ebenso kontraindiziert wie ein Dentinbonding oder Phosphatzemente.

Nach frühestens 48 Stunden ohne Schmerzsymptomatik kann eine **definitive Füllungstherapie** mit einer biologisch neutralen Unterfüllung und definitiver Deckfüllung erfolgen.

Eine direkte Überkappung oder gar Vitalamputation ist bei Schmerzen kontraindiziert, sondern hat wenn überhaupt nur einen temporären Charakter.

Bei Persistenz oder Verstärkung der Schmerzsymptomatik liegt ein **irreversible Pulpitis** vor. In diesem Fall muss der Wurzelkanal aufbereitet und später abgefüllt werden.

Falldarstellung

A Schmerzen in der Oberkiefer-Frontzahnregion seit Applikation der Kompositfüllungen vor ca. 4 Monaten. Die Füllungen ließen sich mit einer Sonde abhebeln, deutlich sichtbar ist Karies, die nicht vollständig entfernt wurde. Die Karies wurde vollständig exkaviert und die Kavitäten anschließend mit sehr eugenolarm angemischtem Zinkoxid-Eugenol abgedeckt.

B Die Zähne waren nicht klopfempfindlich. Im Röntgenbild zeigte der seitliche Schneidezahn jedoch eine geringe Verbreiterung des Parodontalspaltes.

C Bereits am nächsten Morgen war die Patientin mit einer deutlichen Schwellung in der rechten Infraorbitalgegend wieder in der Praxis, die einen Misserfolg der exspektativen Pulpitisdiagnostik andeutete. Eine Vitalerhaltung ist nicht mehr angezeigt.

D Es musste inzidiert werden und Pus entleerte sich. Die Patientin war am folgenden Tag beschwerdefrei.

E 2 Tage später wurden alle 3 Wurzelkanäle aufbereitet und eine Calciumhydroxid-Einlage locker einrotiert.

F 3 Wochen später erfolgte bei Symptomlosigkeit die Wurzelkanalfüllung.

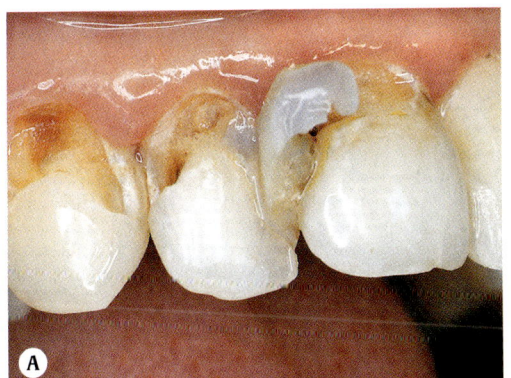

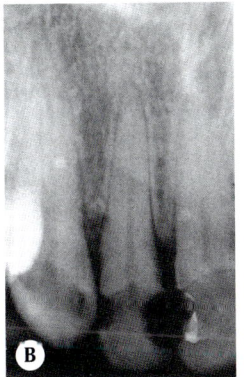

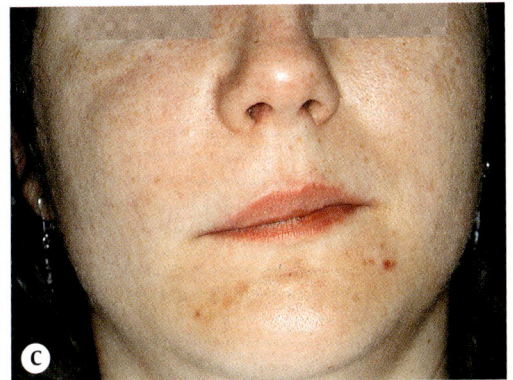

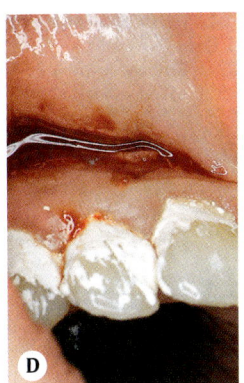

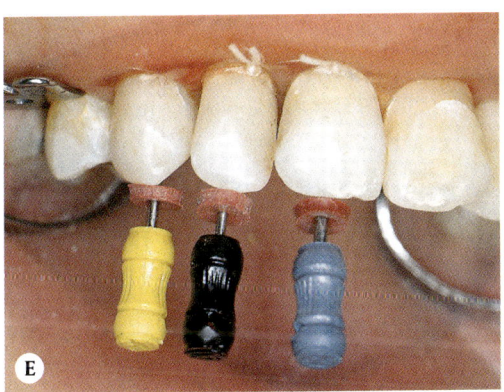

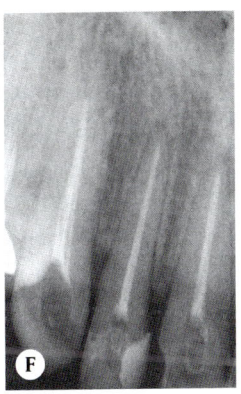

Schmerz ist nach Definition der Internationalen Gesellschaft zum Studium des Schmerzes (IASP) ein unangenehmes Sinnes- und Gefühlserlebnis, das mit aktueller oder potenzieller Gewebeschädigung verbunden ist. Ein **akuter Schmerz** tritt im Rahmen eines akuten Ereignisses auf. Von einem **chronischen Schmerz** spricht man je nach Definition bei einer ununterbrochenen Schmerzdauer von 3–6 Monaten und Beeinträchtigungen auf kognitiv-emotionaler Ebene durch Störung von Befindlichkeit, Stimmung, auf sozialer Ebene sowie auf physiologisch-organischer Ebene durch Funktionseinschränkung. Die Unterscheidung in chronischen und akuten Schmerz ist zwar eine gebräuchliche klinische Einteilung, basiert aber auf eher vagen zeitlichen Kriterien. Eine Abgrenzung von akut und chronisch ist in der Praxis schwer zu ziehen.

Beim Übergang vom akuten zum chronischen Schmerz kommt es durch Freisetzung von Prostaglandinen und Neuropeptiden zur Erniedrigung der Erregbarkeitsschwelle, einer Erhöhung der neuronalen Entladungen und zur Entwicklung von Spontanaktivität. Es kommt zur Rekrutierung bislang stummer nozizeptiver Afferenzen. Auch eine Sensibilisierung von zentralen Neuronen mit Vergrößerung der rezeptiven Felder bei Verlust inhibitorischer Mechanismen wird diskutiert.

Die Zahnpulpa wird afferent von dünn myelinisierten A_δ- und unmyelinisierten C-Fasern innerviert, beide sind für die Weiterleitung von Schmerz verantwortlich. Erstere sollen einen umschriebenen und hellen Schmerz, letztere eine dumpfe, schlecht lokalisierbare Schmerzempfindung vermitteln. Die afferenten C-Fasern scheinen überwiegend durch Temperaturen oberhalb von 43°C aktiviert zu werden, während A_δ-Fasern auf mechanische und osmotische Reize ansprechen sollen.

3 Theorien der Entstehung von Dentinschmerz werden diskutiert: 1. die hydrodynamische Theorie mit einer Flüssigkeitsbewegung innerhalb der Dentinkanälchen, 2. die direkte Nervenstimulation sowie 3. Odontoblasten mit Rezeptorfunktion und synaptischer Übertragung.

Bei der **hydrodynamischen Theorie** geht man von einem Flüssigkeitsstrom in den Dentinkanälchen aus, ausgelöst durch chemische, osmotische oder physikalische Reize.

Anschließend überträgt sich diese Bewegung auf Odontoblastenfortsätze und dies führt nachfolgend zur Erregung freier Nervenendigungen (bislang nicht eindeutig nachgewiesen).

Sensible Nervenendigungen sollen im Entzündungsbereich durch intrapulpale Druckerhöhung, pH-Wert-Verschiebung, durch freigesetzte Prostaglandine und andere Entzündungsmediatoren sowie durch Zerfallsprodukte stimuliert werden. Dieser Vorgang wird durch die Freisetzung von Neuropeptiden aus Nervenfasern verstärkt, wodurch tolerierbare Reize als schmerzhaft empfunden werden.

Dem Dentinschmerz liegt aber wahrscheinlich eine **direkte Reizung freier Nervenendigungen** zugrunde. Kürzlich veröffentlichte elektronenmikroskopische Untersuchungen wiesen nichtmyelinisierte Nervenfasern angrenzend an Odontoblastenfortsätze direkt an der Schmelz-Dentin-Grenze nach.

Für die Zuordnung pulpitischer Schmerzen ist die Einteilung nach reizabhängiger und spontaner Schmerzsymptomatik bedeutungsvoll. Spontan- oder Dauerschmerz lässt auf eine fortgeschrittene Entzündung im Endodont schließen, wodurch eine reversible Pulpitis meist ausgeschlossen werden kann. Nur ein reizabhängiger und die reizauslösende Ursache nicht lang überdauernder Schmerz lässt Maßnahmen zur Vitalerhaltung (z. B. exspektative Reaktionsdiagnostik) sinnvoll erscheinen.

Dentinschmerz

Derzeit werden 3 Theorien diskutiert:

- Am bekanntesten ist die von Brännström entwickelte *hydrodynamische Theorie* (im Bild unten rechts) mit einer Flüssigkeitsbewegung innerhalb von Dentinkanälchen.

- Dagegen favorisiert die Arbeitsgruppe um R. M. Frank eine *direkte Nervenstimulation* an der Schmelz-Dentin-Grenze (unten links). Nach spezieller Fixierung mit flüssigem Stickstoff konnten sie unmyelinisierte Nervenfasern in Kontakt zu Odontoblastenfortsätzen an der Schmelz-Dentin-Grenze nachweisen.

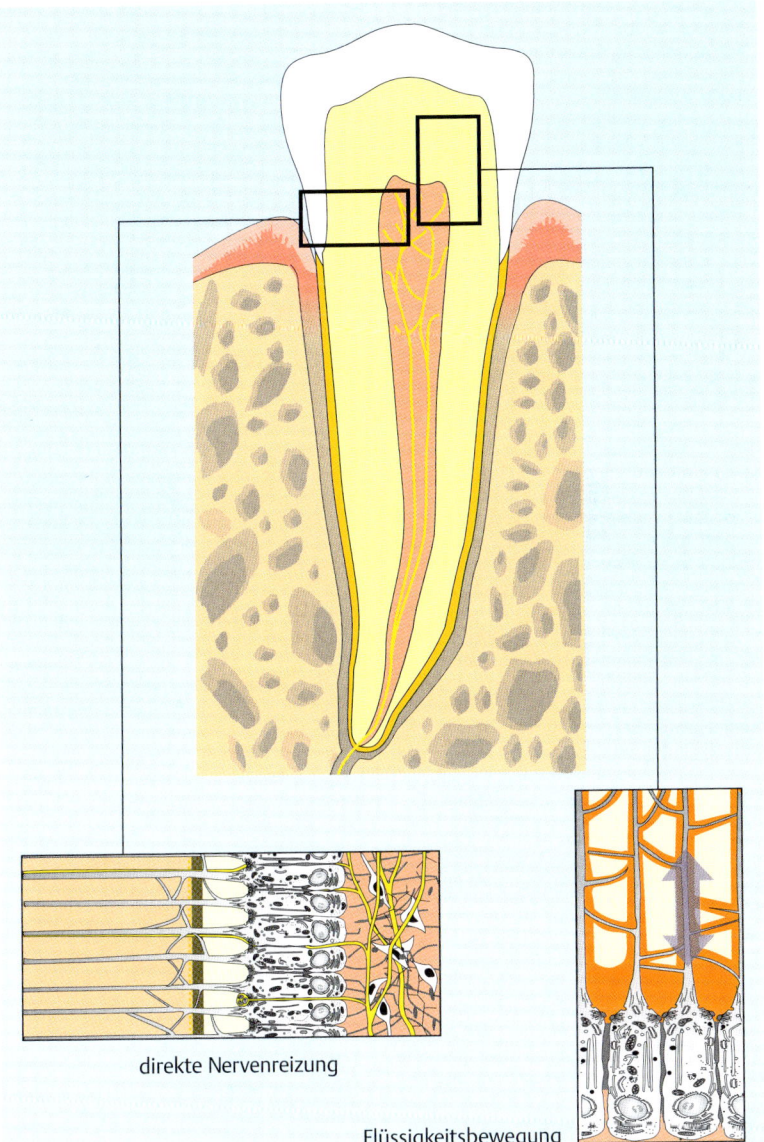

direkte Nervenreizung

Flüssigkeitsbewegung

Der **Anamnese und Befunderhebung** muss bei der **Lokalisation des erkrankten Zahns** besondere Aufmerksamkeit gewidmet werden. Einige wichtige Fragen müssen dem Patienten gestellt werden: Wann und wobei trat der Schmerz auf, wie lang dauerte er an, was hat ihn ausgelöst oder tritt er spontan auf und welcher Zahn ist betroffen?

Sehr häufig kann der Patient jedoch den Zahn nicht exakt lokalisieren, von dem die Schmerzen ausgehen. Meist wird lediglich die Seite angegeben, häufig jedoch ohne zu wissen, ob die Schmerzen eindeutig vom Oberoder vom Unterkiefer ausgehen.

Neben der **klinischen Inspektion extra- und intraoral** sind Sensibilitätstest und Perkussionsprüfung wichtige Untersuchungsschritte zur Identifizierung des betreffenden Zahns. Für die **Sensibilitätsprüfung** stehen elektrische und thermische Tests zur Verfügung (vgl. S. **34**). Aber auch hier können falsch positive Ergebnisse zum falschen Zahn führen. Eine **falsch positive Reaktion** kann auftreten bei der Reizung parodontaler Rezeptoren, durch die Reizung des Nachbarzahns bei in Kontakt stehenden benachbarten metallischen Füllungen sowie durch falsche Angaben des (aufgeregten) Patienten. **Falsch negative Ergebnisse** treten bei überkronten Zähnen auf, bei einer feuchten Zahnoberfläche im elektrischen Test, bei Milchzähnen oder Zähnen mit nicht abgeschlossenem Wurzelwachstum sowie bei traumatisierten Zähnen.

Die Angabe von Reizschwellen bei einigen elektrischen Sensibilitätstests ist ohne diagnostische Bedeutung. Bei sehr hohen Werten ist jedoch eine zusätzliche thermische Prüfung angezeigt. Diese sollte durch CO_2-Schnee erfolgen. Mögliche Fehlerquellen sollen bei diesem Test geringer sein als im elektrischen Sensibilitätstest. Der Hitzetest mit erwärmter Guttapercha ist nicht zur Routine zu empfehlen, da beim gesunden Zahn irreversible Pulpaschädigungen auftreten können. Zur besseren Lokalisation des Zahns kann erwärmte Guttapercha hilfreich sein, da pulpitische Zähne auf Wärme verfrüht reagieren können.

Bei einer weiteren Methode zur Lokalisation des schuldigen Zahns isoliert man jeden Zahn eines Quadranten beim Sensibilitätstest mit Kofferdam. Häufig muss nach dem Kältereiz einige Zeit gewartet werden, bevor der nächste Zahn getestet wird.

Der **Perkussionstest** kann unterstützend bei periapikaler Beteiligung den richtigen Zahn lokalisieren helfen. Positiv reagiert der Zahn außer bei apikaler Parodontitis auch bei desmodontalem Trauma, Parodontalabszess, Infraktion oder Fraktur. Reagieren mehrere Oberkieferzähne positiv auf den Perkussionstest, kann auch eine Sinusitis maxillaris verantwortlich sein.

Perkussions- und Sensibilitätstests dürfen nicht am Einzelzahn durchgeführt werden, sondern **nur im Vergleich zu den Nachbarzähnen**.

Lässt sich der erkrankte Zahn durch die bisherigen Untersuchungen nicht sicher lokalisieren, kann er durch eine **diagnostische Lokalanästhesie** möglicherweise identifiziert werden. Soll zwischen Ober- und Unterkiefer differenziert werden, muss eine Leitungsanästhesie des betreffenden Nervenasts erfolgen. Bei der Differenzierung einzelner Nachbarzähne kann die intraligamentäre Anästhesie hilfreich sein. Hierbei werden die Beschwerden zwar meistens nur reduziert, dies ermöglicht aber meist, die Schmerzursache weiter einzugrenzen.

Nichtlokalisierbare pulpitische Beschwerden stellen den Zahnarzt vor die schwierigste diagnostische Aufgabe. Wenn das Röntgenbild nicht zur weiteren Klärung beiträgt, kann auch eine abwartende Haltung angezeigt sein, bis die Symptome sich auf einen Zahn konzentrieren.

Falldarstellung

A Trotz Wurzelkanalbehandlung am 1. Molaren mit 4 Wurzelkanälen waren die bereits vor Behandlungsbeginn vorhandenen starken Schmerzen nicht rückläufig.

B Trotz Revision und einer Ledermixeinlage persistierten die Schmerzen.

C Auch nach Calxyleinlage waren die Schmerzen nicht rückläufig.

D Erst die Aufbereitung des 2. Molaren führte zur Schmerzfreiheit.

E/F Nach Calxyleinlage konnten die Kanäle bei Symptomlosigkeit abgefüllt werden.

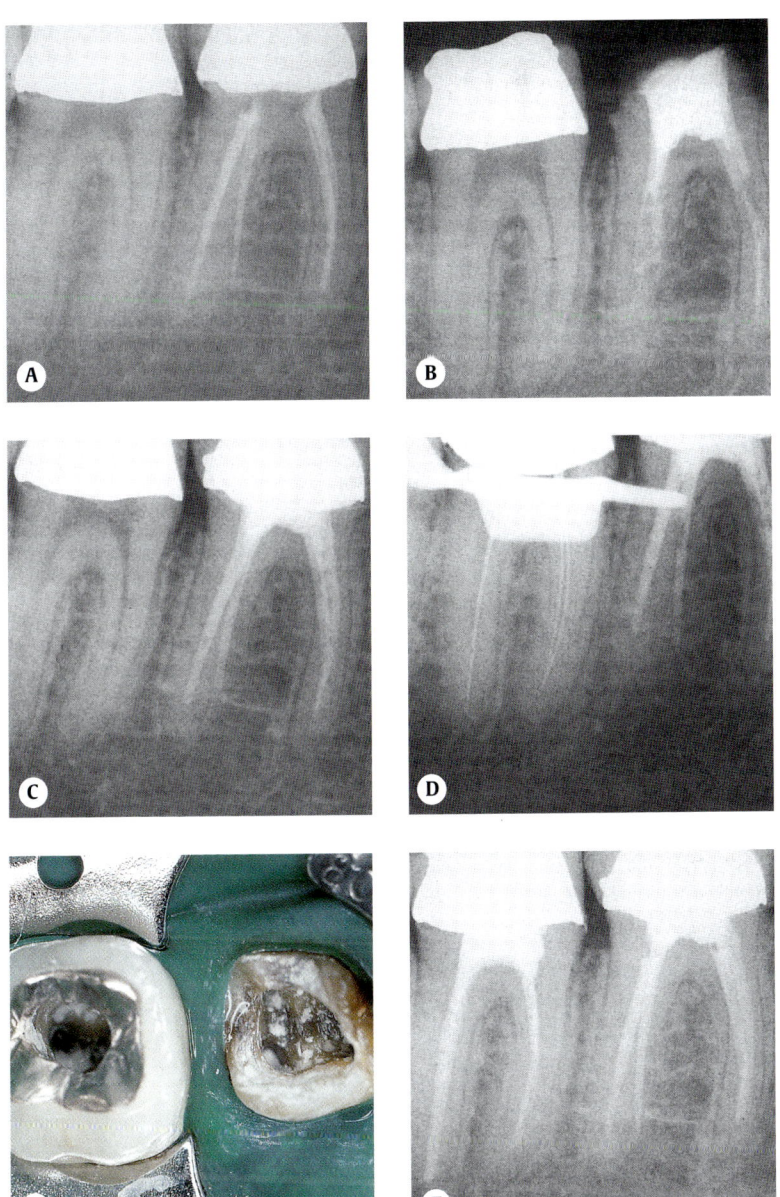

Übersehene Hauptkanäle oder apikale Ramifikationen sind meist Ursache endodontischer Misserfolge.

Untere Schneidezähne haben in ca. 40 % 2 Wurzelkanäle, bei nur 1 % findet man aber ein getrenntes apikales Foramen. Bei der Revision müssen orthoradiale und exzentrische Röntgenaufnahmen angefertigt werden, um anatomische Varianten besser darstellen zu können.

Ca. 84 % der 1. und ca. 58 % der 2. oberen Prämolaren weisen einen weiteren Wurzelkanal auf. Des Weiteren haben 8 % der 1. Prämolaren 3 oder mehr primäre Ramifikationen.

Aus der embryonalen Entwicklung heraus hat der mesiobukkale und der mesiopalatinale Wurzelkanal des oberen 1. Molaren ursprünglich einen Hauptkanal. Während der Entwicklung sind Ansätze zur Invagination und Einlagerung von Hartgewebe festzustellen, sodass der palatinale Anteil in der mesiobukkalen Wurzel kleiner ausgebildet wird und teilweise oder vollständig obliterieren kann.

Wahrscheinliche Ursache eines Misserfolgs bei oberen Molaren ist die unzureichende Instrumentation mit nichtbehandelten Kanälen und Foramina.

Untere Prämolaren weisen das komplizierteste Wurzelkanalsystem auf: Ca. 31 % der 1. und 11 % der 2. Prämolaren zeigen 2 primäre Ramifikationen, 3 % besitzen einen 3. Hauptkanal.

Die Wurzelkanäle müssen mit feinen, vorgebogenen Feilen der Größe 10 sondiert werden. Dazu wird die Feile entlang der Außenwand des bereits lokalisierten Kanals vorgeschoben, bis ein Widerstand bzw. eine Abzweigung spürbar ist. Durch leichte Drehbewegungen wird der zusätzliche Kanal vollständig erschlossen.

Sekundäre und tertiäre Ramifikationen als laterale oder akzessorische Kanäle sind Verzweigungen des Wurzelkanals, die im Parodontalspalt münden. Mehr als 20 % aller Frontzähne und 50 % der Seitenzähne besitzen zahlreiche Ramifikationen. Diese Verzweigungen sind kaum instrumentell erfassbar, aber durch ausreichende Spülung mit Natriumhypochlorit effektiv zu reinigen. Bei der Revision sind diese Ramifikationen meist durch Pasten oder Dentinspäne verschlossen, sodass die vollständige Geweberemoval nicht möglich ist.

Die Trepanationsöffnung muss einen ungehinderten Zugang und Einblick ins Pulpakavum ermöglichen. Die Trepanation sollte immer nach Anlegen von Kofferdam erfolgen. Es muss die gesamte Karies exkaviert und überstehende Zahnhartsubstanz möglichst abgetragen werden. Größe und Tiefe des Pulpakavums sollten mithilfe der Röntgenaufnahme abgemessen werden. Das Entfernen zervikaler Leisten ist zum Erkennen zusätzlicher Kanäle von besonderer Bedeutung. Gleichzeitig wird der Zugang zu gekrümmten Kanälen erleichtert. Werden diese zusätzlichen Kanäle nicht lokalisiert, können nach Abschluss der Aufbereitung postoperative Schmerzen auftreten mit Schwellungen oder gar Fistelbildung.

Falldarstellung

A Übersehener Kanal: Der obere 2. Prämolar weist nach Trepanation einen aufbereiteten und abgefüllten Wurzelkanal sowie einen 2. nicht gefundenen und instrumentierten Kanal auf. Der Patient klagte seit der 1. endodontischen Behandlung über spontan auftretende starke Beschwerden, die den behandelnden Zahnarzt aber nicht zur Revision veranlassten.

B Im diagnostischen Röntgenbild erkennt man eine periapikale Aufhellung bei einer scheinbar erfolgreichen Wurzelkanalfüllung, die allerdings die apikale Krümmung des Wurzelkanals nicht erfasst hatte.

C Der 2. Wurzelkanal wird vollständig bis zur apikalen Konstriktion aufbereitet, die Wurzelkanalfüllung des 1. Kanals wegen der röntgenographisch guten Adaptation belassen.

D 3 Monate nach der Calxyl-Zwischeneinlage wird diese herausgespült und anschließend der 2. Wurzelkanal mit Guttapercha verschlossen. Ein beginnende Regeneration der periapikalen Aufhellung ist sichtbar.

E Nach weiteren 2 Monaten wird die Zahnkrone wieder aufgebaut. In die Wurzelkanäle werden 2 Aufbauschrauben eingesetzt.

F 1 Jahr nach der Revision ist die periapikale Aufhellung vollständig rückläufig und der Zahn mit einer Krone versorgt.

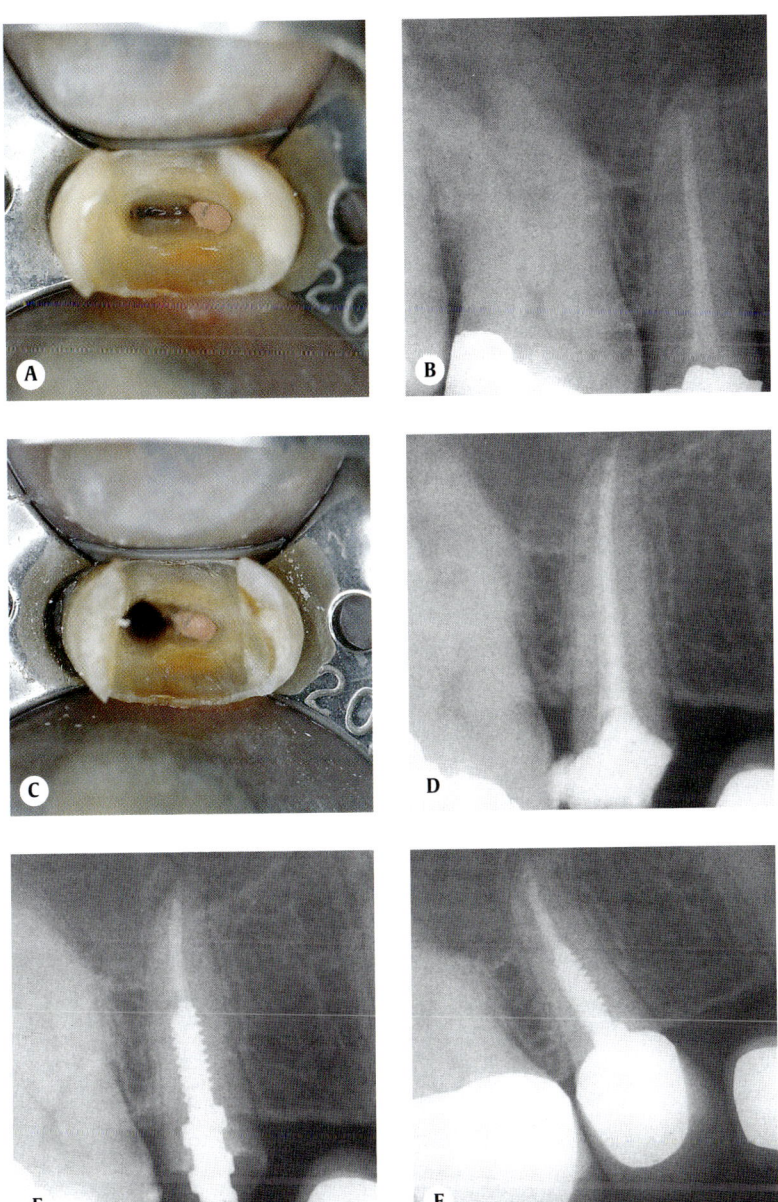

Kroneninfraktionen traten zwar sehr häufig auf und erscheinen als Linien innerhalb der Schmelzsubstanz, die diese jedoch normalerweise nicht überschreiten. Infraktionen sind meist der einzige Anhaltspunkt für ein Zahntrauma, können aber auch mit anderen Verletzungen, z. B. Luxationen, verbunden sein.

Normalerweise erfordern reine Kroneninfraktionen **keine Behandlung**. Aufgrund der häufig auftretenden Begleitverletzungen des Zahnhalteapparats sollten jedoch **Sensibilitätstests** eine mögliche Pulpaschädigung ausschließen.

Infraktionen in Seitenzähnen sind unvollständige Frakturen, die in restaurierten, aber auch in unversorgten Zähnen auftreten. Sie verlaufen **vertikal**, ein horizontaler Verlauf ist eher selten. Die vertikalen Infraktionen durchlaufen die Seitenzahnkrone in mesiodistaler Richtung und können eine oder beide Approximalseiten mitbetreffen.

Am häufigsten treten Kroneninfraktionen bei unteren 1. Molaren und Oberkiefer-Prämolaren auf.

Begünstigend wirken alle Faktoren, die die Stabilität des Zahns herabsetzen wie Parafunktionen, mastikatorische Traumata, ausgedehnte Karies, parapulpäre Stiftverankerungen und schlecht gestaltete Kavitäten.

Die **klinische Symptomatik** ist von der Tiefe der Infraktion abhängig. Bei oberflächlichen Infraktionen sind Schmerzen eher selten. Häufig wird ein Kauschmerz angegeben, der vor allem bei Entlastung des Zahns auftritt. Tiefe Infraktionen, die das Pulpagewebe erreicht haben, weisen Zeichen einer akuten irreversiblen Pulpitis auf. Die Kroneninfraktion ist nicht mit einem bestimmten Leitsymptom, sondern mit einer Vielzahl von Beschwerden verknüpft.

Zunächst wird die betroffene Region mit Lupe, Kaltlicht sowie elektrischem Kariesmeter sorgfältig inspiziert. Im Zweifelsfall wird die Okklusalregion mit Methylenblau angefärbt. Diese Techniken erlauben aber keine exakte Aussage über Ausmaß, Tiefe und Verlauf der Infraktion. Nach Ausschluss anderer Ursachen sollte der Patient mehrmals schnell die Zahnreihen schließen. **Entlastungsschmerz** spricht für eine unvollständige Vertikalfraktur.

Nach einem Zahntrauma ohne Verlust von Zahnhartsubstanz sind Farbveränderungen,

Zahnbeweglichkeit und Luxation zu beurteilen sowie ein thermischer und elektrischer Sensibilitätstest durchzuführen. Kurz nach dem Trauma kann sich die Zahnfarbe verändern und der Sensibilitätstest kann negativ sein. Allmählich nähert sich Farbe und Sensibilität oft wieder dem normalen Zustand. In diesen Fällen ist keine Behandlung angezeigt. Der Patient muss halbjährlich untersucht werden, weil es zur Kalzifikation des Wurzelkanals kommen kann.

Bei Schmerzen nach Infraktionen muss an eine tiefe Infraktion gedacht werden, die ins Dentin vorgedrungen ist und das Pulpagewebe erreicht hat. Erste therapeutische Maßnahme ist die **Stabilisierung der Krone**, im Seitenzahnbereich durch Stahl- oder Kupferband, im Frontzahnbereich durch eine adhäsive Füllung oder eine provisorische Krone.

Bei pulpitischen Beschwerden wird der Zahn trepaniert und wurzelkanalbehandelt. Die Wurzelkanäle sollten nicht exzessiv erweitert werden. Ist der Zahn nach Zwischeneinlage symptomlos, werden die Kanäle mit thermoplastischer Guttapercha gefüllt. Komplikationen nach Wurzelkanalbehandlung treten unabhängig von der verwendeten Techniken jedoch nicht auf.

Adhäsive Zemente und Kompositmaterialien versiegeln anschließend koronale Teile des Zahns. Die definitive Versorgung erfolgt mit Onlay oder Krone.

Falldarstellung

A Der schmerzende, überkronte untere 2. Molar zeigt im Röntgenbild eine periapikale Aufhellung.

B Nachdem Krone und Karies entfernt wurden, zeigt sich am Kavitätenboden eine Fraktur.

C Es handelt sich um eine Infraktionslinie.

D Die distale Perforation wurde verschlossen, die Wurzelkanäle instrumentiert und gespült. Mit dem Op-Mikroskop erkennt man die Frakturlinie.

E Die Wurzelkanäle werden vorsichtig mit thermoplastischer Guttapercha gefüllt.

F Röntgenkontrolle der Wurzelkanalfüllung.

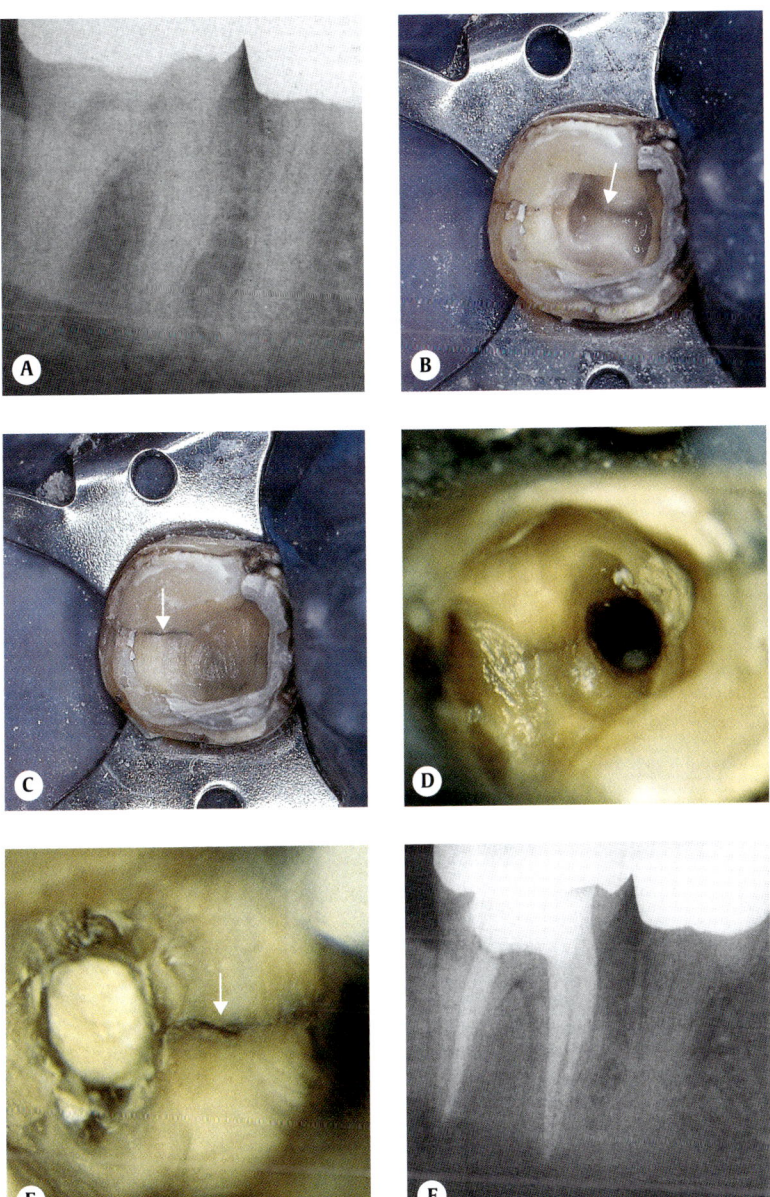

Zahnverletzungen müssen immer als **Notfall** betrachtet werden. Pulpanekrosen treten auf bei (Prozentsatz der untersuchten Fälle):

- Schmelzfrakturen   1%
- Schmelz-Dentin-Frakturen   3%
- komplizierte Kronenfrakturen
  mit Pulpaexposition   4%
- Wurzelfrakturen   20%
- laterale Luxation   58%
- Intrusion   85%.

Extraalveoläre Kronenfrakturen untergliedert man in **unkomplizierte ohne Pulpafreilegung** und **komplizierte Frakturen mit Pulpaexposition**. Die Behandlung richtet sich nach dem Entwicklungsstadium der Zahnwurzel und der zu erwartenden Pulpareaktion. Je nach Ausdehnung der Frakturstelle wird diese mit Komposit (total bonding) verschlossen und aufgebaut. Röntgenkontrollen nach 6 Monaten und später in jährlichem Abstand machen pathologische Mineralisationen und periapikale Läsionen sichtbar, die einen endodontischen Eingriff nach sich ziehen.

Bei der **komplizierten Kronenfraktur** kommt es nach Dentinabsprengung zur Freilegung des Pulpagewebes. Die Notversorgung erfolgt je nach Ausmaß durch direkte Überkappung oder Vitalamputation. Eine spätere Wurzelkanalbehandlung ist empfehlenswert. Die direkte Überkappung wies dabei eine Erfolgsquote von 90 % mit Bildung einer Hartgewebebrücke auf – bei unvollständig ausgebildeter Wurzel fiel sie mit 94 % besser aus als bei abgeschlossenem Wurzelwachstum (88 %).

Eine Amputation 2 mm unterhalb der Eröffnung war bei jugendlichen Zähnen in über 90 % erfolgreich, unabhängig von Lokalisation und Größe der Freilegung sowie Zeitpunkt der Behandlung.

Bei komplizierter Kronenfraktur führt die unbehandelte Eröffnung der Pulpa langfristig zur Nekrose. Das **Entwicklungsstadium** ist für die Auswahl der Therapievariante von entscheidender Bedeutung. Die eröffnete Pulpa jugendlicher Zähne mit unvollständigem Wurzelwachstum soll erhalten und bei Zähnen mit abgeschlossener Wurzelbildung entfernt werden.

Fehlen Symptome und röntgenographische periapikale Reaktion bei fortschreitendem Wurzelwachstum, ist von einem Behandlungserfolg auszugehen. $1/4$ der traumatisch geschädigten Zähne können aber innerhalb von 4 Jahren eine Obliteration des Wurzelkanals entwickeln, weshalb die endodontische Therapie auch bei klinischer Symptomlosigkeit rechtzeitig eingeleitet werden sollte.

Eine verzögerte Versorgung der initialen Pulpafreilegung mehr als 1 Monat nach Trauma bewirkt in 100 % der betroffenen Zähne eine Nekrose des Pulpagewebes. Zudem entwickelt sich eine apikale Parodontitis. Auch bei Schmelz-Dentin-Frakturen ohne Pulpaeröffnung tritt in über 50 % eine Gewebenekrose auf und in etwa 7 % bereits eine externe Wurzelresorption.

Treten nach Versorgung der Kronenfraktur durch Kompositaufbau Schmerzen auf, muss die Pulpa exstirpiert werden, die Füllung kann in der gleichen Sitzung erfolgen. Ist es im Lauf der Zeit zur Nekrose und apikalen Parodontitis gekommen, muss der Kanal aufbereitet und immer eine Zwischeneinlage mit Calciumhydroxid eingebracht werden.

Falldarstellung

A Oberer Frontzahn nach Sturzverletzung bei 13-jährigem Patienten ohne Freilegung der Pulpa. In einem Zeitraum von 7 Tagen wurde der Zahn nicht versorgt. Es entwickelte sich eine akute, irreversible Pulpitis.

B Im Röntgenbild war keine periapikale Läsion sichtbar, das apikale Foramen war noch weit offen und der Zahn reagierte nicht im Sensibilitätstest.

C Unter Infiltrationsanästhesie wurde die Pulpa exstirpiert und der Wurzelkanal vorsichtig unter reichlicher Spülung mit 5 %igem Natriumhypochlorit aufbereitet.

D Im Röntgenmessbild wurde die Arbeitslänge so eingestellt, dass bis etwa 1 mm vor dem apikalen Foramen instrumentiert wurde.

E Nach 2 Wochen wurde die lockere Calxyleinlage mit einer K-Feile entfernt und anschließend Calciumhydroxid fest eingestopft.

F Nach 1 Jahr ist ein weiteres Wurzelwachstum festzustellen, der Guttapercha-Hauptstift wird sorgfältig eingemessen.

G/H Füllung des Wurzelkanals und anschließende Röntgenkontrolle.

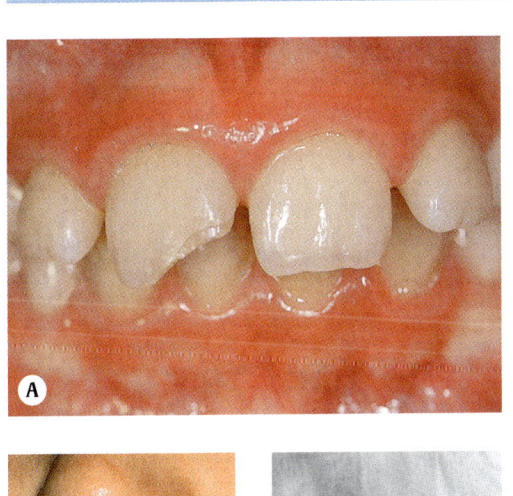

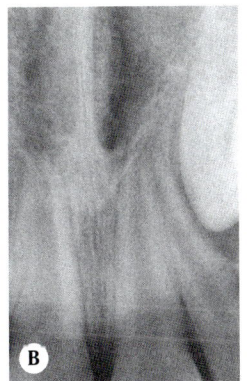

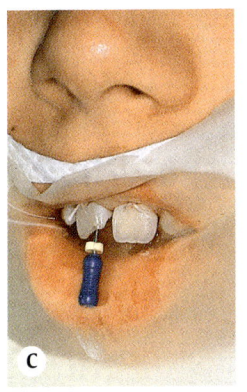

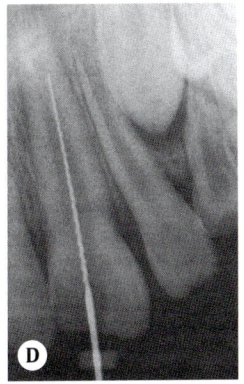

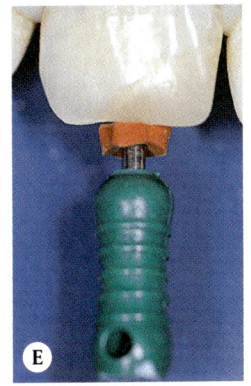

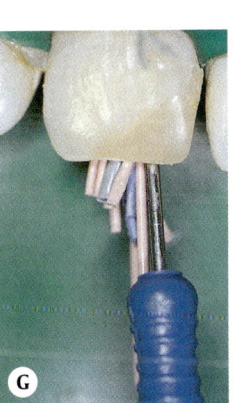

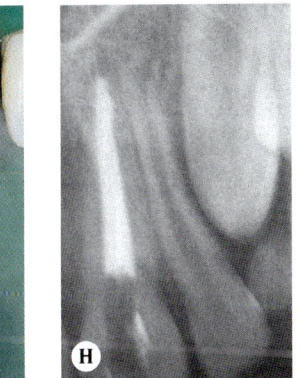

Wurzelfrakturen sind kombinierte Verletzungen von Dentin, Zement, Pulpa und parodontalem Gewebe. Frakturen im apikalen und mittleren Drittel verlaufen meist schräg. Die frontal auftreffende Kraft bewegt das koronale Fragment nach palatinal und geringfügig aus der Alveole heraus.

Wurzelfrakturen sind meist mit anderen Zahnverletzungen assoziiert: Häufig tritt eine Fraktur des Alveolarfortsatzes auf. Bei der klinischen Untersuchung imponiert meist eine **Extrusion** des Zahns, häufig mit Verlagerung nach lingual (palatinal).

Im **Röntgenbild** sollte ein Nachweis der schräg verlaufenden Fraktur problemlos gelingen. Jedoch müssen 2 zusätzliche Aufnahmen mit einer Abweichung von wenigstens 15˚ von der Frakturebene angefertigt werden. Die Fraktur kann im mittleren oder apikalen Wurzeldrittel auftreten. Üblicherweise ist eine einzelne quer verlaufende Linie auf dem Röntgenbild erkennbar. Es können aber auch multiple Frakturen auftreten bzw. kann eine ellipsoide Frakturlinie eine multiple Fraktur vortäuschen.

4 **Heilungsvorgänge** bei Wurzelfrakturen werden diskutiert:
- Heilung mit kalzifiziertem Gewebe: Ein Kallus aus Hartgewebe vereinigt die Fraktur.
- Interposition von Bindegewebe zwischen den Fragmenten, oft partielle oder vollständige Obliteration des Wurzelkanals.
- Interposition von Knochen und Bindegewebe mit normalem Desmodont um die Fragmente
- Entzündetes Granulationsgewebe tritt auf.

Eine **stabile Fixierung** ist Grundlage des Behandlungserfolgs. Frakturen im mittleren Wurzeldrittel ohne Dislokation des kronentragenden Fragments werden für 6–8 Wochen geschient. Bei Jugendlichen ist eine Vitalerhaltung der Pulpa möglich. Dies führt bei ausreichender Fixation des Zahns zu einer bindegewebigen, teils mineralisierten Bruchspalt-Überbrückung. Der Zahn muss röntgenographisch und mittels Sensibilitätstests kontrolliert werden, um eine Pulpanekrose frühzeitig festzustellen.

Bei Dislokation muss das kronentragende Fragment reponiert und geschient werden. Deuten im Röntgenbild Aufhellungen oder Re-

sorptionen auf eine Pulpanekrose hin, muss der Wurzelkanal aufbereitet und temporär mit Calciumhydroxid versorgt werden. Da das apikale Fragment meist vital ist, ist nur eine Wurzelkanalbehandlung des koronalen Fragments notwendig. Alternativ kann eine Stiftverbolzung beider Fragmente erfolgen. In Einzelfällen muss auch das apikale Fragment entfernt werden.

Eine vertikale, längsorientierte Wurzelfraktur erfasst Krone und Wurzel und schließt meist den Wurzelkanal mit ein. Begünstigende Faktoren sind eine Schwächung der Wurzelstruktur durch starke Kanalerweiterung sowie durch mechanisch ungünstig verankerte Schrauben- und Stiftaufbauten.

Die klinische Diagnose ist schwierig, da es für diese Wurzelfrakturen keine eindeutigen Symptome gibt. In 95 % kann parodontale Taschenbildung auftreten, dumpfe Schmerzsymptome finden sich in 66 %, Parodontalabszesse in 28 % und eine Fistel in 13 %. Weitere **klinische Zeichen** sind Knochendefekte, Eiterentleerung, Schwellung und Zahnlockerung.

Ziel der **Behandlung** ist die Eliminierung des Frakturspaltes, über den eine Kommunikation zur Mundhöhle hergestellt wird. Einwurzelige Zähne werden meist extrahiert, bei mehrwurzeligen Zähnen wird die betroffene Wurzel hemiseziert.

Falldarstellung

A Vertikale Wurzelfraktur der mesialen Wurzel 1 Woche nach Wurzelkanalinstrumentation.

B Klinisch ist die Krone frakturiert und das mesiale Segment mobil.

C Der distale Wurzelkanal wird aufbereitet und nach Zwischeneinlage abgefüllt.

D Die Krone wird auf Kosten der zu entfernenden Zahnhälfte bukkolingual durchtrennt.

E Nach der Hemisektion wird die mesiale Zahnhälfte vorsichtig extrahiert.

F Die Schraube wird spannungsfrei eingesetzt.

G Das fehlende Zahnsegment wird durch eine Brücke ersetzt.

H Röntgenkontrolle unmittelbar nach Einsetzen der Brückenrekonstruktion.

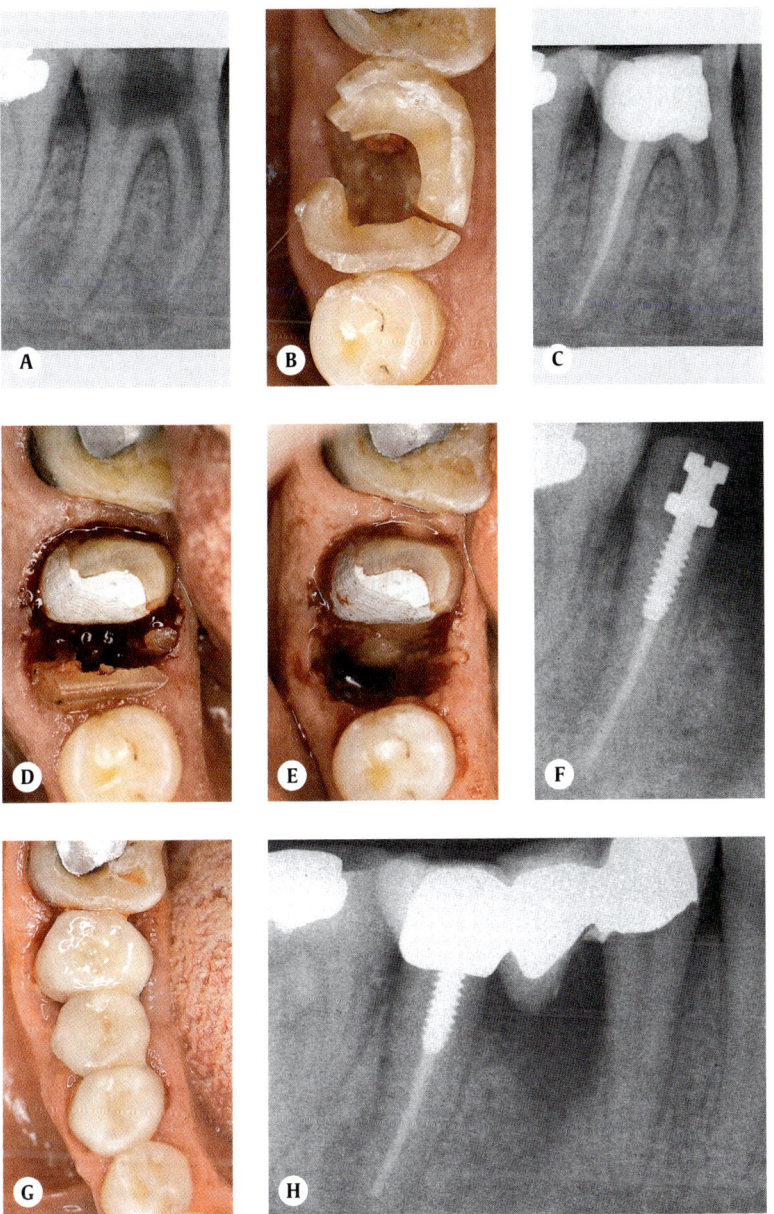

Unter direkter Überkappung versteht man das Abdecken der eröffneten Pulpa mit einem Wundverband, der das Pulpagewebe vor weiterer Schädigung schützt. Die während einer Präparation freigelegte Pulpa ohne Entzündung weist ein hohes Regenerationspozential auf. Mit einem sterilen Wattepellet muss die Blutung gestoppt werden, da ein Blutkoagulum zwischen Pulpa und Überkappungsmaterial die Heilungsrate etwa halbieren kann.

Der Zustand der Pulpa zum Zeitpunkt der Eröffnung ist für den Erfolg entscheidend. Eine **entzündungsfreie Pulpa** besitzt eine hohe **Regenerationspotenz**, die mit zunehmendem Entzündungsgrad abnimmt. Bei bakterieller Kontamination vor Überkappung wird diese in der Regel fehlschlagen. Allerdings ist es fraglich, ob sich klinisch immer eine richtige Diagnose des Entzündungsgrades der Pulpa stellen lässt. Voraussetzung für den Erfolg einer direkten Überkappung ist eine entzündungsfreie Pulpa.

Die Größe der Exposition scheint im Gegensatz zur Lage der Eröffnung offenbar von untergeordneter Bedeutung.

Klinische Untersuchungen weisen sehr unterschiedliche **Erfolgsraten der direkten Überkappung** auf, die von 97,8 % nach 1,5 Jahren auf 61,4 % nach 5 Jahren abfallen. In einer kürzlich erschienen Studie sank der klinisch-röntgenographische Erfolg von 37 % nach 5 Jahren auf nur noch 13 % nach 10 Jahren. Vergleichbare klinische Untersuchungen einer sofortigen Vitalexstirpation der freigelegten Pulpa zeigten eine deutlich höhere Erfolgsquote: So betrug die Erfolgsquote aller wurzelkanalbehandelter Zähne in der Privatpraxis von Rocke nach 5 Jahren 93 % und nach 10 Jahren 81 %. Dies spricht eindeutig für ein sofortiges endodontisches Vorgehen mit Exstirpation des Pulpagewebes und Kanalaufbereitung auch bei nur punktförmiger Freilegung des Pulpagewebes.

Einzige **Ausnahme** ist die freigelegte Pulpa bei noch **nicht abgeschlossenem Wurzelwachstum**. Die direkte Überkappung im bleibenden Zahn mit nicht abgeschlossenem Wurzelwachstum bedeutet das Abdecken der eröffneten Pulpa mit einem Wundverband, der die Bildung von neuem Hartgewebe induziert. Bei bakterieller Kontamination durch Karies oder durch Kontakt mit Speichel über

24 Stunden hinaus ist nicht mit einem Behandlungserfolg zu rechnen.

Die stärkste Ca^{2+}-Freisetzung und somit der größte induktive Reiz zur Hartgewebebildung geht von wässrigen Calciumhydroxid-Präparaten aus, jedoch wird das für eine Hartgewebebrücke erforderliche Calcium nicht von $Ca(OH)_2$, sondern von körpereigenem Gewebe zur Verfügung gestellt.

Unterhalb der $Ca(OH)_2$-induzierten 3-schichtigen Gewebenekrose findet eine Differenzierung sekundärer Odontoblasten statt und im günstigsten Fall bildet sich irreguläres ostoidähnliches Reizdentin.

Neuere Untersuchungen berichten über gute Ergebnisse nach Verwendung von mineralischem Trioxid (MTA), aber auch die Verwendung von Calcitonin, Kollagen, Zinkoxid-Eugenol (ZnOE) oder Dentinbonding und Komposit ist beschrieben worden.

Falldarstellung

A Sofort nach dem Eröffnen wird eine Blutstillung angestrebt.

B Die Karies hat die Pulpa noch nicht erreicht.

C Wässriges $Ca(OH)_2$ (z.B. Calxyl-rot) wird dünn aufgetragen und leicht mit einem sterilen Wattepellet aufgedrückt. Anschließend wartet man eine mögliche Sickerblutung ab. Ist diese sichtbar, muss das Überkappungsmittel abgespült und nach erneuter Blutstillung wiederaufgetragen werden. Überschüssiges Material wird vorsichtig mit einem Exkavator abgetragen, sodass nur die Eröffnungsstelle bedeckt ist.

D Die Überkappung darf nur im kariesfreien Dentin erfolgen.

E Calciumhydroxid wird mit Zinkoxid-Eugenol abgedeckt, anschließend wird Phosphat- oder Glasionomerzement und eine definitive Restauration aus Komposit appliziert.

F Gegenüber der regenerativ entzündeten Pulpa (5) mit zeitlich begrenztem Schaden findet sich Reizdentin (2), eine diffuse Mineralisation (3), osteoidähnliches Dentin (4) und die Nekrosezone (5). Das Calciumhydroxid (1) ist mit ZnOE abgedeckt, dieses wiederum mit einem Glasionomerzement und einer Kompositfüllung (total bonding).

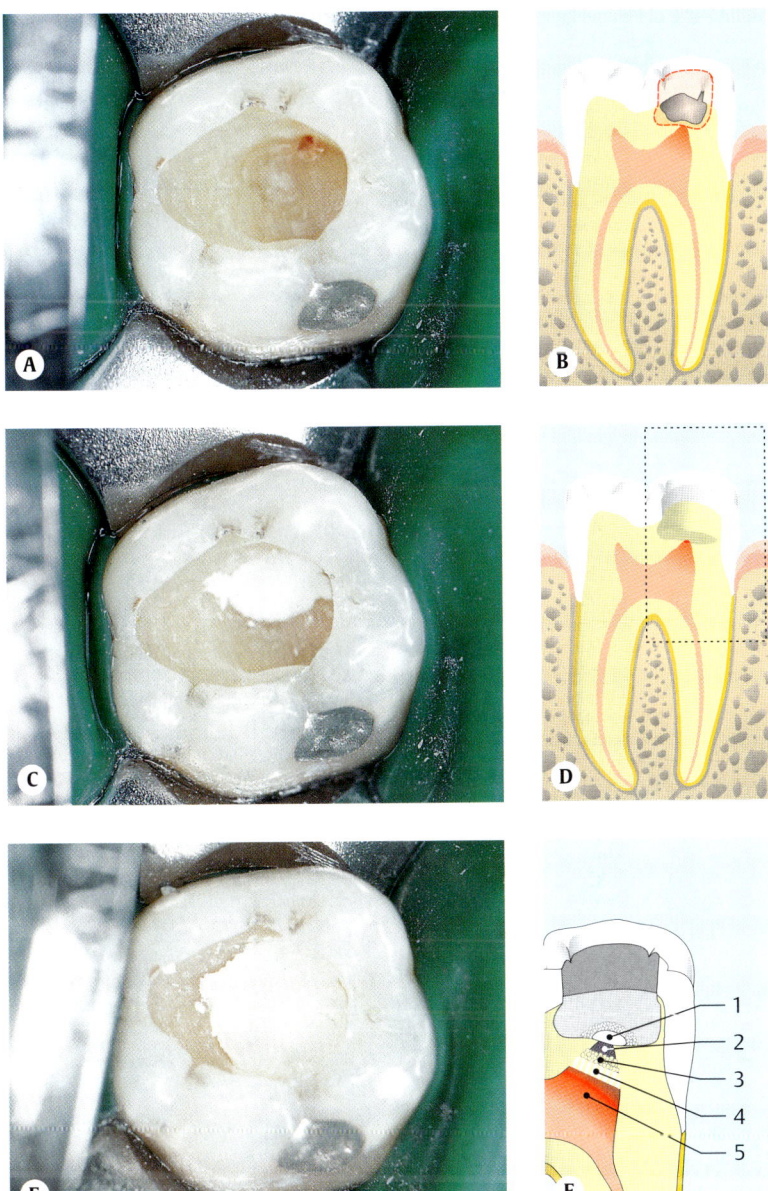

Indikation einer Pulpotomie am symptomlosen bleibenden Zahn mit nicht abgeschlossenem Wurzelwachstum ist eine breitflächige Eröffnung ohne oder mit einer auf die Kronenpulpa beschränkten Entzündung.

Ein Zeitraum von 48 Stunden von Eröffnung (z. B. Trauma) bis zur Versorgung sollte nicht überschritten werden.

Man unterscheidet eine **partielle Pulpotomie** mit teilweiser Entfernung der Kronenpulpa unter Belassung heilungsfähiger koronaler Pulpaabschnitte von einer **vollständigen Pulpotomie** mit Entfernen der gesamten Kronenpulpa. Voraussetzung für eine partielle Pulpotomie ist, dass nach Abtragen des Pulpagewebes die Blutung in einem Zeitraum von 5 min zum Stillstand gebracht werden kann. Bei anhaltender Blutung sollte die vollständige Amputation erfolgen.

Die Pulpaamputation hat **Interimscharakter**. Neben der Bildung einer Hartgewebebrücke kann es bereits nach 4 Monaten zur inselförmigen Ablagerung von Reizdentin kommen, die zur fast vollständigen Obliteration des Wurzelkanals führen kann. Nach Abschluss des Wurzelwachstums sollte demzufolge trotz Symptomlosigkeit eine Wurzelkanalbehandlung mit Exstirpation der Restpulpa erfolgen.

Ziel der Pulpotomie ist somit eine zeitlich begrenzte **Vitalerhaltung** der Wurzelkanalpulpa. Diese soll ein weiteres Wurzelwachstum mit Ausbildung einer apikalen Konstriktion gewährleisten.

Unter Anästhesie wird die Kronenpulpa mit einer hochtourig laufenden Diamantfräse ausgeräumt, das Kavum mit Kochsalzlösung gespült und ein steriles Wattepellet zur Blutstillung auf die Wurzelkanaleingänge gepresst. Ein Blutkoagulum zwischen Überkappungsmittel und Pulpastumpf verzögert bzw. verhindert die Bildung der Hartgewebebrücke.

Calciumhydroxid wird dünn aufgetragen, es wird auf Sickerblutung kontrolliert, anschließend auf eine Dicke von 2 mm ergänzt und mit einem IRM- und darüber mit einem Glasionomerzement abgedeckt.

Calciumhydroxid ist beim jugendlichen bleibenden Zahn **Überkappungsmittel** der Wahl. Eine Mischung mit Tricalciumphosphat (TCP) induziert eine Hartgewebebildung ohne die für reines Calciumhydroxid typische initiale Gewebedestruktion im angrenzenden Pulpagewebe. Der dichte koronale Verschluss scheint für den Erfolg ebenso wichtig zu sein.

In regelmäßigen 3- bis 6-monatigen Kontrollsitzungen wird der Therapieerfolg klinisch und das Wurzelwachstum röntgenographisch überprüft, Sensibilitätstests am amputierten Zahn sind wenig sinnvoll.

In einer klinischen Untersuchung an 37 bleibenden Zähnen gelang in 93,5 % der Fälle ohne klinische und röntgenographische Symptome ein Behandlungserfolg, doch auch für symptomatische Zähne mit periapikaler Läsion kann die Pulpotomie durchaus erfolgreich sein.

Im Milchgebiss ist die **Amputation** gegenüber der Überkappung eröffneten vitalen Gewebes vorzuziehen. Nach Entfernen der Kronenpulpa kann zur Blutstillung ein in Eisensulfat getränktes Wattepellet verwendet werden. Steht die Blutung nach Entfernen des Pellets, wird die Amputationsstelle mit einem Zinkoxid-Eugenol-Zement versorgt. Die weitere Versorgung erfolgt nach Abdeckung mit Glasionomerzement mit einer Kompositfüllung.

Falldarstellung

A Die Bissflügel-Röntgenaufnahme im linken Seitenzahngebiet eines 13-jährigen Mädchens zeigt an Zahn 36 approximal eine tiefe Karies.

B Während der Kariesexkavation ist es zur breitflächigen Eröffnung des Pulpagewebes gekommen. Als Interimslösung wird die koronale Pulpa exstirpiert.

C Mittels Röntgenbild wird zu Beginn der Behandlung das Wurzelwachstum bestimmt. Ist das Wachstum weit fortgeschritten, ist die Pulpotomie als kurzfristige Lösung bis zum vollständigen Abschluss der Wurzelbildung anzusehen.

D Mit einer hochtourig laufenden Diamantfräse wird die Kronenpulpa bis in Höhe der Kanaleingänge abgesetzt.

E Blutstillung mit sterilem Wattepellett.

F Calciumhydroxid in wässriger Suspension wird dünn auf die Pulpastümpfe aufgetragen und anschließend visuell auf Sickerblutung kontrolliert. Danach wird es auf eine Dicke von 1–2 mm ergänzt und der Zahn koronal dicht verschlossen.

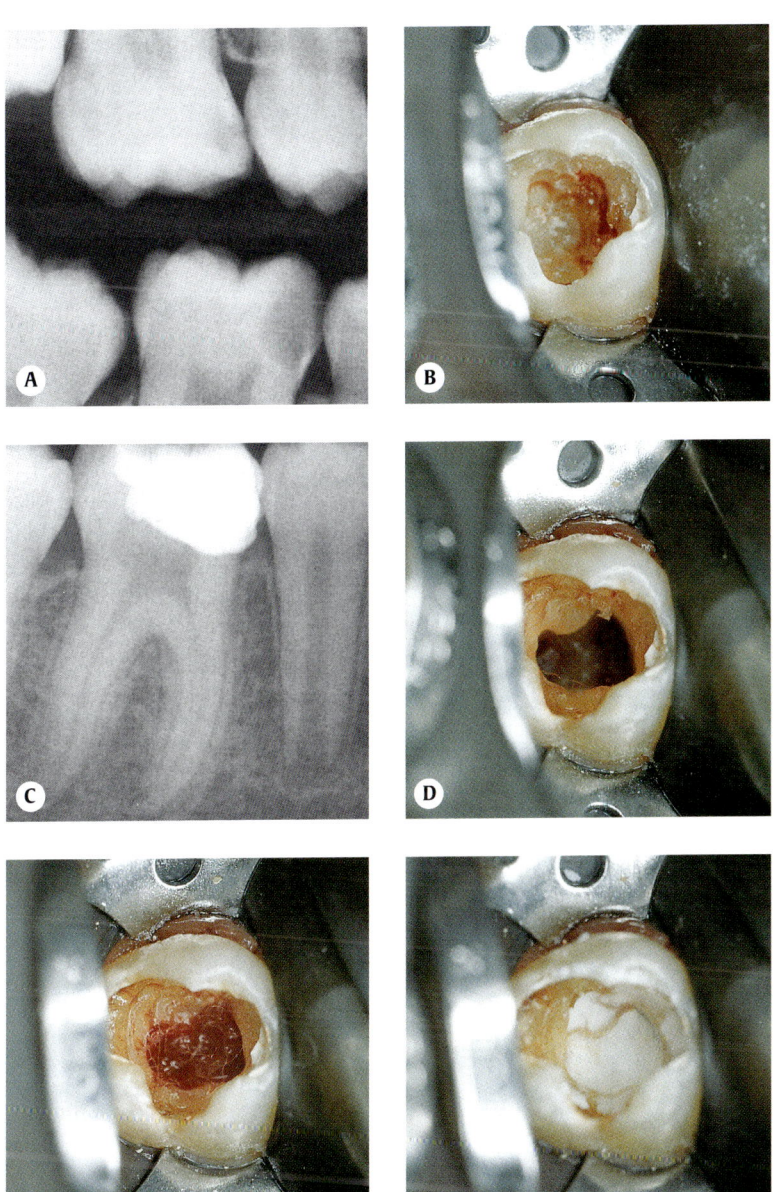

Diagnose und Therapie schmerzhafter Pulpaerkrankungen stellen den Zahnarzt im Praxisalltag vor Probleme, da diese Patienten den zeitlichen Ablauf nicht unwesentlich beeinflussen und durcheinander bringen können. Auch ist der Zahnarzt oft mit einer Anamnese und einem Befund konfrontiert, der eine zweifelsfreie Zuordnung zu einem Entzündungszustand nicht zulässt. Kann der Patient den schmerzenden Zahn eindeutig bestimmen, ist im Röntgenbild ein pathologischer Befund sichtbar oder weisen klinische Symptome wie Perkussion oder Fistelung sowohl auf den erkrankten Zahn als auch auf die pathophysiologische Situation hin, ist ein schneller Therapieentscheid zu fällen. Werden dagegen diffus ausstrahlende Schmerzen ohne eindeutigen Zahnbezug festgestellt, ist eine Therapie nur symptomatisch zu beginnen.

Eine **irreversible Pulpitis** kann durch eine Reihe von klinischen Symptomen gekennzeichnet sein:
- reizüberdauernde längere Beschwerden
- Schmerz eher auf Wärme als auf Kälte auslösbar
- ausstrahlende Beschwerden, auch spontan auftretend mit pulssynchronem Schmerz.

Zur Notfallbehandlung bei irreversibler Pulpitis hat eine **sofortige Wurzelkanalbehandlung mit Exstirpation und temporärer Füllung** mit 99% Schmerzfreiheit die höchste Erfolgsquote. Allerdings ist dies besonders bei Molaren als ungeplante Behandlung meist nicht durchführbar. Ziel sollte aber eine sofortige Schmerzbeseitigung sein, die auch an mehrwurzeligen Zähnen schnell durchzuführen ist, keine toxischen Medikamente erfordert und die Option auf eine spätere, geplante Wurzelkanalbehandlung belässt.

So ist die Schmerzbeseitigung durch **Amputation der Kronenpulpa** bis in Höhe der Kanaleingänge Mittel der Wahl. Diese hat mit 96% Erfolg eine fast ebenso hohe Quote wie die aufwendige Vitalexstirpation mit kompletter Aufbereitung der Wurzelkanäle.

Unter Kofferdam und nach Anästhesie wird hochtourig die gesamte Karies entfernt und anschließend nach Bohrerwechsel ebenfalls hochtourig die Kronenpulpa abgetragen. Mit einem feuchten, sterilen Wattepellet wird die

Blutung gestoppt, ein eugenolgetränktes Wattepellet aufgebracht und der Zahn mit Cavit verschlossen.

Die Verwendung von Chlorphenolkampfer, Cresatin, Zinkoxid-Eugenol (ZnOE) und Kochsalzlösung ist ebenso möglich wie die Applikation eines trockenen Wattepellets. In einer klinischen Studie waren 78% der so behandelten Patienten unmittelbar nach Abklingen der Anästhesie schmerzfrei. Nach 1 Tag waren dann alle Patienten zwar schmerzfrei, aber 8 von 70 Patienten berichteten noch über geringe Beschwerden. Nach 30 Tagen waren dann alle Untersuchten schmerz- und beschwerdefrei. Die verschiedenen Medikamente wiesen keinen signifikanten Unterschied auf, nur bei Eugenol waren alle Patienten unmittelbar schmerzfrei.

Formalin- oder kortikoidhaltigen Medikamente sollten nicht verwendet werden. Durch die lokale Applikation von Kortikoiden wird zwar eine Symptomlosigkeit erzeugt, doch gleichzeitig die gesamte Regenerationsleistung der Zahnpulpa eingeschränkt. Histologisch findet man zum überwiegenden Teil chronische Entzündungsformen. Eugenol wirkt erstens anästhesierend und zweitens über eine Hemmung der Prostaglandinsynthese entzündungsmindernd, es kann aber auch neurotoxisch sein.

Falldarstellung

A Unterer 1. Molar mit lang anhaltenden Schmerzen bei Wärmereiz und nach dem Essen, ausgehend von einer fortgeschrittenen distalen Approximalkaries.

B Unter Anästhesie wurde die Kronenpulpa exkaviert und mit einem sterilen Wattepellet Blutstillung angestrebt.

C Die Präparation erfolgt hochtourig mit einem Diamanten, die Pulpa wird bis zum Eingang der Wurzelkanäle abgetrennt.

D Auf die Kanaleingänge wird nach der Blutstillung entweder ein trockenes oder eugenolgetränktes Wattepellet aufgepresst und anschließend die Kavität koronal verschlossen.

E/F 1 Woche nach der Notfalltherapie werden die Wurzelkanäle aufbereitet.

G Nach einer Calciumhydroxid-Zwischeneinlage von 3 Wochen werden die Kanäle abgefüllt.

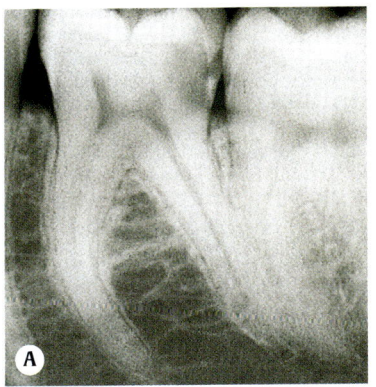

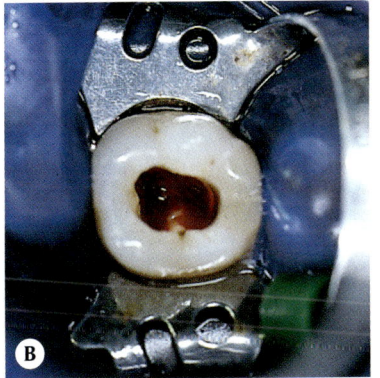

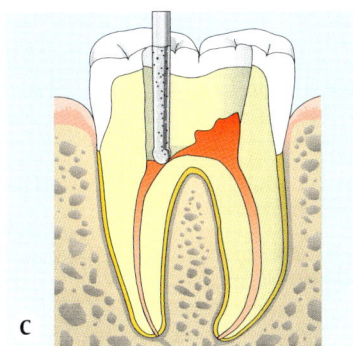

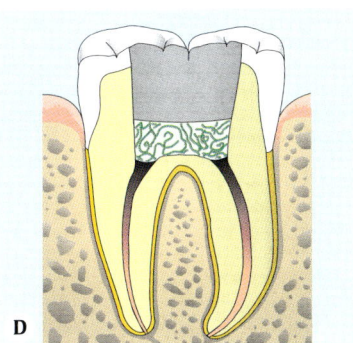

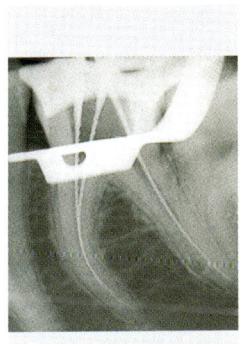

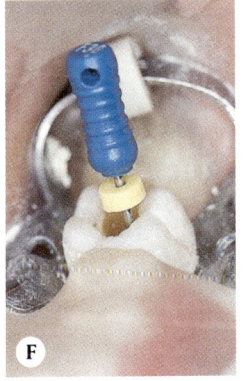

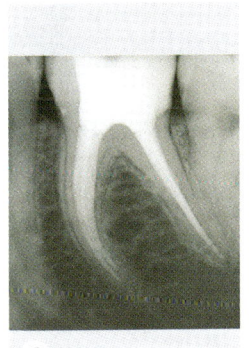

Die Notfalltherapie und damit die Versorgung der eröffneten Pulpa unterscheidet sich von der Therapie des bleibenden Zahns, da die **direkte Überkappung** als prognostisch ungünstig gilt und deshalb der Amputation immer der Vorzug eingeräumt werden sollte. Wird die Pulpa nur sehr kleinflächig eröffnet und liegen keine pulpitischen Veränderungen vor, mag der Versuch einer direkten Überkappung gerechtfertigt erscheinen. Erfolgt die Eröffnung jedoch im Kariösen oder bei pulpitischer Vorschädigung, ist die **Pulpotomie** oder **Vitalamputation** immer Therapieschritt der Wahl. Pulpotomie bedeutet dabei vollständige Amputation der koronalen Pulpa bis zum Wurzelkanaleingang.

Indiziert ist die Amputation bei einfacher oder multipler Freilegung der vitalen Milchzahnpulpa. Bei traumatischer Eröffnung kann die Amputation noch mehrere Tage nach Eröffnung erfolgen. **Kontraindikationen** sind klinische Symptome wie starke Schmerzen, Schwellung, Perkussionsempfindlichkeit, Fistelung sowie abnorme Zahnbeweglichkeit. Röntgenographische Kontraindikationen sind Veränderungen wie interne und starke externe Resorption sowie periapikale und interradikuläre Läsionen.

Die Pulpotomie wird heute zunehmend auf vitale Milchzähne beschränkt. Ziel der Behandlung ist Schmerzfreiheit, die begrenzte Erhaltung des Zahns, wenn keine nachteiligen Reaktionen für Zahnumgebung, bleibenden Zahn, und Allgemeingesundheit des Patienten zu erwarten sind. Dieses Ziel wird erreicht durch das Ausräumen von entzündlich involviertem Gewebe sowie die Applikation eines dichten Kavitätenverschlusses.

Bei vitalem und eröffnetem Pulpagewebe muss vor der **Amputation** eine Lokalanästhesie vorgenommen werden. Die Kronenpulpa wird mit einem schnell laufenden Diamantschleifkörper unter Kochsalzberieselung abgesetzt, sodass die anschließende Blutung am besten kontrolliert werden kann. Nach vollständiger Gewebeentfernung und Spülung wird durch Aufpressen eines sterilen Wattepellets die Blutung gestillt. Anschließend wird ein Überkappungsmittel aufgetragen und der Zahn koronal dicht und dauerhaft verschlossen.

Bei unzureichender **Blutstillung** bildet sich ein Koagulum aus, wodurch eine chronische Entzündung und nachfolgend eine interne Wurzelresorption induziert werden kann. Die Blutstillung kann durch Applikation eines in **Eisensulfatlösung** getränkten Wattepellets, durch Aluminiumchlorid oder Vasokonstringenzien wie Adrenalin unterstützt werden. 15,5%ige Eisensulfatlösung kombiniert mit einer Zinkoxid-Eugenol-Abdeckung führte nach knapp 2 Jahren zu fast 100%igem Erfolg. Auch Elektrochirurgie und Laser wurden zur Blutstillung vorgeschlagen.

Nach Auftragen von Calciumhydroxid als echtem Vitalverfahren kommt es beim Milchzahn zur Bildung einer Hartgewebebrücke. Klinische Studien weisen eine Erfolgsrate von 31–100% der behandelten Fälle auf, histologisch zeigen aber nur 50% eine Dentinbrücke und Heilung, der Rest Entzündung und Resorption.

Auch heute noch wird **Formokresol**, eine Kombination von 19%igem Formaldehyd und 35%igem Kresol, im Milchgebiss eingesetzt. Die Applikation für 5 min führt zu oberflächlicher Fixation, angrenzend befindet sich vitales, aber chronisch entzündetes Pulpagewebe. Auf das amputierte Gewebe wird auch hier reines Zinkoxid-Eugenol aufgetragen und der Zahn verschlossen. Systemische Verteilung im Organismus sprechen trotz klinischen Erfolgs in 94–98% gegen die Anwendung von Formokresol im Milchgebiss.

Falldarstellung

A Hochtourig wird das koronale Pulpagewebe abgetragen und die gesamte Kavität gereinigt.

B Vitales Pulpagewebe wird bis in Höhe der Wurzelkanaleingänge abgesetzt.

C Die Blutstillung wird unterstützt durch ein eisensulfatgetränktes Wattepellett.

D Das Wattepellett wird 5 min lang aufgepresst und anschließend entfernt.

E Nach Blutstillung wird die Amputationsstelle mit Zinkoxid-Eugenol-Zement ohne weitere Zusätze abgedeckt. Dieser Zement wird mit einem Glasionomerzement überschichtet.

F Koronal wird abschließend eine Kompositfüllung appliziert.

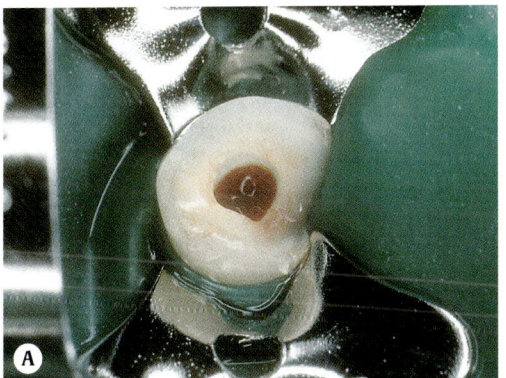

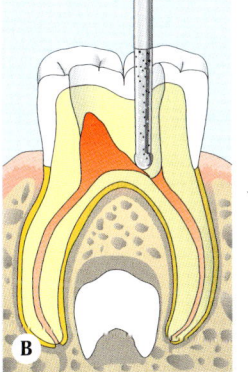

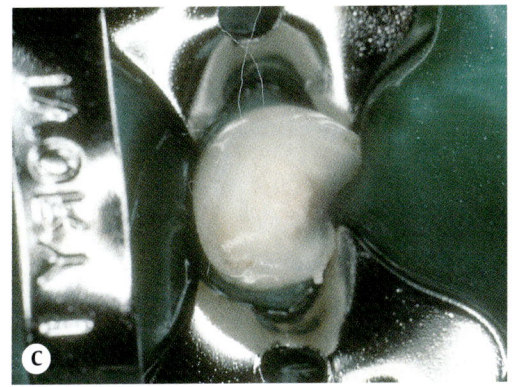

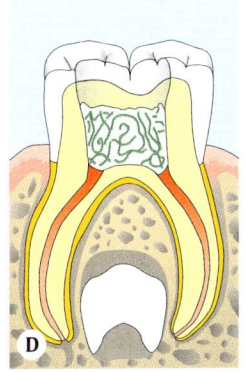

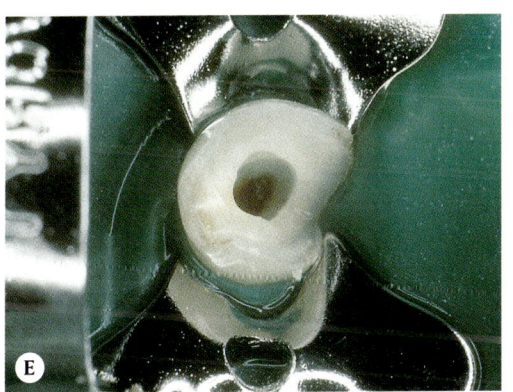

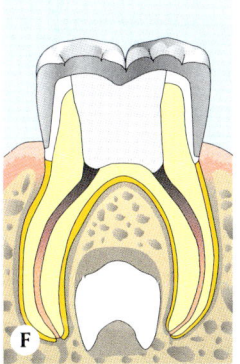

Eine Wurzelkanalbehandlung am Milchzahn ist bei irreversibler Pulpitis bzw. Nekrose indiziert. **Kontraindikationen** sind ein nichtrestaurierbarer Zahn, röntgenographisch sichtbare interne Resorption, Zähne mit mechanischer bzw. kariöser Perforation des Pulpakammerbodens, ausgedehnte pathologische Resorption von mehr als 1/3 der Wurzel und Knochenresorption mit Furkationsbefall sowie scharf begrenzte periapikale Läsionen. Abgesehen von diesen Fällen kann die Pulpektomie in 96% klinisch erfolgreich sein.

Die Trepanationöffnung liegt im Frontzahngebiet lingual, im Seitenzahnbereich ist der dünne Dentinkanalboden zu berücksichtigen. Die vorgebogenen Handinstrumente bereiten den Kanal 2–3 mm kürzer als die röntgenographische Länge auf und dürfen die dünnen Wände nicht perforieren. Da die apikalen Ramifikationen mechanisch nicht erreicht werden, muss reichlich mit Natriumhypochlorit gespült werden. Die Wurzelkanäle werden etwa bis Größe 35 aufbereitet und anschließend wird für mindestens 10 Tage eine $Ca(OH)_2$-Einlage eingebracht.

Erst bei Schmerzfreiheit kann der Wurzelkanal abgefüllt werden. Die Kanäle werden mit **resorbierbarem Zinkoxid-Eugenol** ohne Zusätze am nichtanästhesierten Zahn gefüllt. Nichtresorbierbare Materialien wie Guttaperchastifte sind kontraindiziert. Eine Ausnahme bilden Milchzähne bei Nichtanlage des bleibenden Zahns.

Anschließend wird der Zahn koronal wiederaufgebaut. Diesem Verschluss muss besondere Aufmerksamkeit gewidmet werden, da ein dichter Verschluss eine bakterielle Rekontamination und damit einen Misserfolg verhindert.

Die Pulpektomie ist sehr aufwändig und setzt einen sehr kooperativen Patienten, aber auch entsprechende Eltern voraus. Über die **Risiken** der Wurzelkanalbehandlung mit möglicher Verletzung des bleibenden Zahns bzw. Zahnkeims muss besonders hingewiesen werden. Die Anfertigung einer Messröntgenaufnahme ist hierbei zwingend notwendig. Die elektronische Messung der Wurzelkanallänge ist im Milchgebiss nicht ausreichend genau.

Die Endodontie im Milchzahngebiss muss insgesamt sehr kritisch gesehen werden und es ist generell der begrenzte Nutzen einer solch aufwendigen Behandlung sowohl mit

der damit verbundenen Belastung des Patienten, aber auch dem hohen zeitlichen Behandlungsaufwand in Beziehung zu setzen. Bei unzureichender Kooperation des Kindes müssen zur Schmerzausschaltung Kompromissbehandlungen eingesetzt werden.

Die verbreitetste Lösung stellt nach wie vor das Offenlassen des Zahns nach großzügiger Trepanation dar. Dabei wird ein partielles Offenlassen (Weiser-Drainage) des Milchzahns von einem vollständigen Offenlassen unterschieden. Bei einem partiellen Offenlassen des Zahns wird die Kavität nach der Trepanation wieder teilweise verschlossen, sodass nur ein kanalartiger Zugang verbleibt. Beim vollständigen Offenlassen wird der Zahn nach Trepanation bis auf Gingivaniveau gekürzt und das infizierte Pulpagewebe so weit wie möglich entfernt. Dieses Offenlassen stellt langfristig gesehen eine unbefriedigende Lösung auch im Hinblick auf die Motivation zur korrekten Mundhygiene dar. Solche **Kompromissbehandlungen** dienen nur einem begrenzten Zeitgewinn bis zur definitiven Therapie, wenn diese in gleicher Sitzung nicht durchgeführt werden kann.

Falldarstellung

A Unter Kofferdam wird der Milchzahn trepaniert und die koronale Pulpa ausgeräumt. Da der Kavitätenboden im Gegensatz zum bleibenden Zahn dünner ist, ist die Perforationsgefahr groß.

B Am diagnostischen Röntgenbild wird die voraussichtliche Länge bestimmt und nach vorsichtiger Erweiterung mit einer Hedström-Feile die Arbeitstiefe bestimmt, die 2–3 mm bis vor den Apex reicht.

C Zinkoxid-Eugenol ohne Zusätze in sahniger Konsistenz wird auf den Kavitätenboden appliziert und mit einem sterilen Wattepellet in die Wurzelkanäle eingepresst.

D Mit einem längenmarkierten Plugger wird die Wurzelkanalfüllung langsam in den Kanal eingestopft, ohne diesen zu überfüllen.

E Abgeschlossene Behandlung mit koronalem Verschluss.

F Nach 1 und 2 Jahren wird mittels Röntgenaufnahmen der Erfolg der Behandlung sowie die normale Wurzelresorption kontrolliert.

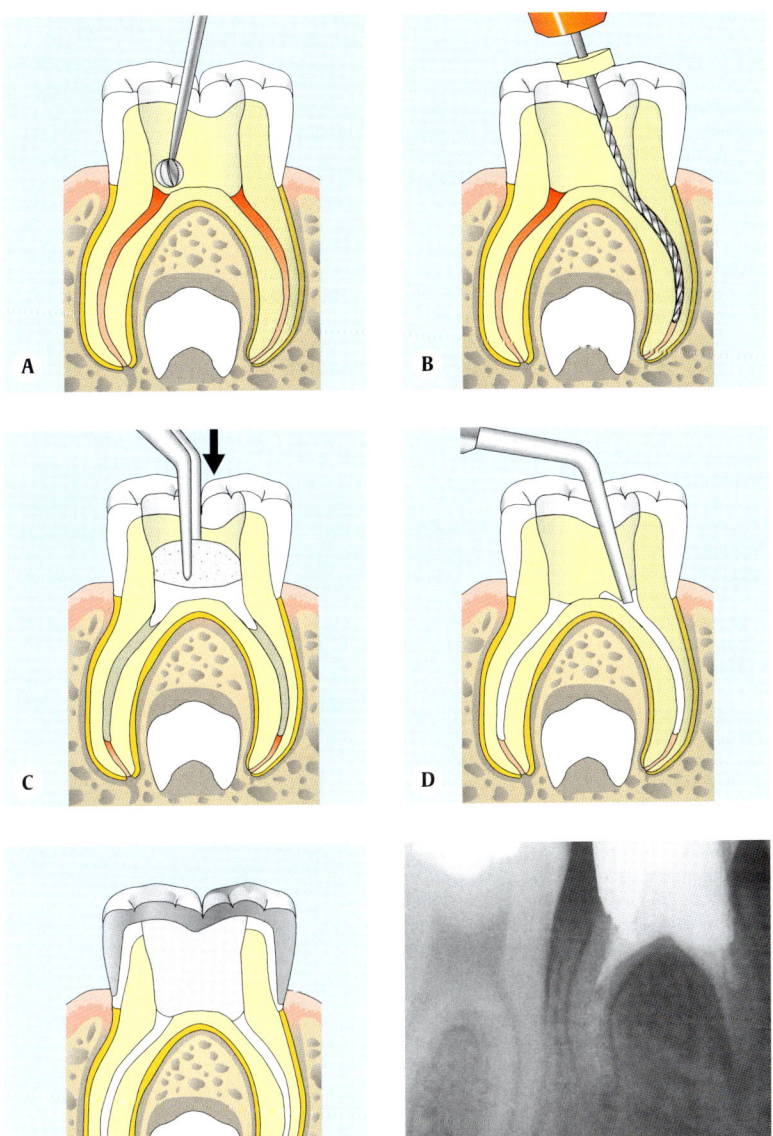

Indikation für eine **Apexifikation** ist die Pulpanekrose bei nicht abgeschlossenem Wurzelwachstum. Ein Wurzelwachstum bei Nekrose ist unwahrscheinlich, die Wurzelkanalwände divergieren apikal und eine Präparation eines apikalen Stopps ist nicht möglich. Die Behandlung ist deshalb darauf ausgerichtet, die Bildung eines apikalen Widerlagers aus Hartgewebe zu induzieren, wodurch ein Überfüllen des Kanals vermieden werden kann.

Die Arbeitslänge wird kürzer eingestellt, um ein Überinstrumentieren zu vermeiden. Wegen der dünnen Dentinwand darf der Kanal nicht exzessiv erweitert werden, sondern muss ausgiebig mit Natriumhypochlorit in einer 5%igen Konzentration gespült werden. Dadurch ist eine begleitende chemische Gewebelösung gewährleistet. Werden apikal offene Wurzelkanäle für 3–6 Monate mit Calciumhydroxid gefüllt und wird die Einlage alle 4 Wochen gewechselt, so kommt es zur Regeneration der periapikalen Entzündung und zur **Bildung zementoider Hartsubstanz**. Füllt man die Wurzelkanäle nicht mit Calciumhydroxid, persistiert die Entzündung und ein apikaler Verschluss kommt nicht zustande.

Zum **apikalen Verschluss** wurden auch Kollagenpräparate, Calciumphosphate sowie neuerdings MTA als mineralisches Trioxid (Pro Root) empfohlen. MTA erscheint nach experimentellen und ersten klinischen Ergebnissen einem Calciumhydroxid-Verschluss mindestens ebenbürtig zu sein, da auf eine langfristige Einlage verzichtet werden kann.

Einer der wichtigsten Erfolgsfaktoren ist neben komplettem Debridement mit Entfernen aller nekrotischen Gewebereste der dichte koronale Verschluss, wodurch ein erneutes Eindringen von Mikroorganismen verhindert wird.

Soll der Wurzelkanal mittels Calciumhydroxid-Einlage behandelt werden, muss er zuvor gereinigt werden. Dazu wird im Röntgenbild die Arbeitslänge bestimmt, die etwa 1–2 mm kürzer eingestellt werden muss. Eine elektronische Längenmessung erweist sich bei Zähnen mit nichtabgeschlossenem Wurzelwachstum als unzuverlässig. Eine Traumatisierung des apikalen Gewebes ist bei der Instrumentierung unbedingt zu vermeiden, da von den Zellen des periapikalen Gewebes eine angestrebte Hartgewebebildung ausgehen soll.

Nach abschließender Spülung und Trocknung des Kanals wird Calciumhydroxidpulver mit Kochsalzlösung angemischt und mit längenmarkierten Papierspitzen in den Wurzelkanal eingebracht. Da die Kanäle sehr weit sind, werden die Papierspitzen in umgekehrter Weise eingesetzt. Das Calciumhydroxid wird im Kanal mit einer trockenen Papierspitze vorsichtig kondensiert und überschüssige Feuchtigkeit entzogen. Anschließend wird wieder Calciumhydroxid eingebracht und mit einer trockenen Papierspitze nachgestopft.

Die Ca(OH)$_2$-Einlage wird nach 3 Wochen und nach 3 Monaten jeweils gewechselt und verbleibt etwa 1 Jahr im Wurzelkanal. Die Ausbildung einer Hartgewebebrücke dauert zwischen 6 Monaten und 2 Jahren. Danach wird der Kanal abgefüllt. Mehrere Guttaperchastifte werden für etwa 4 s in Eukalyptol getaucht und dadurch oberflächlich erweicht. Anschließend wird auf einer sterilen Glasplatte mit einem Anmischspatel ein den Ausmaßen des Kanals entsprechender Guttaperchastift geformt, in den feuchten Kanal eingepasst und mit einem Sealer eingesetzt.

Falldarstellung

A Symptomloser oberer Frontzahn einer 14-Jährigen mit vestibulärer Fistel und vermutlich traumatischem Schmelzdefekt.

B Im Röntgenbild ist eine periapikale Läsion und ein offenes apikales Foramen sichtbar.

C Bei der Apexifikation wird der gesamte Wurzelkanal mit Calciumhydroxid gefüllt. ZnOE und ein Provisorium schließen koronal ab.

D Nach Calciumhydroxid-Einlage hat sich apikal eine Hartsubstanzbrücke gebildet.

E Soll MTA zur Füllung verwendet werden, muss der Kanal gespült und getrocknet werden. Mit einem Plugger wird MTA mit 3 mm Schichtdicke in den apikalen Kanalbereich eingestopft. Der Kanal kann dann sofort mit Guttapercha obturiert werden.

F Nach 3 Monaten Calxyl hat sich die periapikale Läsion deutlich verringert.

G Der Kanal wird nach 1 Jahr mit Guttapercha gefüllt.

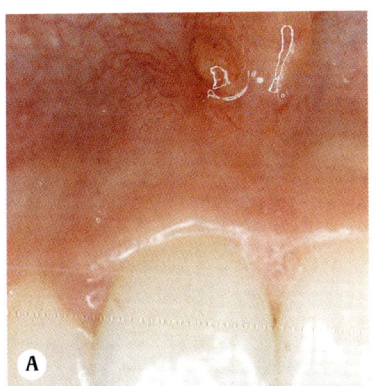

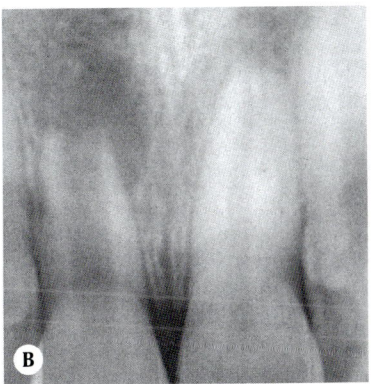

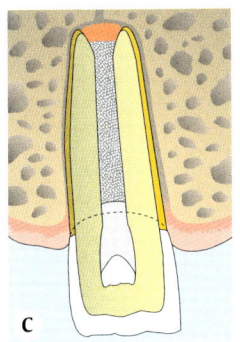

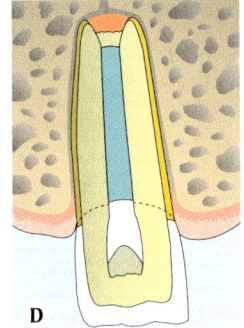

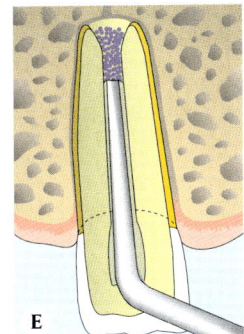

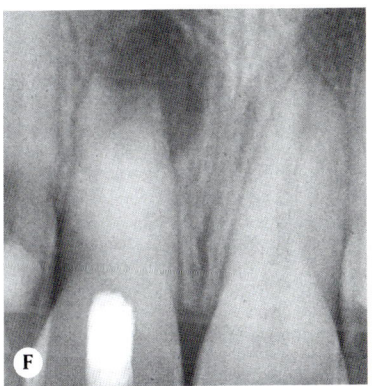

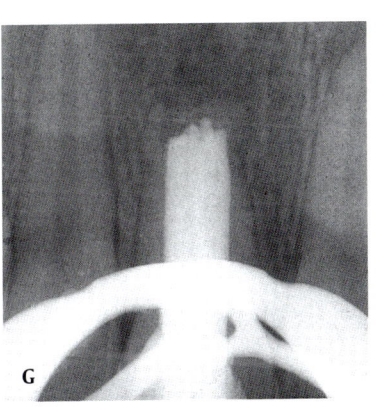

In einer Studie an Zähnen mit apikaler Parodontitis korrelierte die Größe der periapikalen Läsion mit der Ausbreitung der Bakterieninvasion und der Gewebezerstörung innerhalb der Wurzelkanalpulpa. Zähne mit einer großen periapikalen Aufhellung im Röntgenbild reagierten nicht mehr auf einen thermischen Sensibilitätstest. Bei kleiner apikaler Aufhellung dagegen reagierten diese Zähne noch positiv. Histologisch war die Gewebenekrose auf die Kronenpulpa beschränkt. Das Gewebe in der apikalen Wurzelkanalregion war völlig intakt ohne Entzündungszellansammlungen. **Periapikale Läsionen** entwickeln sich demzufolge lange bevor es zu einer **totalen Pulpitis** kommt, vermutlich durch Penetration von Endotoxinen, freigesetzt aus der äußeren Membran gramnegativer Bakterien bei deren Zerfall. Zudem lassen sich selbst in schwer entzündeten Gebieten der Pulpa **intakte Nervenfasern** elektronenmikroskopisch nachweisen.

Die **Notfalltherapie** bei Pulpagewebenekrose verfolgt das Ziel der Schmerzbeseitigung, ohne den Wurzelkanal vollständig aufbereiten zu müssen. Die Diagnose ist im Gegensatz zur irreversiblen Pulpitis meist dadurch erleichtert, dass im Röntgenbild bereits erste periapikale Aufhellungszeichen sichtbar sind.

Anders als bei irreversibler Pulpitis muss das nekrotische Pulpagewebe aus den Wurzelkanälen entfernt werden, wenn auch nicht vollständig, so doch mindestens bis zum Übergang ins apikale Drittel. Die **Erfolgsaussichten** sind optimal, wenn sich der Wurzelkanal in der 1. Sitzung komplett instrumentieren lässt, wie dies bei einwurzeligen Zähnen durchaus möglich ist. Bei mehrwurzeligen Seitenzähnen kann es aufgrund der Wurzelkanalanatomie schwierig sein, innerhalb von 20 min Schmerzfreiheit durch komplette Reinigung der Wurzelkanäle zu erzielen.

Da sich die Hauptmasse an Bakterien in der dann auch nekrotisch veränderten Kronenpulpa bis zum Übergang in die koronale Wurzelpulpa befindet, ist es das Ziel der Notfalltherapie, dieses Entzündungsgebiet und damit die Quelle der Schmerzen vollständig auszuräumen. Die Aufbereitung erfolgt ausschließlich nach der Crown-down-Technik, bei der man sich von koronal in apikaler Richtung vorarbeitet. Dazu ist ein guter koronaler Zugang notwendig. Anschließend erweitern

Gates-Glidden-Bohrer, beginnend mit der Größe 4 oder 5, den Kanaleingang. Wichtig ist eine ausgiebige Spülung mit 5 %iger Natriumhypochloritlösung und die Verwendung eines Gleitmittels (z. B. Glyde, RC-Prep, Calcinaseslide). Mit kleinerem Gates-Bohrer dringt man immer tiefer in den Wurzelkanal ein. Anschließend wird mit einem Nitinol-Instrument mit 6er-Konizität (z. B. Flexmaster .06, Profile .06) und 21 mm Länge der Größe 30 oder 25 bis zum Beginn des apikalen Drittels instrumentiert, ohne in die apikalen 3–4 mm vorzudringen, da hier noch vitales Gewebe vorherrscht Die aufbereiteten Kanäle werden nochmals ausgiebig gespült und anschließend die Trepanationsöffnung koronal mit Cavit verschlossen. Bei Patienten, die nicht in einem Zeitraum von 3–5 Tagen zur kompletten Wurzelkanalaufbereitung wiedereinbestellt werden können, werden die Wurzelkanäle mit Ledermix gefüllt. Ansonsten verbleibt nur die Spüllösung im Kanal.

Falldarstellung

A–C Eine **alternative Notfalltherapie** besteht bei mehrwurzeligen Zähnen in der vollständigen Aufbereitung nur des größten Wurzelkanals (z. B. palatinaler Kanal im OK). Die anderen engen und gekrümmten Kanäle werden trotz nekrotischen Materials gar nicht instrumentiert. Dazu wird koronal zuerst die Hauptmasse an nekrotischem Gewebe mittels Gates-Bohrern entfernt.

D Nach Anfertigen einer Röntgenmessaufnahme wird der Wurzelkanal bis apikal vollständig aufbereitet. Als Zwischeneinlage wird mittels Lentulo locker Calxyl einrotiert und die Trepanationsöffnung koronal verschlossen.

E/F Nach 5 Tagen werden die beiden anderen Kanäle vollständig instrumentiert und die Arbeitslänge im Röntgenbild bestimmt. Als Zwischeneinlage wird Calxyl mittels Papierspitzen fest in die Kanäle eingestopft.

G 4 Wochen später wird die Einlage entfernt. Die Kanäle werden gespült und getrocknet.

H Bei Symptomlosigkeit erfolgt die Wurzelkanalfüllung.

I Röntgenkontrolle der Wurzelkanalfüllung.

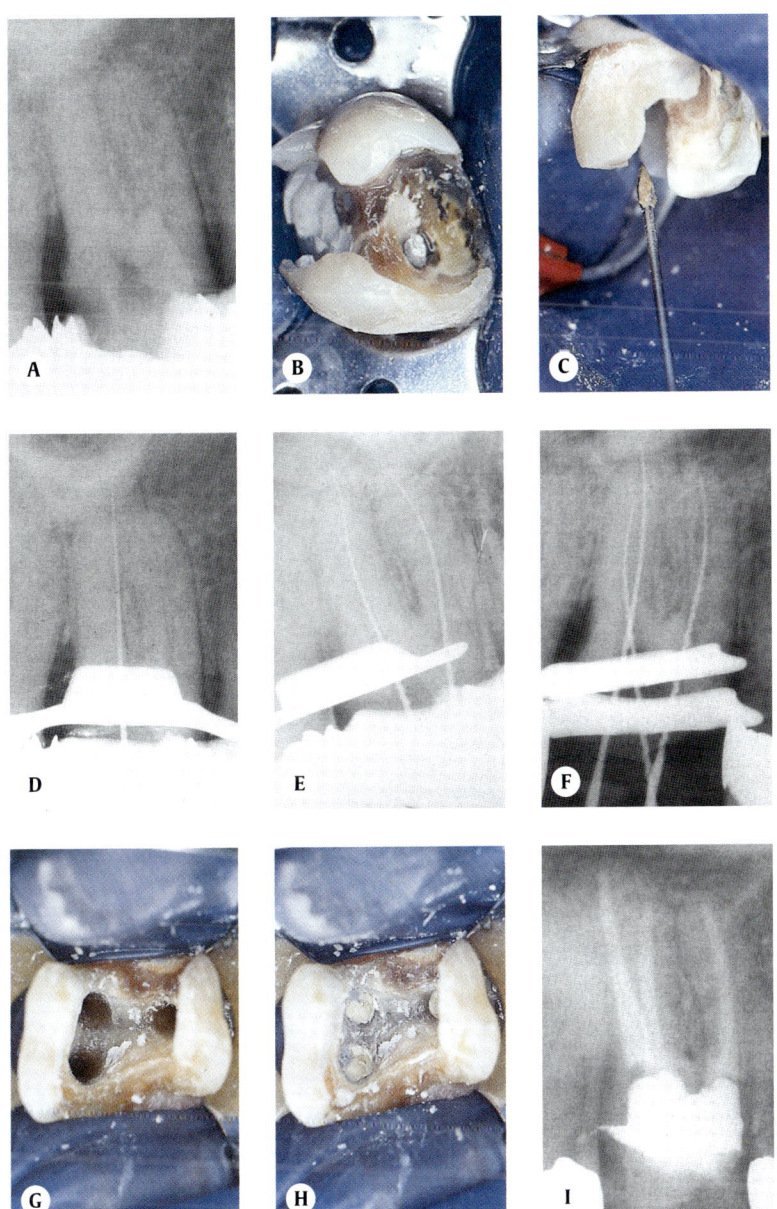

Die American Association of Endodontists definiert ein „flare-up" als eine **akute Exazerbation** einer periapikalen Entzündung nach Beginn oder Fortführung einer Wurzelkanalbehandlung. Die Inzidenz dieser postoperativen Schmerzen variiert je nach Studie zwischen 1,4% und 45% und macht in der Regel einen zusätzlichen Zahnarzttermin notwendig.

Die **Ursachen** von postinstrumentellen Beschwerden sind meist **multifaktoriell**. Unbestritten treten Schmerzen infolge unvollständigen Debridements auf, d. h. durch Belassen nekrotischen und infizierten Pulpagewebes aufgrund insuffizienter oder unterlassener Instrumentation eines übersehenen Wurzelkanals. So können Bakterien bzw. deren Zerfallsprodukte (Endotoxine) Schmerzmediatoren freisetzen. Auch können medikamentöse Einlagen direkt toxisch wirken oder indirekt durch Unterdrückung der wirtsspezifischen Abwehr postoperative Beschwerden auslösen. Ein vollständiges Entfernen des nekrotischen Gewebes ist die Behandlung der Wahl und führt normalerweise zur Schmerzelimination. Die Instrumentation des Wurzelkanals sollte aber immer von koronal nach apikal erfolgen und von reichlicher Spülung mit NaOCl begleitet sein.

Eine weitere Ursache des Auftretens postinstrumenteller Beschwerden ist das Überpressen nekrotischer Gewebereste während der Aufbereitung. Trotz exakter Längenbestimmung kommt es bei feilender Bewegung eines Instruments zur **Extrusion** sowohl von Debris, und damit auch von Mikroorganismen und nekrotischen Gewebeoresten, als auch von Spüllösung. Dies führt direkt zur periapikalen Entzündungs- und Fremdkörperreaktion. Bei fehlender röntgenographischer Längenbestimmung ist ein massives Überinstrumentieren möglich, wodurch Bakterien in das sonst bakterienfreie periapikale Gewebe befördert werden und hier z. B. bei bereits chronischer periapikaler Läsion eine akute Exazerbation herbeiführen.

Debrisextrusion tritt bei jeder Form der Instrumentation des Wurzelkanals auf, drehende Techniken (z. B. balanced force) bewirken jedoch eine sehr geringe Extrusion, besonders nach breiter koronaler Eröffnung und erst anschließender apikaler Bearbeitung

des Wurzelkanals. Die konventionelle Handinstrumentation (step back) führt zur stärksten Debrisextrusion.

Ein Überfüllen des Wurzelkanals mit Guttapercha und Sealer wird hinsichtlich des Auftretens postoperativer Beschwerden unterschiedlich beurteilt. Torabinejad fand in einer klinischen Studie keinen Zusammenhang zwischen Füllungslänge (u. a. Überfüllung) und Intensität postoperativer Schmerzen.

Die Revision einer misslungenen Wurzelkanalbehandlung hat häufiger postoperative Beschwerden zur Folge als eine Erstbehandlung. Dagegen wird bei einer einzeitigen endodontischen Behandlung (one visit) nur in 2% der Fälle mit einer schweren Schmerzreaktion gerechnet, insgesamt soll es keinen Unterschied bezüglich des Auftretens von Schmerzen nach Behandlung in 1 oder 2 Sitzungen geben.

Interessanterweise treten Schmerzen besonders häufig bei ängstlichen Patienten auf.

Die sicherlich beste Methode zur **Vermeidung** postoperativer Schmerzen ist eine effektive Notfallbehandlung mit vollständigem Reinigen des Wurzelkanals nach einer **Crown-down-Methode** mit Erreichen eines „apical patency", d. h. eines vollständig durchgängigen Kanals. Auch das Einbringen einer 1-wöchigen Chlorhexidingel-Zwischeneinlage reduziert Bakterienzahl und Toxinfreisetzung.

Falldarstellung

A Notfallbehandlung mit unvollständiger Instrumentation und Einbringen von Ledermix.

B/C 7 Tage später wurde gespült und bei der Längenbestimmung leicht überinstrumentiert, anschließend wurde komplett aufbereitet und eine Calciumhydroxid-Einlage eingebracht.

D Bereits 24 Stunden später erscheint die Patientin mit einer starken Schwellung infolge extrudierten nekrotischen Gewebes.

E Die Inzision mit Pusentleerung führte zur sofortigen Besserung der Schmerzsymptome.

F–H 5 Tage nach Abklingen der akuten Symptome wurde der Kanal erneut instrumentiert und 2 Monate später abgefüllt.

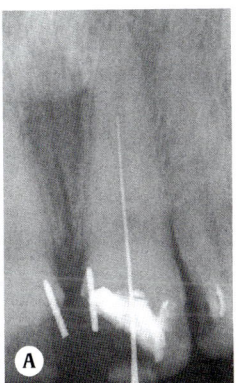

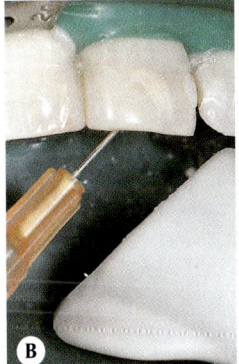

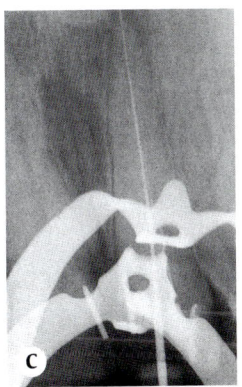

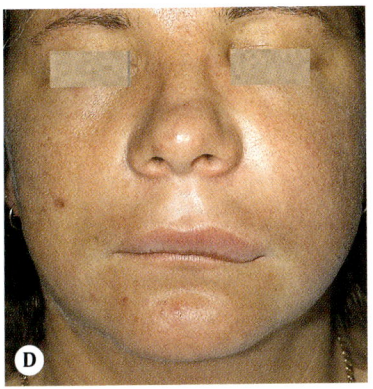

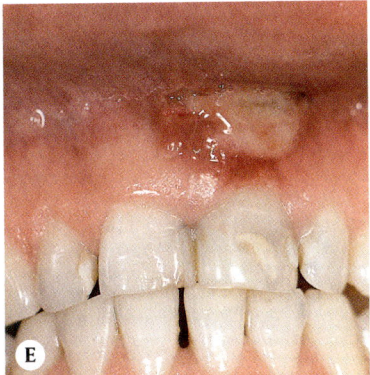

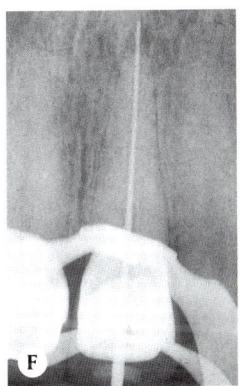

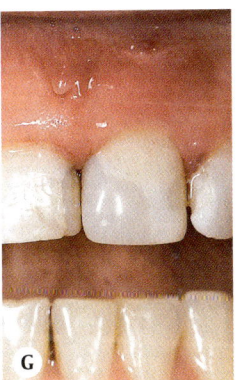

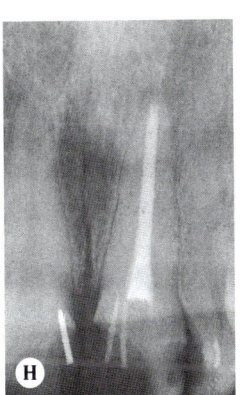

Die **Diagnose** der akuten periapikalen Läsion ist klinisch und durch Interpretation des Röntgenbildes zu stellen. Der Zahn ist druck- und perkussionsempfindlich und meist beweglich sowie leicht aus der Alveole gehoben. Sehr oft treten begleitende Schwellungen der angrenzenden Weichgewebe auf. Bei einer akuten periapikalen Entzündung sind Fisteln unwahrscheinlich. Jedoch können sich Fisteln schließen, in dieser Phase treten akute Beschwerden auf. Die Schwellung kann fluktuierend, lokalisiert oder diffus auftreten und ist intra- und/oder extraoral.

Behandlungsziel ist das Erreichen einer effizienten **Drainage mit Pusabfluss**, die weiteren Behandlungsschritte sind analog der Behandlung einer nekrotischen Pulpa.

Bei einer **lokalisierten Schwellung** ist der betroffene Zahn zu trepanieren und es ist ein Abfluss über den Wurzelkanal zu erzielen. Grundsätzlich wird zuerst koronal erweitert und damit ein Großteil des infizierten Gewebes entfernt. Erst anschließend wird mit einer 15er-Hedström-Feile bis zum Apex gegangen und der Wurzelkanal leicht erweitert. Der Zahn sollte dabei fixiert und Kofferdam nur an den Nachbarzähnen befestigt werden. In vielen Fällen entleert sich bereits bei der Trepanation Pus, nur in wenigen Fällen ist ein leichtes Überpressen der Feile 0,5–1 mm über den Apex hinaus erforderlich. Liegt eine relativ **große und fluktuierende Schwellung** vor, die sich durch den erfolgten Abfluss über den Wurzelkanal kaum verkleinert, so muss zusätzlich inzidiert werden. Allerdings muss der Kanal zuvor instrumentiert, gespült und locker mit CHX-Gel gefüllt und koronal verschlossen werden.

Bei ausreichendem Pusabfluss über den Wurzelkanal wird dieser nur für 20 min unter Kofferdam offen gelassen, um 1–2 Größen erweitert und anschließend mit CHX-Gel gefüllt sowie mit Cavit für 3–5 Tage verschlossen. Erst in der 2. Sitzung wird der Kanal vollständig aufbereitet und eine 4-wöchige Calxyleinlage fest eingestopft.

Bei **diffuser Schwellung** besteht keine Indikation zur Inzision, der Patient muss antibiotisch abgeschirmt und der Wurzelkanal komplett instrumentiert werden. Der Kanal wird abwechselnd mit Natriumhypochlorit und Chlorhexidin 0,2 % gespült, abschließend noch mit einer EDTA-haltigen Lösung (z. B. Calcinase) und danach nochmals mit NaOCl. Nach dem Trocknen wird ein Gemisch aus Calciumhydroxid und Chlorhexidin locker einrotiert und der Patient bereits nach 14 Stunden zur Kontrolle wieder einbestellt.

Ein **Offenlassen des Zahns nach Trepanation** ist nur dann indiziert, wenn aus allgemeinmedizinischen Gründen und fehlender Mitarbeit eine Trepanation und Instrumentation nicht möglich ist. Dann muss die Aufbereitung und der Verschluss des Zahns spätestens nach 6 Tagen erfolgt sein. Bleibt der Wurzelkanal über diesen Zeitraum gegenüber dem Mundraum offen, kommt es zu einer zusätzlichen bakteriellen Besiedelung sowie zur Einlagerung von Speiseresten.

Für die **Verschreibung von Antibiotika** gibt es nur 5 **Gründe**: eine prophylaktische Einnahme aus allgemeinmedizinischen Gründen, bei diffuser Schwellung, Phlegmone, bei Lymphadenopathie, Fieber sowie bei Avulsion oder Luxation des betroffenen Zahns. Schmerzen sind keine ausreichenden Gründe für das Verordnen von Antibiotika, wenn eine suffiziente Diagnose gestellt wurde. Falls der Patient antibiotisch abgeschirmt werden soll, sind **Penicilline und deren Derivate** die Mittel der 1. Wahl. Alternativ kommt Erythromycin infrage. Der Patient muss alle 2 Tage zur Kontrolle einbestellt werden, in den ersten 24 Stunden kann die Schwellung sich durchaus noch verstärken.

Falldarstellung

A Palatinal hat sich eine pflaumengroße, fluktuierende Schwellung ausgebildet, ausgehend vom oberen 1. Prämolaren.

B Pusentleerung über den Wurzelkanal, der für etwa 20 min offen gelassen wird, danach werden die Kanäle vollständig aufbereitet.

C In der Sitzung wurde das infizierte Gewebe entfernt und $Ca(OH)_2$ locker einrotiert.

D Röntgenaufnahme mit sichtbarer periapikaler Aufhellung sowie eingeführten Messfeilen.

E Nach 3 Wochen war die palatinale Schwellung nicht mehr nachweisbar.

F Röntgenkontrolle der Wurzelkanalfüllung.

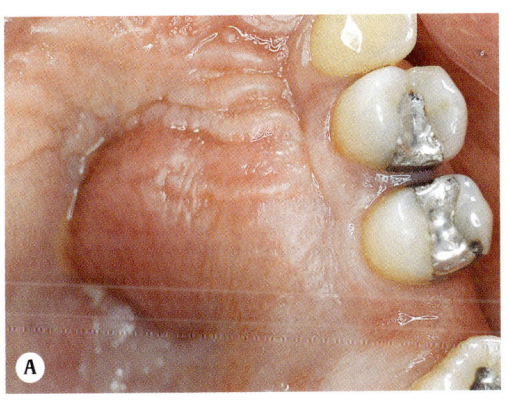

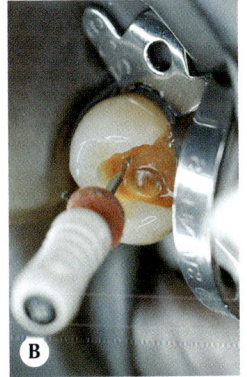

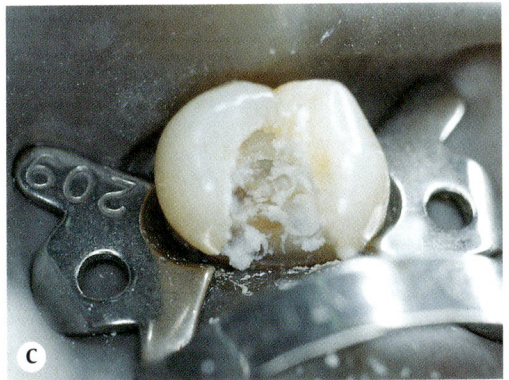

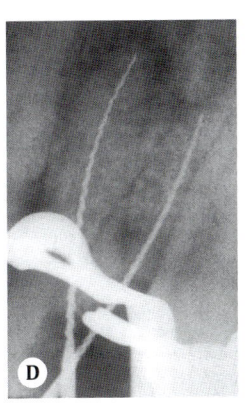

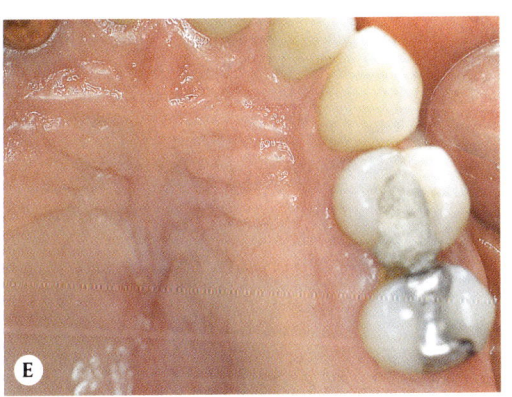

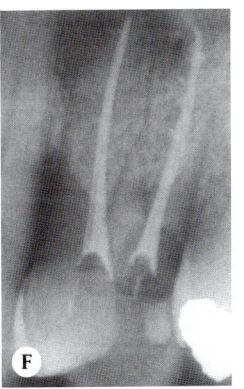

Periapikale Läsionen bilden sich in der großen Mehrzahl der Fälle nach rein konservativer endodontischer Behandlung zurück. Eine klinische Studie ermittelte eine Erfolgsquote von 94,5 %. Die Misserfolgsquote betrug 1,8 % für vital exstirpierte gegenüber 6,7 % für nekrotische Pulpen. Der konservativ erreichbare Erfolg hängt entscheidend davon ab, dass der Wurzelkanal durch effektive Aufbereitung, antibakterielle Spülung und bakteriendichte Füllung frei von Keimen ist.

Bei über 20 mm großen periapikalen Läsionen nimmt man an, dass es sich in der Regel um eine Zyste handelt, obwohl klinisch-röntgenographisch keine eindeutige Differenzierung möglich ist. Bei derart großen periapikalen Läsionen lässt sich durch **Marsupialisation** eine Verbindung zur Mundhöhle herstellen, auch ohne im Sinne einer Zystostomie den Knochen chirurgisch abtragen zu müssen. Diese Verbindung kann ein vestibulär eingesetztes Röhrchen herstellen.

Eine „Dekompression" kann auch durch Eröffnen der periapikalen Läsion über den Wurzelkanal erfolgen. Nach der Erweiterung mit Gates-Glidden-Bohrern wird ein Edelstahlröhrchen mit einem Durchmesser von 1,2 mm in den Wurzelkanal einzementiert. Die Patienten werden jede Woche mehrmals zur Spülung des Kanals z. B. mit 2 %iger NaOCl-Lösung oder Chlorhexidin einbestellt. Gleichzeitig wird das eingesetzte Röhrchen mittels Ultraschall gereinigt. Nach 3–4 Monaten kann dieses Röhrchen entfernt, die Exsudation kontrolliert und eine Zwischeneinlage appliziert werden.

Die **Erweiterung** der apikalen Konstriktion und Spülung der periapikalen Läsion birgt eine Reihe von **Gefahren**. Wird der bakteriell infizierte Wurzelkanal überinstrumentiert, so kommt es in fast allen Fällen zu einer kurzfristigen Bakteriämie, im Blut lassen sich u. a. Peptostreptokokken und Fusobakterien nachweisen. Das Überpressen von Natriumhypochlorit bewirkt zusätzlich akute Reaktionen mit Schmerz, Schwellung und Gewebenekrosen, fordert umgehende chirurgische Maßnahmen und ist als endodontisches Routineverfahren abzulehnen.

Sollte eine apikale Trepanation erforderlich sein, um einen Pusabfluss über den Wurzelkanal zu initiieren, dann wird lediglich mit einer 15er-Hedström- oder K-Feile leicht überinstru-

mentiert und die erreichte Länge im Röntgenbild verifiziert. Den Nachteilen wie dem Verlust der apikalen Konstriktion und der Arbeitslänge steht der Vorteil des ohne Inzision erreichten Pusabflusses gegenüber.

Eine Lüftung nach Schröder ist sehr selten indiziert und nur dann, wenn alle bisher beschriebenen Notfallmaßnahmen keine Schmerzfreiheit bewirkten oder nicht durchführbar waren. Dabei wird nach kleiner Inzision in Höhe der Wurzelspitze das Gewebe mit einem Raspatorium leicht mobilisiert und anschließend durchdringt z. B. ein kleiner Rosenbohrer den Knochen bis kurz vor die Wurzelspitze.

Falldarstellung

A Ein unterer 1. Molar war druck- und perkussionsempfindlich. Im Röntgenbild ist eine ca. 20 mm große periapikale Aufhellung sichtbar. Nach der Trepanation des Pulpakavums und vorsichtiger Instrumentation entleerte sich massiv Pus aus dem distalen Wurzelkanal.

B Nach der koronalen Eröffnung wird die Arbeitslänge im Röntgenbild ermittelt. Die apikale Konstriktion wird bewusst erweitert, um einen weiteren Abfluss über den Wurzelkanal herbeizuführen, dieses Verfahren ist aber mit großen Risiken behaftet.

C Der Wurzelkanal wird instrumentiert. Im koronalen und mittleren Abschnitt sollte er mit Gates-Glidden-Bohrern auf einen Mindestdurchmesser von 1,2 mm erweitert werden.

D In den Wurzelkanal wird eine Kanüle oder ein Edelstahlröhrchen einzementiert und die restliche Kavität verschlossen. Mit Kochsalzlösung kann der Wurzelkanal und die periapikale Läsion alle 2 Tage über das Röhrchen gespült werden. Wöchentlich sollte dieses dem Kanal entnommen und sterilisiert werden.

E/F 8 Wochen nach Marsupialisation sowie nach weiteren 3 Monaten Zwischeneinlage werden die Wurzelkanäle gefüllt. Trotz des Einmessens der Guttaperchastifte ist eine massive Überfüllung durch den fehlenden apikalen Stopp aufgetreten.

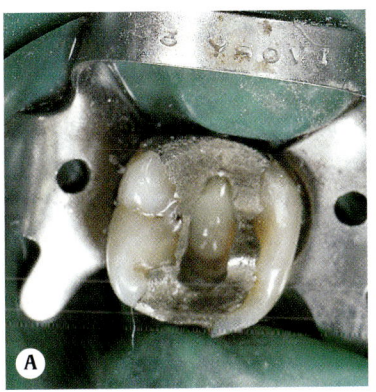

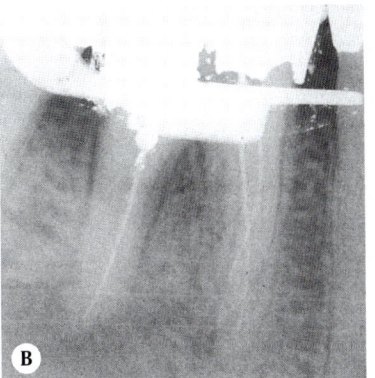

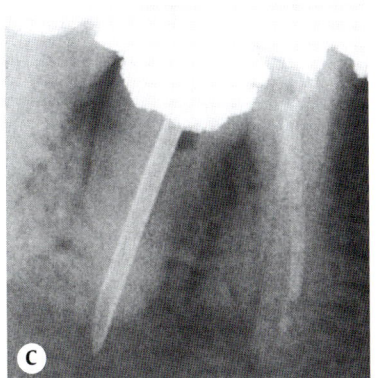

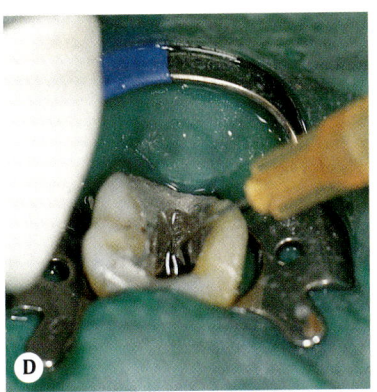

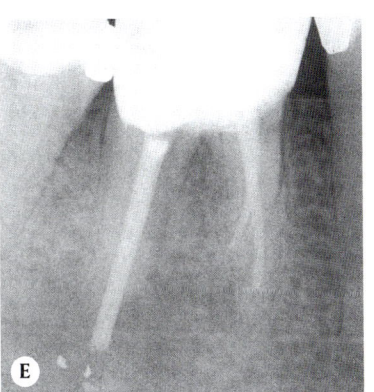

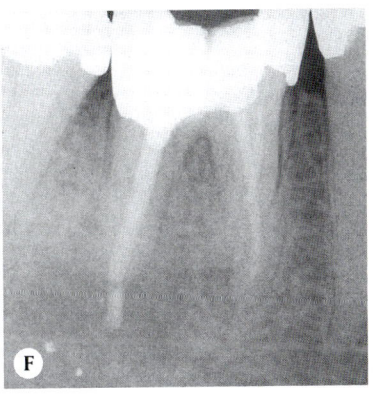

Aus einer **akuten apikalen Parodontitis** kann sich bei Persistenz der bakteriellen Infektion im Wurzelkanal ein **periapikaler Abszess** entwickeln. Die akute apikale Parodontitis ist klinisch durch Perkussion sowie Schmerzen bei axialer Belastung charakterisiert. Der periapikale Abszess kann in einer akuten oder abgekapselten, chronischen Form vorliegen. Der Abszess ist im Röntgenbild anfänglich nicht sichtbar. Die massive Entzündungszellinfiltration in den periapikalen Raum und die Osteoklastenaktivität führen erst nach 3–4 Wochen zu einem sichtbaren Knochenverlust.

Wird die **chronische apikale Parodontitis** sekundär bakteriell infiziert, entsteht ein „Phönixabszess" auf der Basis einer akuten Exazerbation des chronischen Prozesses. Röntgenographisch zeigt sich eine periapikale Aufhellung, klinisch fallen eine hochgradige Perkussionsempfindlichkeit, Zahnverlängerung und starker Schmerz auf. Histologisch weist die periapikale Läsion keinen Unterschied bei Zähnen mit Schmerzen, Schwellung oder Fistelung gegenüber symptomlosen Zähnen mit apikaler Läsion auf. Jedoch findet sich bei Spontanschmerz sowie bei Perkussion in Kanälen eine viel stärkere bakterielle Infiltration als bei Zähnen ohne klinische Symptome. Bei Perkussion, Schwellung und Exsudation sind vor allem Peptococcus, Peptostreptococcus, Eubacterium, Porphyromonas und Bacteroides nachweisbar. Letztere sind für die typische Geruchsentwicklung im Wurzelkanal verantwortlich.

Das Fortbestehen des bakteriellen Infekts mit Beeinträchtigung oder Nachlassen der Körperabwehr kann zu einem Durchbruch des Eiters in die umgebenden Weichteile mit Schwellung, Fistelbildung oder spontaner Entleerung führen oder es kommt zu einer Osteomyelitis. In diesen Fällen treten **Allgemeinsymptome** wie Schwellung regionärer Lymphknoten und erhöhte Temperatur auf.

Bei der **Therapie** steht die Pusevakuierung im Vordergrund. Kann eine **Drainage** über den Zahn herbeigeführt werden, erübrigt sich eine Inzision. Erst bei nichtdurchführbarer Drainage ist eine **Inzision** indiziert. Für die Inzision werden ein Einmalskalpell, ein Raspatorium sowie eine Arterienklemme benötigt. Nach der ausreichend tiefen Anästhesie wird auf dem Scheitelpunkt der Schwellung inzidiert.

Meist entleert sich sofort eine größere Eitermenge. Anschließend muss mit dem Raspatorium bis zum Knochen präpariert und das Periost leicht angehoben werden. Danach wird bei Bedarf die geschlossene Arterienklemme in die Abszesshöhle eingeschoben und durch Spreizen ein erleichterter Abfluss geschaffen.

Im Anschluss an die Drainage wird mit Kochsalzlösung oder 3%iger Wasserstoffperoxid-Lösung gespült und ein T-förmiges Gummidrain in die Inzisionwunde eingeführt. Dieses wird aus Kofferdamgummi hergestellt, sterilisiert und eingeschweist und kann bei Bedarf in mehreren Größen vorrätig sein. Die Drainage wird anschließend mit einer Knopfnaht am umliegenden Gewebe fixiert und verbleibt 3–5 Tage in der Inzisionsöffnung, um einen ausreichenden Abfluss zu gewährleisten. Der Patient wird nach 1 Tag und dann nach 3 und spätestens 5 Tagen wiedereinbestellt, die Öffnung gespült und der Rückgang der Schwellung kontrolliert.

Nach Abklingen der akuten Symptome fällt jetzt die Entscheidung der weiteren Therapie, die sowohl eine Wurzelkanalbehandlung als auch die Extraktion des Zahns beinhalten kann.

Falldarstellung

A Die Patientin litt seit 1 Woche an zunehmenden Beschwerden mit Schmerzen sowie einer Schwellung in der Oberlippenregion und Ausstrahlung bis in die Fossa canina.

B Im Röntgenbild zeigt sich eine periapikale Aufhellung, der Zahn ist bereits vor 1 Jahr trepaniert und dann offen gelassen worden

C Zahn 22 ist bis in Höhe der Gingiva frakturiert und stark perkussionsempfindlich.

D Palatinal ist im Notdienst inzidiert worden. Besser wäre eine Exzisionsinzision gewesen, um ein Verkleben der Schleimhaut zu verhindern.

E Nach Wurzelkanalinstrumentation in der 1. Sitzung wird der Kanal für einen provisorischen Interimsersatz vorbereitet und der Wurzelkanal koronal dicht verschlossen.

F Röntgenkontrolle 3 Monate nach Notfalltherapie mit Regenerationstendenz.

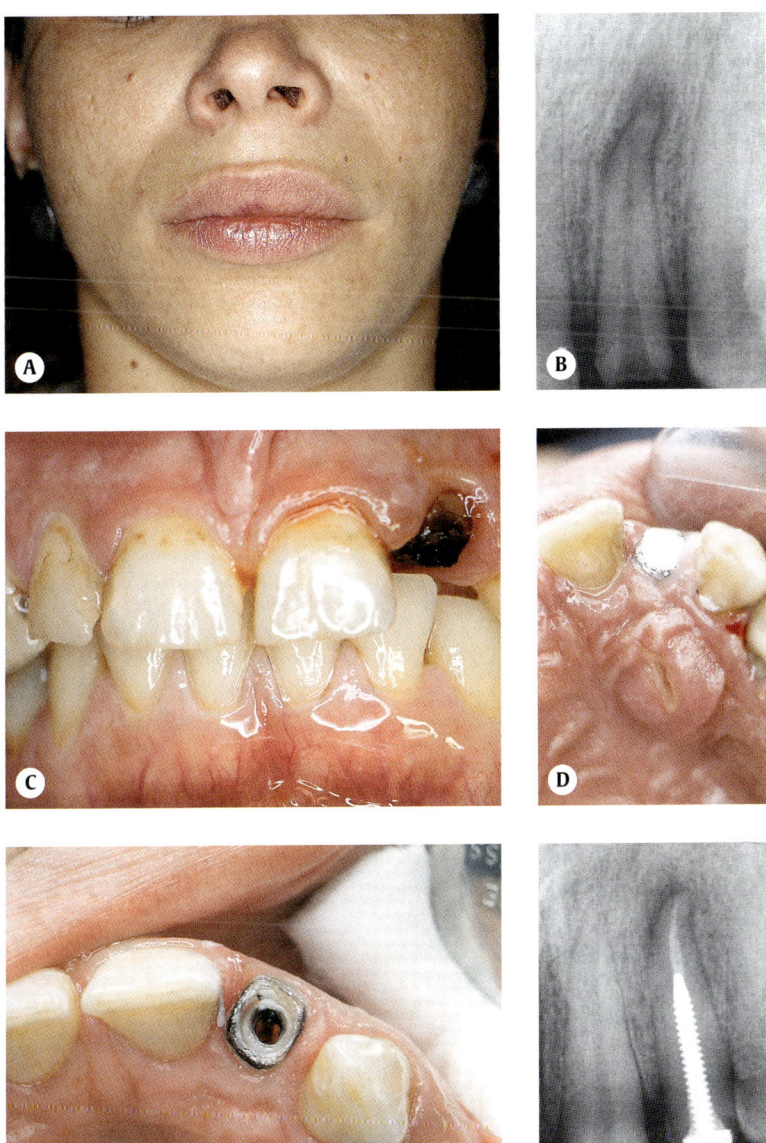

Die **Prävalenz** radikulärer Zysten schwankt je nach Studie zwischen 6 und 55 % aller periapikalen Läsionen. Die einer Studie zugrunde liegenden 2308 Läsionen waren von 314 Zahnärzten eingesandt worden. Dabei handelte sich um teilweise nicht vergleichbare chirurgische Resektionspräparate, auch schlechter Qualität, aus denen nur bruchstückhafte Zufallsschnitte gewonnen werden konnten.

Die Diskrepanz in der berichteten Inzidenz radikulärer Zysten beruht also auf einer unterschiedlichen Interpretation histopathologischer Schnitte. Diese Annahme wird durch eine von Nair geführte Studie stark gestützt, derzufolge zwar 52 % aller periapikalen Läsionen mit einem Epithel ausgekleidet waren, aber nur 15 % tatsächlich der Definition einer periapikalen radikulären Zyste entsprachen. In 35 % wurde die Diagnose Abszess gestellt, bei weiteren 50 % handelte es sich um ein periapikales Granulom. Bedeutsam war dabei die Erkenntnis, dass 2 **Klassen radikulärer Zysten** anzutreffen sind:

- periapikale wahre Zysten mit komplett ausgekleideten Kavitäten
- periapikale Taschenzysten mit zum Wurzelkanal hin offenem Zystenlumen

Nur 9 % der so untersuchten periapikalen Läsionen erwiesen sich als **wahre Zysten**. Die Existenz zweier Klassen radikulärer Zysten und die niedrige Inzidenz wahrer Zysten bestimmen die Entscheidung zur chirurgischen Entfernung dieser nur röntgenographisch festgestellten Läsion. Wie aus Statistiken hervorgeht, wird noch jede 2. periapikale Läsion chirurgisch therapiert, also eine unverhältnismäßig große Zahl chirurgischer Eingriffe an der Wurzelspitze vorgenommen.

Da man klinisch nur in 10 % auf eine wahre radikuläre Zyste trifft, könnte die größte Zahl von periapikalen Läsionen durch eine rein orthograde Wurzelkanalbehandlung ausheilen. Allerdings setzt dies eine korrekte Diagnosestellung voraus. In einer neuen Untersuchung wurden 43 Wurzelspitzenresektate klinisch und bakteriologisch untersucht. Röntgenographisch wurden in 12 Fällen radikuläre Zysten und in 31 Fällen „nichtzystische" granulomatöse Entzündungen bestimmt. Histologisch ließen sich daraufhin 25 chronische Entzündungen („Granulom") klassifiziert, entspre-

chend 58,15 %, gefolgt von 8 Abszessen (18,6 %) und 10 Zysten (23,25 %). Chronische und akute Entzündungszellen fanden sich immer gemeinsam. Nur einer der klinisch als Zyste eingeteilten Fälle ließ sich histologisch bestätigen. Von den 31 präoperativ als „Nichtzysten" bezeichneten Fälle zeigten 8 alle Zeichen einer „wahren" Zyste, eine wurde als Taschenzyste klassifiziert.

Zusammenfassend ist der Schluss erlaubt, dass **keine Korrelation zwischen der Röntgendiagnose und den histologischen Ergebnissen zur Bestimmung einer radikulären Zyste** besteht.

Klinisch bedeutet diese sehr wichtige Folgerung, dass jede periapikale Läsion zuerst, wenn technisch möglich, **rein konservativ** behandelt werden muss. Erst im Verlauf der weiteren Röntgenuntersuchung nach Abschluss der Wurzelkanalbehandlung und auch der prothetischen (!) Versorgung kann **frühestens nach etwa 6 Monaten** eine eindeutige **Indikation zum chirurgischen Eingriff** gestellt werden. Vergrößert sich die Läsion, dann ist die chirurgische Abtragung der Wurzelspitze und die Entfernung des Zystenbalgs indiziert.

Fallbeschreibung

A/B Ein 54-jähriger Patient stellt sich mit seit Tagen persistierenden Schmerzen in der Praxis vor. Die intraorale Untersuchung weist weißliche Beläge und Schleimhaut-Ulzerationen im Bereich der Umschlagfalte auf, die durch ein lokales Einlegen von Acetylsalicyltabletten zustande kam. Im Röntgenbild erkennt man eine kirschkerngroße periapikale Aufhellung an Zahn 12.

C/D Nach Trepanation und initialer Erweiterung mit Hedström-Feile kommt Pus vermischt mit Blut aus dem Wurzelkanal.

E Nach Wurzelkanalaufbereitung und Spülung wurde Calxyl in den Kanal eingebracht.

F Bei Schmerzpersistenz wurde auch Zahn 11 endodontisch behandelt.

G Die periapikale Läsion an Zahn 12 persistiert.

H Die Kontrollaufnahme 2 Jahre nach Wurzelspitzenresektion an Zahn 12 weist reizlose periapikale Verhältnisse auf.

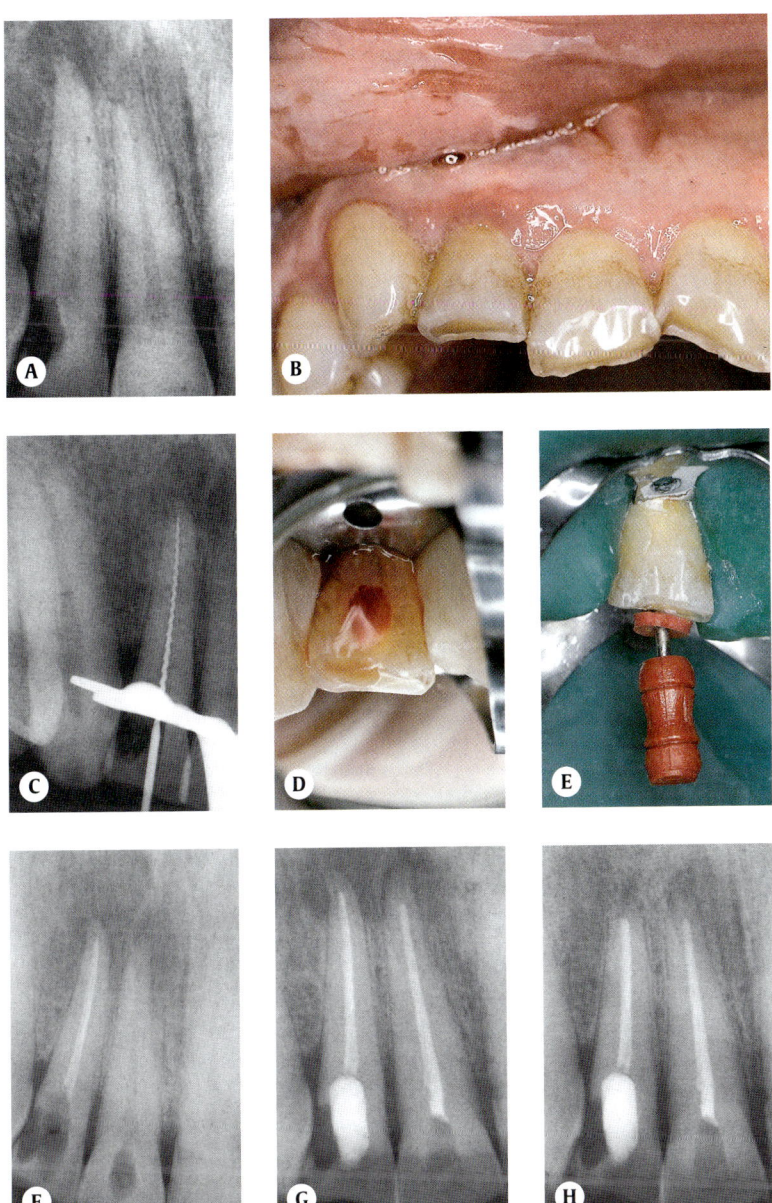

Diverse Verbindungen zwischen Pulpa und umgebenden Parodontalgewebe führen zu **pathologischen Interaktionen**: Pathogene können über laterale Kanäle, Dentintubuli, das Parodontalligament, den Alveolarknochen sowie über apikale Foramina ausgetauscht werden. Das apikale Foramen ist der bevorzugte, aber nicht der einzige Kommunikationsweg zwischen Parodont und Endodont. Akzessorische Kanäle in der Apikalregion sowie in der Furkation von Molaren verbinden ebenfalls beide Gewebe. Entzündungen im interradikulären Parodontalgewebe werden durch pulpale Entzündungen hervorgerufen. Bei 28,4 % der Molaren existieren diese Verbindungen in der Furkation und nur 10,2 % der untersuchten Molaren weisen laterale Kanäle weiter apikal auf.

Eine **endodontale Infektion** kann zu einer ausgedehnten Alveolarknochenresorption führen und eine vorhandene marginale Parodontitis modifizieren, indem durch Freisetzung lytischer Pathogene über laterale Kanäle die Taschenbildung gefördert wird. Daneben wird eine Irritation des lateralen Parodontalgewebes durch Einlagemedikamente diskutiert. Eine suffiziente (chirurgische) Parodontalbehandlung führt jedoch in der Regel zum Ausheilen marginaler Defekte unabhängig von einer Pulpaentzündung.

Andererseits kann eine **marginale Entzündung**, die das apikale Foramen erreicht hat, zu einer retrograd initiierten Pulpitis führen. Ob die Pulpitis über eine Infektion lateraler Kanäle oder über Kanäle in der Furkation herbeigeführt werden kann, bleibt umstritten. Obwohl bis zu 40 % des parodontalen Attachments verloren gegangen waren, fanden Bergenholtz und Lindhe in 70 % der untersuchten Pulpen keine Entzündungen. Bei den verbliebenen 30 % zeigte das Pulpagewebe nur geringe Entzündung oder Reizdentinbildung angrenzend an das zerstörte Parodontalgewebe. Stets fanden sich externe Resorptionen, die die Übermittlung von Pathogenen durch freigelegte Dentintubuli möglich machen. Dies zeigt die Bedeutung einer intakten Zementschicht auf der Wurzeloberfläche, die vermutlich das Eindringen von Toxinen bis ins Pulpagewebe abblockt. Übereinstimmend wird die Auslösung einer Pulpitis durch eine marginale Parodontitis aber verneint.

Findet sich eine primär parodontale Läsion mit sekundär ausgelöster Pulpitis und berichtet der Patient über intermittierend auftretende Schmerzen und klinische Zeichen einer Pulpitis, muss von einer marginalen Entzündung bis zum apikalen Foramen ausgegangen werden. Röntgenographisch lassen sich diese Läsionen nicht gegen eine primär endodontale Entzündung mit sekundär ausgelöster parodontaler Entzündung abgrenzen. In beiden Fällen muss neben der Parodontalbehandlung eine Wurzelkanalbehandlung durchgeführt werden.

Die **Wurzelamputation** ist dabei eine von verschiedenen Behandlungsmethoden, um die Funktionszeit von Zahnanteilen mit einer Furkationsbeteiligung zu verlängern. Ziel ist, den Attachmentverlust der verbliebenen Wurzel zu verlangsamen. Die Wurzellustrate der verbliebenen Wurzel beträgt langfristig dann nur 30 %. Nach 5 Jahren überleben 83 % und nach 10 Jahren 68 % der wurzelamputierten Zähne.

Die Wurzelkanalbehandlung wird vor einem parodontalchirurgischen Eingriff durchgeführt. Einzige Ausnahme ist die bei einer Lappenoperation angetroffene Indikation zur Hemisektion / Wurzelamputation. Bei der Amputation ist zwischen dem Intaktlassen der gesamten Krone und der Entfernung eines Kronenanteils zu differenzieren. Letztere Technik hat nicht nur operationstechnische Vorteile, sondern ist auch parodontalprophylaktisch gesehen als günstiger einzustufen, vor allem wenn der Reststumpf als Brückenpfeiler verwendet werden soll.

Falldarstellung

A/B Endodontale Vorbehandlung eines oberen 2. Molaren mit ausgeprägtem Knochenabbau an beiden bukkalen Wurzeln.

C Nach Extraktion der beiden bukkalen Wurzeln ist der Plaquebefall und die Zahnsteinbildung bis apikal sichtbar.

D/E Zustand 6 Monate nach Amputation der bukkalen Wurzeln und prothetischer Versorgung mit einer Brückenrekonstruktion von der palatinalen Wurzel bis zum Eckzahn.

F Ausgangsbefund im OPG.

G Abschlussbefund 2 Jahre nach Behandlungsbeginn.

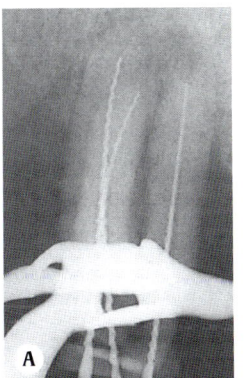

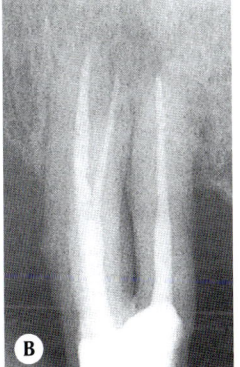

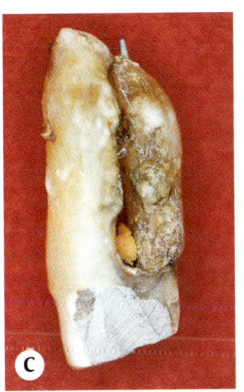

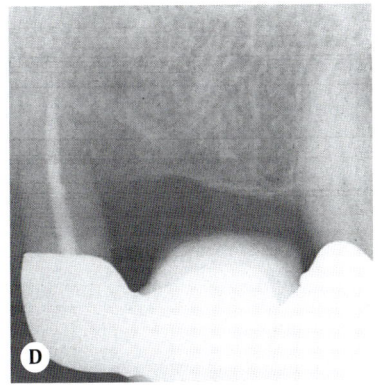

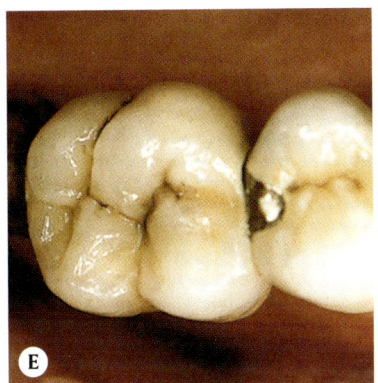

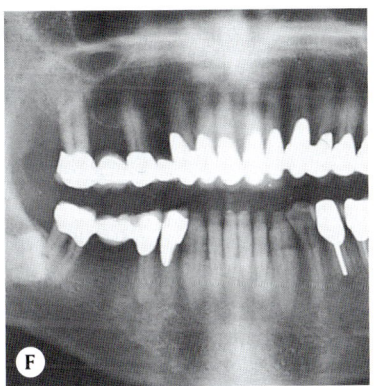

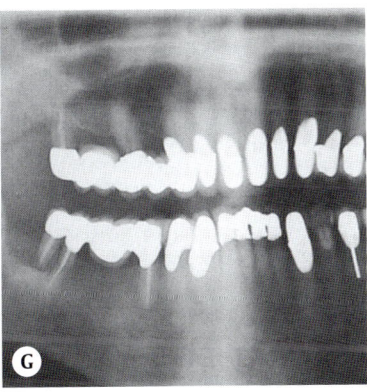

Die systematische Behandlungsplanung ist nach wie vor eines der größten Defizite im Praxisalltag. Das Behandlungsziel „Erhaltung oraler Strukturen" fordert aber zwingend einen solchen Gesamtbehandlungsplan, in den alle Fachgebiete integriert und aufeinander abgestimmt werden müssen.

Zur besseren Übersicht lässt sich der Behandlungsplan in 6 typische Phasen unterteilen:

Ziel der **Phase 1** ist neben der Schmerzelimination ein vorläufiger Therapieplan mit Röntgen- und Parodontalstatus sowie Diagnose und Prognose. Die Therapieplanung kann in diesem Stadium nur vorläufig sein und bezieht sich insbesondere auf Behandlungsbedarf, Differenzialtherapie und Prognose der verschiedenen Behandlungsmethoden. Am Ende steht ein vorbereiteter und vollständig informierter Patient, der nun selbst über den weiteren Verlauf der Behandlung mitentscheiden kann.

Ziel der **Phase 2** ist eine Bestandssicherung der vorhandenen Zähne durch oralchirurgische Eingriffe, eine Interimsversorgung sowie Füllungstherapie, durch endodontische Eingriffe, parodontale Vorbehandlung, Funktionstherapie und abschließend eine Reevaluation. Die Befunde werden in einem 2. Status zusammengefasst.

In **Phase 3** finden parodontal- und endodontalchirurgische Eingriffe statt. Die Reevaluation am Ende dieser Phase erlaubt nun eine sichere Aussage darüber, welche der zunächst prognostisch fragwürdigen Zähne erhaltungsfähig sind.

In **Phase 4** finden implantologische und kieferorthopädische Vorbehandlungen vor der abschließenden definitiven prothetischen Therapie (**Phase 5**) statt. **Phase 6** zeichnet sich durch den Erhalt des erreichten Behandlungserfolgs aus. In die Behandlungsplanung sollten nur solche Zähne einbezogen werden, die für Funktion und Ästhetik bedeutsam sind und eine ausreichend positive Prognose haben. Ein endodontischer Eingriff kann grundsätzlich bei allen Patienten erfolgen.

Indikationen zur Wurzelkanalbehandlung sind eine irreversibel geschädigte oder nekrotische Pulpa mit oder ohne klinische bzw. röntgenographische Hinweise auf eine periapikale Mitbeteiligung. Insbesondere ist ein zweifelhafter Pulpazustand vor restaurativer Therapie als Indikation erwähnenswert.

Kontraindikationen sind funktionell nicht wiederherstellbare bzw. restaurierbare Zähne sowie solche mit ungünstiger parodontaler Prognose und ein mangelhafter Mundgesundheitszustand.

Indikationen zur Revision sind Zähne mit unzureichender Wurzelkanalfüllung mit pathologischem Röntgenbefund und/oder klinischen Symptomen sowie wenn die koronale Restauration erneuert werden soll. Nach einer neuen Untersuchung tritt bei 60 % der wurzelkanalbehandelten Zähne eine apikale Radioluzenz als Ausdruck eines Behandlungsmisserfolgs auf. Dies ist Ausdruck 1. für Fehler bei der Fallauswahl und 2. der Behandlungstechnik. Eine postendodontische Erkrankung macht eine Intervention notwendig, die orthograd oder retrograd durchgeführt werden kann. Die **orthograde Revision** sollte aufgrund der Vorteile und des geringeren Risikos gegenüber der apikalen Chirurgie generell bevorzugt werden. Daher besteht die fallbezogene Entscheidungsfindung aus Überlegungen, die eine Revision ausschließen könnten. Die Erfolgsquote einer Revision liegt mit etwa 70 % deutlich unter der einer Erstbehandlung. Auch der erhöhte technische und zeitliche Aufwand einer Revision muss bei der Entscheidungsfindung einbezogen werden.

Falldarstellung

A Im Röntgenbild zeigt Zahn 25 eine insuffiziente Wurzelkanalfüllung und eine deutliche periapikale Aufhellung. Bei Zahn 24 fand sich keine Wurzelkanalfüllung, sondern nur ein kurzer Stumpfaufbau.

B Nach Abnahme der Brücke von 13 nach 23/24 lässt Zahn 24 einen Stumpfaufbau erkennen.

C Nach Anlösen mit Eukalyptol wird die Guttapercha aus Zahn 25 entfernt und 2 Kanäle werden reinstrumentiert.

D Röntgenkontrolle nach Wurzelkanalfüllungen im orthograden Strahlengang.

E Im exzentrischen Strahlengang ist in beiden Prämolaren ein 2. Kanal erkennbar, Ursache der periapikalen Aufhellung an Zahn 25.

F Zustand nach Einsetzen der Rekonstruktion.

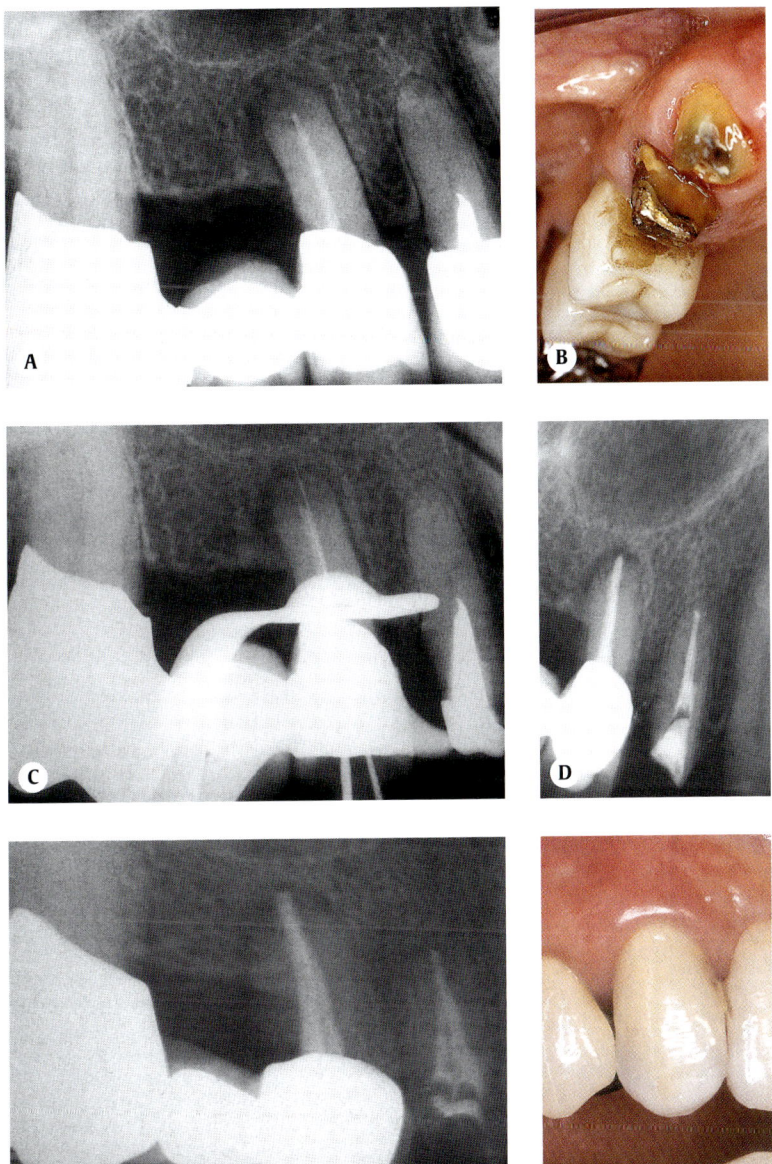

Grundsätzlich wird **langsam** injiziert. Bei rascher Injektion selbst kleiner Mengen wird ein erheblicher Druck auf das Gewebe ausgeübt, der zu Schmerzen führt, die umso größer sind, je straffer das Gewebe ist.

Die (zweifache) **Aspirationsprobe** ist unbedingte Pflicht. Eine versehentliche intravasale Injektion kann zu toxischen Reaktionen führen. Das Risiko ist bei Leitungsanästhesien am höchsten. So muss man bei Leitungsanästhesie am Foramen mandibulae in 11 % mit Gefäßpunktionen rechnen. In 2 % aller Injektionen wird Blut aspiriert. Die Spritze wird nach der 1. Aspirationsprobe um 90 bzw. 180˚ in Längsachse gedreht. Es fand sich in der Hälfte der Fälle erst nach der 2. Aspirationsprobe Blut in der Spritze.

Obere Frontzähne werden durch Einstich in den vestibulären Anteil der Umschlagfalte in Längsrichtung des Zahns durch ein Anästhesiedepot von ca. 1 ml betäubt. Bevor man die Kanüle in Position schiebt, injiziert man einige Tropfen und dann erst schiebt man die Kanüle weiter vor. Für **obere Seitenzähne** wird die Kanüle mesial des zu betäubenden Zahns eingeführt und nach superior-posterior bis über die Wurzelspitze vorgeschoben. Eine Leitungsanästhesie des N. palatinus anterior ist nur bei endochirurgischen Eingriffen erforderlich.

Die Anästhesie im **Unterkiefer** erfolgt durch Blockierung von Stamm oder Ästen des N. alveolaris inferior im Spatium pterygomandibulare kurz vor dessen Eintritt in das Foramen mandibulare. Dieses liegt in 22,5 % in Okklusionsebene der Molaren und in 75 % leicht unterhalb. Einige Autoren berichten auch über Foramina in der Fossa retromolaris, die Durchtritt für untere Molaren versorgende akzessorische Nervenfasern bieten. In 3 von 8 Fällen existieren direkte Verbindungen dieser Nerven mit Zweigen des N. alveolaris inferior. So wird für eine profunde Anästhesie der unteren Molaren die Injektion geringer Mengen in die retromolare Region empfohlen. Auch wird dem N. mylohyoideus bei der Innervation unterer Seitenzähne eine gewisse Bedeutung beigemessen. In 53 % finden sich akzessorische Foramina in der Fovea mylohyoidea, die dünne Schmerz- und Temperaturfasern enthalten sollen. Andere Autoren beschreiben akzessorische Foramina auf der lingualen Seite im posterioren Unterkieferbereich.

Komplikationen bei der Leitungsanästhesie am Foramen mandibulare sind:

- eine vorübergehende Parese des ipsilateralen M. facialis durch Anästhesie des N. facialis durch ein zu weit posterior gelegtes Depot
- Blockade des Ganglion stellatum durch Eindringen von Anästhetikum durch das Spatium pharyngeale und paravertebrale. Es resultiert ein Flush der ipsilateralen Gesichtsseite, Ptosis des Augenlids und Ausschlag in der Nackenregion bis zum Arm der gleichen Seite.

Persistierende Anästhesien oder Parästhesien werden durch eine **direkte Nervenschädigung** ausgelöst. Der Patient berichtet bei der Injektion über einen „elektrischen Schlag", der sich über das Ausbreitungsgebiet des Nervs erstreckt.

Abbildung „Anästhesie in verschiedenen Kieferregionen"

A Der N. alveolaris inferior wird im Spatium pterygomandibulare kurz vor Eintritt in den Mandibularkanal aufgesucht. Das Foramen liegt in Höhe der Molarenkauflächen. Die Kanüle wird parallel zur Kauebene bis zum Knochenkontakt vorgeschoben, etwas superior der Lingula. Man injiziert langsam mindestens 1,5 ml Anästhetikum.

B Im Oberkiefer-Seitenzahn-Bereich wird das Anästhesiedepot posterior des oberen Alveolarfortsatzes gesetzt.

C *Endochirurgische Eingriffe im Oberkiefer-Frontzahngebiet:* Beginn der Injektion vestibulär von Zahn 21, anschließend palatinal des N. nasopalatinus.

D *Seitenzahngebiet:* Beginn der Injektion vestibulär von Zahn 27, anschließend palatinal. Rechts: Injektion bei Operation an der palatinalen Wurzel von Zahn 16.

E *Unterkiefer-Seitenzahngebiet:* Die Injektion beginnt mit der Leitungsanästhesie am Canalis mandibulae, anschließend wird vestibulär und zusätzlich lingual an Zahn 47 injiziert.

F *Frontzahngebiet:* Zuerst Leitungsanästhesie am Canalis mandibulae, anschließend vestibulär und zusätzlich lingual.

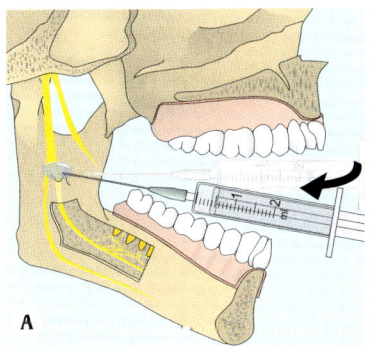

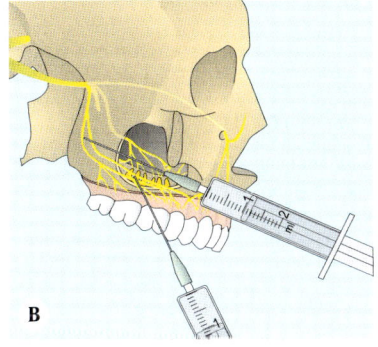

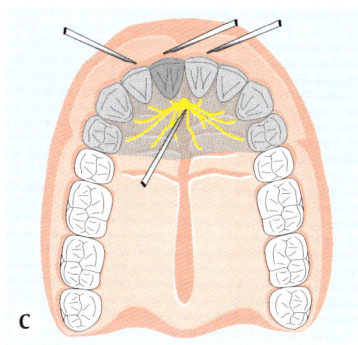

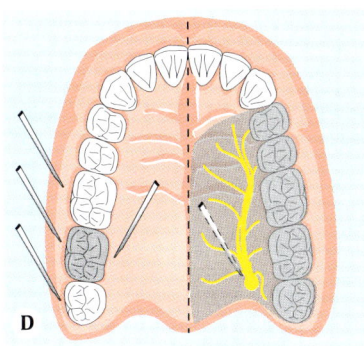

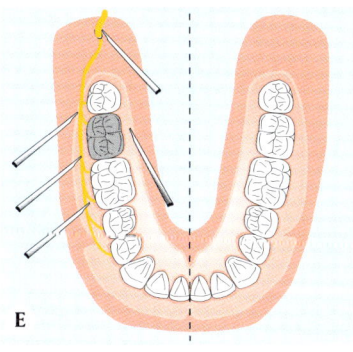

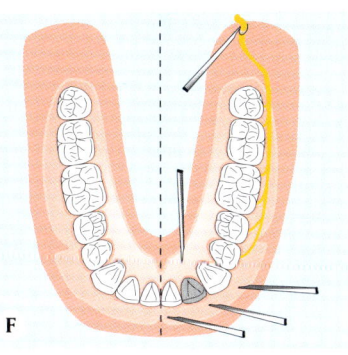

Eine Wurzelkanalbehandlung sollte nur an einem mit Kofferdam isolierten Zahn durchgeführt werden, um Speichelzutritt und bakterielle Kontamination zu vermeiden, Aspiration oder Verschlucken von Instrumenten auszuschließen und einem Übertreten von Spüllösung in die Mundhöhle vorzubeugen. In der Regel ist ein Zahn, an dem kein Kofferdam angelegt werden kann, so stark zerstört, dass eine Extraktion die bessere Therapiealternative ist. In Ausnahmefällen können auch die Nachbarzähne zum Anbringen der Kofferdamklammern herangezogen werden, dies trifft z. B. auf bereits beschliffene Zähne zu. Weitere **Vorteile von Kofferdam** sind neben dem aseptischen Arbeitsfeld eine Retraktion der Weichgewebe, eine deutlich verbesserte Sicht und ein erleichterter Zugang für die Aufbereitungsinstrumente, Zeitersparnis und eine auch für den Patienten spürbare Qualitätsverbesserung. Allerdings variiert die Akzeptanz der Kofferdamisolierung sehr: 50 % der US-amerikanischen Zahnärzte wenden bei der endodontischen Behandlung regelmäßig Kofferdam an, jedoch nur 20 % der schweizerischen und sogar nur 8 % der deutschen Zahnärzte.

Kofferdam als System zur Trockenlegung wurde 1864 von S. C. Barnum vorgestellt. 1870 kamen die ersten Klammern auf den Markt und 1943 ersetzte Latex den bis dahin verwendeten Kautschuk.

Das Kofferdamset setzt sich zusammen aus Kofferdamgummi, Rahmen, Loch- und Spannzange, Kofferdamklammern und Hilfsmitteln wie Stempel, Zahnseide und Kofferdamserviette.

Kofferdamgummi wird in den Stärken heavy, extra-heavy oder medium verwendet. Vorgeschnittene Platten (15×15 cm) sind sinnvoll, für Patienten mit Latexallergie ist Non-Latex-Gummi erforderlich. Allerdings ist dieses schwieriger zu applizieren und reißt leicht ein, außerdem wird es durch Eukalyptol bei der Revision von Guttaperchafüllungen aufgelöst.

Kofferdam wird auf einen **Rahmen** aus Metall (Young) oder Kunststoff aufgespannt. Traditionelle Kunststoffrahmen sind der nach Osty, der Radiolucent Frame von Hygienic, der Visiframe von Starlite und der klappbare Rahmen nach Sauveur.

Kofferdam-Lochzangen dienen dem Ausstanzen runder Perforationen. 2 Typen von Lochzangen (Ivory, Ainsworth) unterscheiden sich durch die Lage der Scharniere. Beide besitzen eine runde Lochplatte mit 5 oder 6 Bohrungen verschiedener Größe (0,5–2 mm). Der Stößel stanzt in das dazwischen liegende Gummi das Loch entsprechend der Zahngröße ein.

Kofferdam-Klammerzangen dienen der Applikation der gespannten Klammer auf den Zahn. Man kennt 3 Arten: Bei Typ 1 verlaufen die Branchen geradlinig und biegen erst am Ende ab; bei Typ 2 sind sie mehrfach gebogen mit großem Anschlag; bei Typ 3 lassen sich die Klammern nur einseitig verwenden.

Kofferdamklammern werden in flügellose (W) oder in solche mit Flügel unterteilt. Man kennt Distal- (D), Frontzahn-, Prämolaren- und Molarenklammern, Retentions- sowie Retraktionsklammern. Aus der Vielzahl von Klammerarten werden Sets aus 4–8 Klammern empfohlen, dazu gehören beispielsweise die Nr. 212 für Frontzähne, Nr. 0, 1, 2 für Prämolaren, Nr. 7, 8, 8A und 14A für Molaren.

Abbildungen „Kofferdamapplikation"

A Latexspanngummi 15×15 cm mittelstark in blauer oder grüner Farbe für guten Kontrast wird auf einen geeigneten Rahmen aus Kunststoff oder Metall aufgespannt. Zwischen Haut und Kofferdamgummi eine spezielle Serviette platziert. Klapprahmen aus Kunststoff haben den Vorteil, dass sie beim Röntgen nicht abgenommen werden müssen, sind aber unhandlich.

B Klammern für Molaren: oben Nr. 7 mit planen Backen und unten Nr. 8A für tief zerstörte oder beschliffene Zahnstümpfe.

C Die Ivory-Lochzange (links) stanzt regelmäßig gute Löcher, die nicht einreißen; rechts daneben die Lochzange nach Ainsworth als seit 100 Jahren unverändertes Modell.

D Stanzteller der Ivory-Zange mit 6 Öffnungen von 1–2 mm Durchmesser.

E Die Klammerzange nach Ivory hat eine Stahlschlinge hinter dem Scharnier und erlaubt eine Arretierung nach Einspannen der Klammer.

F Breite Anschläge verhindern das Abrutschen und zu tiefe Applizieren der Klammer.

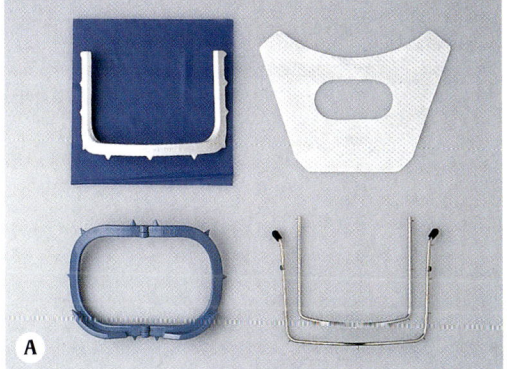

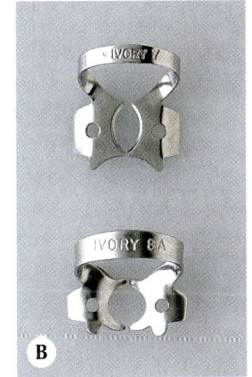

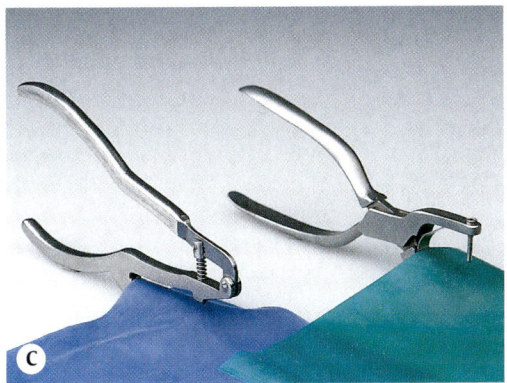

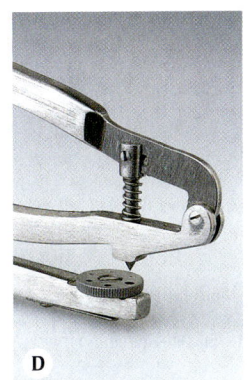

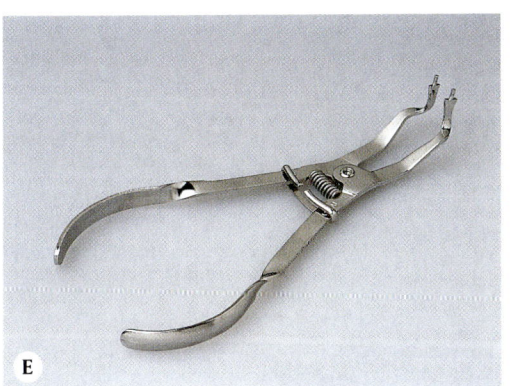

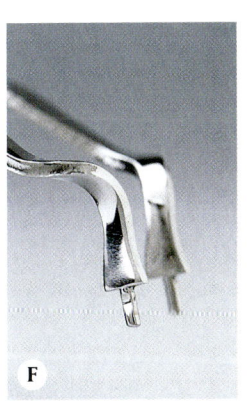

Allen Applikationstechniken gemeinsam ist eine Patientenaufklärung über Materialien und Vorgehen, eine Beurteilung der klinischen Situation (u.a. Zerstörungsgrad des Zahns), der Auswahl von Kofferdamgummi und -klammer sowie der Lage und Größe der Perforation im Gummi.

Das Anlegen des Kofferdams kann auf 4 Wegen erfolgen. Für die Endodontie sinnvoll ist vor allem das **gleichzeitige Applizieren von Klammer und Gummi**. Bei dieser sog. **Flügeltechnik** lassen sich 2 Phasen unterscheiden: die Vorbereitung durch die Assistenz und das eigentliche Anlegen am Patienten. Nach Einstanzen eines entsprechend großen Lochs in das Gummi werden die beiden Flügel der Klammer unter das Gummi geschoben. Danach erfolgt das Befestigen am Spannrahmen. Wenn diese Einheit aus Klammer, Klammerspannzange, Kofferdamgummi und Rahmen fertig montiert ist, reduziert sich die Zeit am Patienten auf ein Minimum. Das vorsichtige Absetzen der Klammer unterhalb des Zahnäquators muss immer unter Rücksprache mit dem Patienten erfolgen, der ein eventuelles Einklemmen oder Quetschen der Gingiva signalisiert. Mit dem Abstreifen des gespannten Dams über die Klammerflügel unter Zuhilfenahme eines Heidemann-Spatels und der approximalen Adaptation mittels Zahnseide wird das Anlegen komplettiert.

Bei der **Bügeltechnik** wird das Gummi in Höhe des Scharniers mit dem Zeigefinger auf die Klammerspannzange gedrückt. Der Dam wird anschließend mit der anderen Hand über den Bügel der Klammer gezogen und nach vorn zusammengefaltet. Dann wird die Klammer am Zahn befestigt und das Spanngummi sowohl über die Flügel als auch den Zahn gezogen. Der Rahmen wird zum Schluss angelegt.

Bei der 3. Methode wird zuerst das gelochte Gummi über den Zahn gezogen und danach mit der Klammer fixiert. Diese Technik wird immer in Verbindung mit der Klammer Nr. 212 an **Frontzähnen** angewendet.

Im Gegensatz dazu kann auch **zuerst die Klammer am Zahn** justiert werden. In der Regel verwendet man dazu flügellose Klammern, die ein Überstreifen des Kofferdamgummis erleichtern. Das Gummi wird anschließend stark gespannt und über den distalen Klammerbügel gezogen. Anschließend zieht man es über den bukkalen und

dann den lingualen Klammerteil und spannt es auf den Rahmen auf.

In einigen Behandlungssituationen wird man die Anlegetechniken modifizieren müssen, um den Zahn gut zu isolieren. Dazu empfehlen sich Zahnseide, Wedjets, Kerr-Masse oder Cavit.

Die in der Endodontie bevorzugte **Einzelzahnisolierung** kann in wenigen Fällen auch durch eine **Mehrzahnisolierung** ergänzt werden. Je nach Zahl der zu isolierenden Zähne werden die Perforationen nach **Schablone** gestanzt. Mittels Flügeltechnik wird der 1. Zahn isoliert und danach das Gummi über die weiteren Zähne gezogen. Gleichzeitig zieht die Helferin mittels Zahnseide die Kofferdambrücken interdental zwischen den Zähnen über den Approximalraum. Auch auf den letzten Zahn wird eine Klammer appliziert und der dichte Sitz mit Zahnseide geprüft.

In wenigen Fällen müssen tief zerstörte Zähne vor Kofferdamapplikation wieder aufgebaut werden oder es ist eine Klammer mit nach apikal weisenden Backen an die Gingiva anzusetzen. Aufgrund der zu erwartenden Gingivaschädigung muss diese Methode aber auf Ausnahmen beschränkt bleiben.

Falldarstellung

A Die Klammerflügel werden unter das gelochte Gummi geschoben und dieses anschließend locker auf einen Rahmen gespannt.

B Die Klammer wird gespannt und der Zustand mit dem Bügel an der Spannzange fixiert. Die Einheit aus Kofferdam, Spannrahmen, Klammerzange und Klammer wird anschließend über den Zahn gebracht und der Bügel gelöst, die Klammer befestigt und die Spannzange entfernt.

C Die Klammer ist über Zahn 36 geführt und die Spannzange entfernt worden.

D/E Mit einem Heidemann-Spatel wird das Gummi über die Klammerflügel gezogen.

F Mit Zahnseide wird das Gummi abschließend über den Kontaktpunkt in den Approximalraum geschoben und die Zahnseide seitlich herausgezogen.

G/H Fertig angelegter Kofferdam. Hautseitig ist die Kofferdamserviette sichtbar.

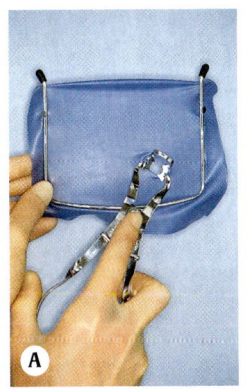

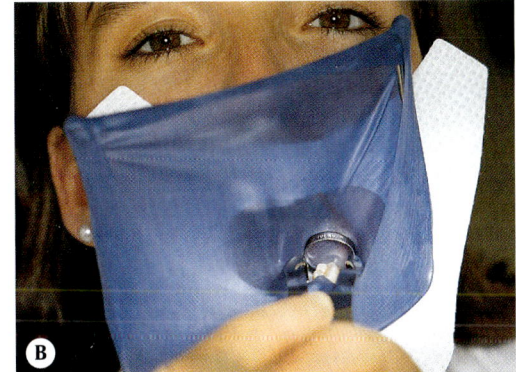

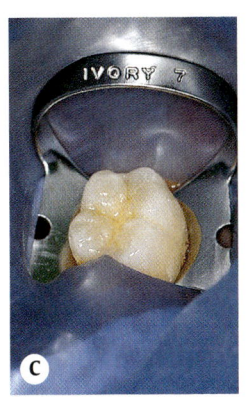

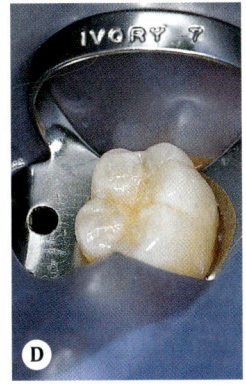

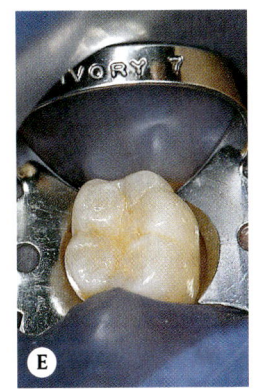

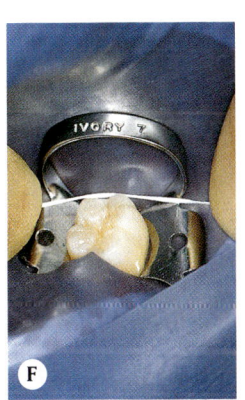

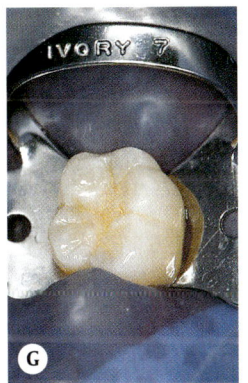

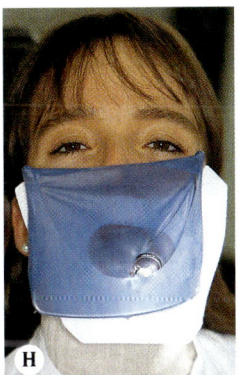

Die Wurzelkanalbehandlung beginnt mit der **Trepanation** des Zahns, die unter Kofferdam erfolgt. Schwierigkeiten während der Instrumentation des Wurzelkanals treten meist als Folge einer unzureichenden Trepanation und eines nicht **geradlinigen Zugangs** zu den Wurzelkanälen auf. Der Eingang zum Wurzelkanal muss einer **direkten Einsicht** zugänglich gemacht werden, was den Einsatz einer **Lupenbrille** oder eines Operationsmikroskops erfordert.

Koronale Hartsubstanz ist zwar in ausreichendem Maße zu erhalten und es darf nur so viel Schmelz und Dentin entfernt werden, wie unbedingt notwendig. Niemals darf aber eine zu klein gestaltete Trepanationsöffnung das Auffinden der Kanaleingänge behindern. Fehler bei der Gestaltung der Trepanationsöffnung ziehen eine Fülle von Schwierigkeiten während des gesamten endodontischen Eingriffs nach sich.

Der nicht geradlinige Zugang zu den Wurzelkanaleingängen kann eine Begradigung des gekrümmten Wurzelkanals oder ungünstigerweise auch eine Perforation zur Folge haben. Für die Gestaltung der Trepanationsöffnung ist die Kenntnis der Zahn- und Wurzelkanalanatomie wichtig, da die Trepanationsöffnung ein vergrößertes Abbild des Pulpakavums darstellt.

Die Wurzelkanalbehandlung schließt zu Beginn die vollständige Entfernung aller kariösen Läsionen sowie insuffizienter prothetischer Versorgungen ein. Dies verhindert eine Penetration und somit Kontamination des Wurzelkanals durch Bakterien, wodurch langfristig ein endodontischer Misserfolg auftreten kann. Bakterien penetrieren Dentintubuli, setzen sich dort fest, vermehren sich relativ ungehindert und können später eine periapikale Entzündung mit Knochendestruktion auslösen.

Entfernt man alte Restaurationen nicht vollständig, können sich Füllungspartikel lösen und während der Aufbereitung den Wurzelkanal verblocken. Sind alte Füllungen intakt und lassen sich röntgenographisch keine undichten Stellen feststellen, so könnte man diese Restaurationen belassen. Dagegen spricht jedoch, dass sich erst bei vollständig entfernter Füllung oder Krone das Ausmaß einer kariösen Penetration sowie undichte Stellen bestimmen und die Wurzelkanaleingänge besser auffinden lassen.

Vielfach ist das Anfertigen einer Interimskrone oder einer adhäsiv verankerten Füllung notwendig, die den Zahn abdichtet und vor einer Fraktur zwischen den Behandlungen schützt.

Ein Problem während der Trepanation des Pulpakavums ist die fehlerhafte Einschätzung des Winkels zwischen Krone und Wurzel. Dies erschwert das Auffinden der Kanaleingänge. Zur genaueren Lokalisation der Wurzelkanaleingänge ist das diagnostische **Röntgenbild** sehr hilfreich. Bei großen koronalen Restaurationen sollte eine Bissflügelaufnahme hinzugezogen werden. Um eine Perforation oder exzessive Präparation am Kavitätenboden zu vermeiden, orientiert sich die Länge des diamantierten Schleifkörpers am Röntgenbild.

Mit diamantierten Kugeln ist ein erster Tiefengewinn zu erzielen, während zylindrische Fräsen einen guten seitlichen Abtrag erlauben. Eine sinnvolle Kombination für die gesamte Trepanation bietet der **Endo Access Bur** nach H. Martin (Maillefer, Ballaigues, CH).

Sind die Kanaleingänge nicht auffindbar, orientiert man sich am größten Wurzelkanal. Der Kronenpulpaboden gibt durch Farbunterschiede, feine Leisten und Einziehungen Hinweise auf Zahl und Lage der Kanaleingänge, das Dach muss vorher aber vollständig entfernt sein. Zusätzlich empfiehlt sich das **Anfärben** des Kavitätenbodens.

Falldarstellung

A Oberer 1. Molar mit insuffizienter Kompositfüllung, der im Röntgenbild auch eine insuffiziente Wurzelkanalfüllung aufweist.

B Nach Abtragen der Kompositfüllung zeigt sich eine ausgeprägte Sekundärkaries.

C Karies und infiziertes Hartgewebe werden unter Sichtkontrolle komplett entfernt und der Zugang zu den Wurzelkanälen wird dargestellt.

D Zustand nach koronaler Erweiterung und Instrumentation aller 4 Wurzelkanäle.

E Die Wurzelkanäle werden von koronal beginnend instrumentiert und im Röntgenbild wird die Arbeitslänge bestimmt.

F Röntgenkontrolle nach Wurzelkanalfüllung.

G Röntgenkontrolle 4 Jahre später.

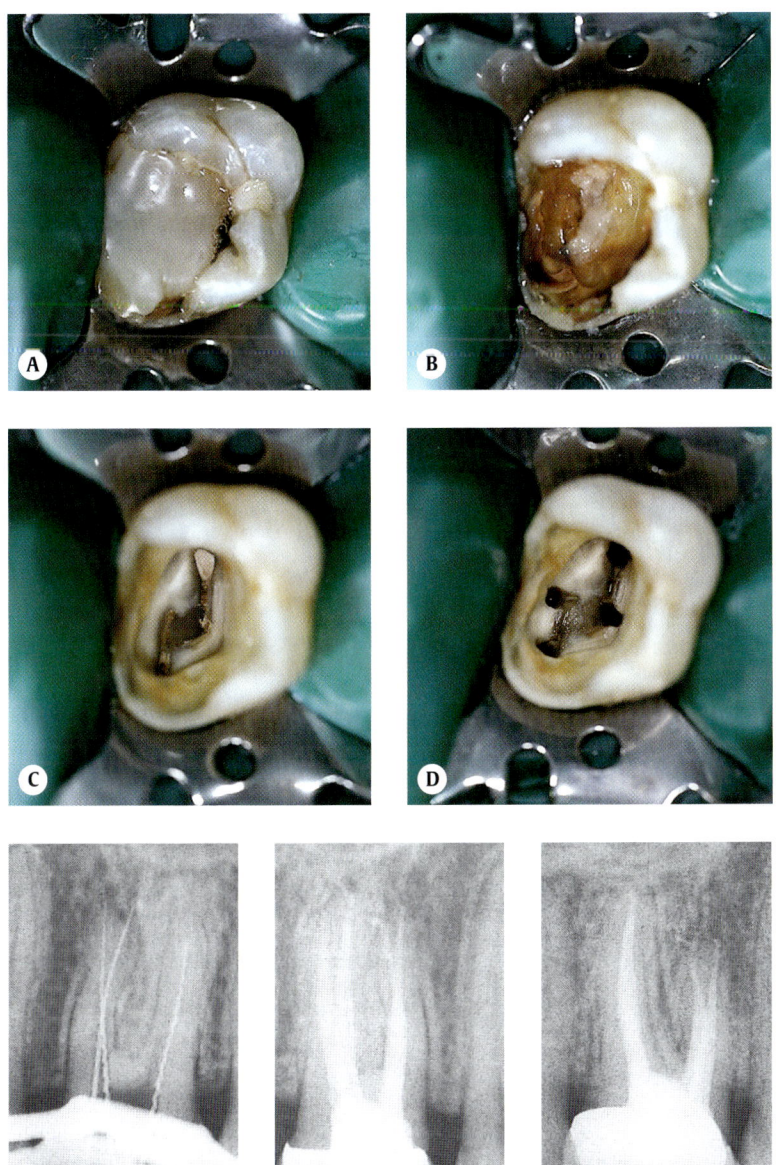

Die Umrissform der endodontischen Zugangskavität entspricht dem Umriss des Pulpakammerdachs. Bei **Frontzähnen** ist sie lingual lokalisiert. Die Umrissform der Kavität ist bei **Oberkiefer-Schneidezähnen** dreieckig und liegt im Zentrum der palatinalen Fläche. Sie muss nach mesial und distal ausreichend extendiert werden, wodurch Pulpahörner vollständig erfasst und das nekrotische Gewebe entfernt werden kann. Zurückgelassenes Gewebe kann später zu Verfärbungen der klinischen Krone führen. Die Pulpakammer wird in einem 45°-Winkel zur Längsachse des Zahns präpariert.

Die Umrissform der Zugangskavität an **Unterkiefermolaren** ist trapezförmig. Die initiale Trepanation liegt zentral mit Achsrichtung des Bohrers nach distal, da der Raum über dem distalen Kanal am besten zu lokalisieren ist.

Im **Oberkiefer** ist die Zugangskavität rhombenförmig. Der Trepanationsbeginn ist zentral mit Achsrichtung des Bohrers zum mesiopalatinalen Höcker, da hier der Pulparaum am ausgedehntesten ist. Nach Erreichen der Pulpakammer wird der Schleifkörper unter Kontakt mit dem Pulpaboden nach bukkal bewegt, um das überhängende Dach zu entfernen.

Nach der initialen Durchdringung des Pulpakammerdachs über dem palatinalen Kanaleingang wird die Extension vervollständigt. Im Oberkiefer ist die Lage des palatinalen Wurzelkanals von Molaren eine Hilfe zum Auffinden der weiteren Kanaleingänge.

Der Diamantschleifkörper wird unter Kontakt mit dem Pulpakammerboden nach bukkal bewegt, um das überhängende Dach zu entfernen und die mesio- und distobukkalen Kanäle darzustellen. Die endgültige Präparation erfolgt durch einen Diamantschleifkörper mit glatter Spitze. Die Kavität wird nach koronal leicht divergierend präpariert.

Die endgültige Form verschafft einen ungehinderten Zugang zu allen Wurzelkanälen. Erst dadurch wird ein geradliniges Einführen der Wurzelkanalinstrumente möglich. Da viele Wurzelkanäle im koronalen Anfang gekrümmt sind, muss die zervikale Leiste bzw. die koronale Auswölbung vorsichtig entfernt werden. Ist die Pulpakammer nur schwer auffindbar, wird mit einem langsam laufenden **Access Bur** Größe 1 in der trockenen Kavität in Richtung der vermuteten Kanaleingänge bis in 2 mm Tiefe präpariert.

Der Boden der Pulpakammer liegt 1–2 mm unterhalb der Schmelz-Zement-Grenze. Ist eine Lokalisation der Pulpakammer schwierig, kann der **Abstand am Röntgenbild** ausgemessen und auf den Endo Access Bur übertragen werden. Auch eine **Parodontalsonde** ist für eine Messung hilfreich, um Perforationen zu vermeiden. Obere 1. Molaren haben normalerweise 3 Wurzeln mit 4 Wurzelkanälen, in der mesiobukkalen Wurzel ist der 4., der mesiopalatinale Wurzelkanaleingang lokalisiert. Die beiden mesialen Kanäle können sich auf einer bukkopalatinalen Röntgenaufnahme überlagern. Mit einer 2., exzentrischen Aufnahme lässt sich eine bessere Differenzierung erreichen.

Eine weitere Komplikation ist die apikale Krümmung nach distal und palatinal. Mit einem vorgebogenen Instrument muss die Verlaufsrichtung vor der Aufbereitung taktil erfasst werden. Die Stoppermarkierung zeigt den Kanalverlauf und in Richtung der Krümmung. Ohne Kontrolle durch den Stopper ist eine Orientierung innerhalb des Wurzelkanals nicht möglich.

Abbildungen

A Man erkennt Dentinüberhänge, die einen geradlinigen Zugang erschweren und damit die Instrumentenbruchgefahr erhöhen.

B Die Trepanation erfolgt mit einem Endo-Access-Bur, der Tiefe gewinnt und anschließend die Kavität divergierend öffnet.

C Die so präparierte Zugangskavität ermöglicht dem Instrument ungehinderten Zugang.

D Oberkiefer-Frontzähne werden von palatinal eröffnet, die Kavität ist dreieckig.

E OK-Prämolaren werden oval in orovestibulärer Richtung trepaniert.

F OK-Molaren werden rhombus- bzw. trapezförmig eröffnet.

G Schneide- und Eckzähne des Unterkiefers haben in bis zu 25% der Fälle 2 Wurzelkanäle, die Eröffnung erfolgt von lingual.

H Prämolaren werden oval in orovestibulärer Richtung von okklusal ausgehend trepaniert.

I Molaren werden trapezförmig, mesial in der Regel etwas breiter als distal, im Anschluss an den mesialen Randwulst eröffnet.

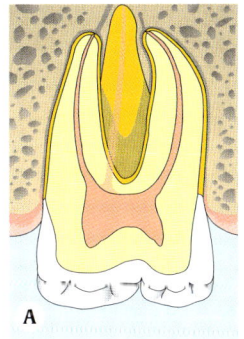

A

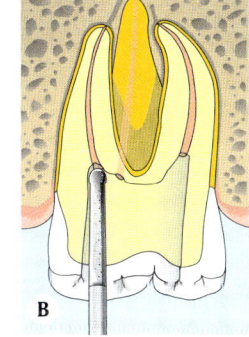

B

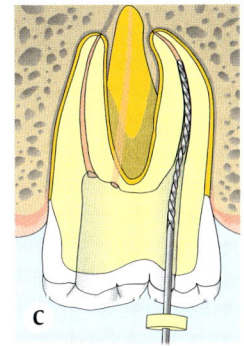

C

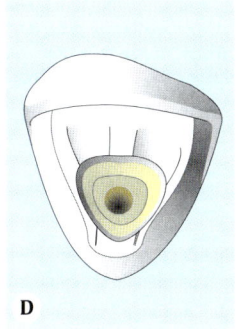

D

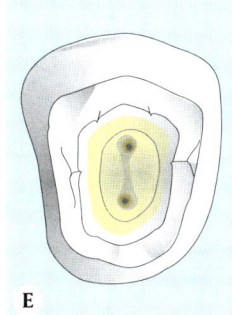

E

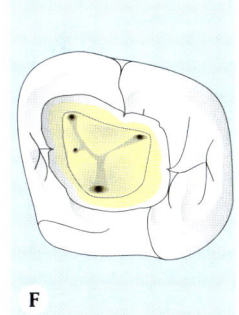

F

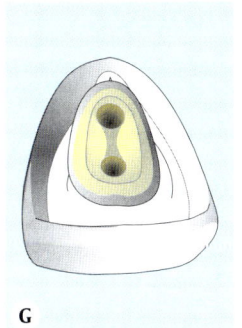

G

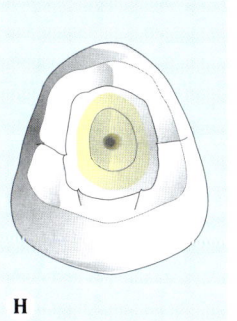

H

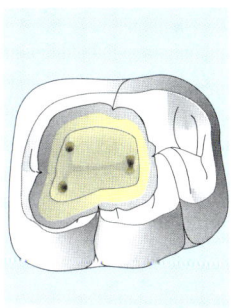

I

Ursache endodontischer Misserfolge sind meist übersehene Wurzelkanäle. **Untere Schneidezähne** haben in ca. 40% 2 Wurzelkanäle, aber bei nur 1% findet man ein getrenntes apikales Foramen. Vor der Trepanation müssen orthoradiale und exzentrische Röntgenaufnahmen angefertigt werden, um anatomische Varianten besser darstellen zu können. **Obere Prämolaren** können in ca. 84% bei 1. und in 58% bei 2. Prämolaren einen weiteren Wurzelkanal aufweisen. Des Weiteren haben 8% der 1. Prämolaren 3 oder mehrere primäre Ramifikationen.

In der Embryonalentwicklung haben mesiobukkaler und mesiopalatinaler Wurzelkanal des **oberen 1. Molaren** ursprünglich einen Hauptkanal. Während der Entwicklung sind Ansätze zur Invagination und Einlagerung von Hartgewebe festzustellen, sodass der palatinale Anteil in der mesiobukkalen Wurzel kleiner ausgebildet wird und teilweise oder vollständig obliterieren kann.

Bei Misserfolgen bei OK-Molaren ist u.a. von einer unzureichenden Instrumentation mit nicht behandelten Kanälen und Foramina auszugehen.

Beispielsweise variiert die Präsenz eines 4. Wurzelkanals im oberen 1. Molaren je nach Untersuchungsmethode zwischen 19 und 77% und im 2. OK-Molaren zwischen 10 und 38%. Neuere Studien wiesen sogar in 90% bei 1. und 70% bei 2. OK-Molaren jeweils 2 Wurzelkanäle in der mesiobukkalen Wurzel nach, d.h. die Mehrzahl dieser Zähne hat 4 Wurzelkanäle. In 52,4% fanden sich 2 separate Kanäle, die sich kurz vor dem Apex vereinten, 33% hatten 2 separate Kanäle und in 4,8% lag ein Kanal vor, der sich apikal in 2 separate Kanäle aufzweigte.

Eine genaue Vorstellung von der zu erwartenden Trepanationsanatomie sowie Anzahl und Verlauf der Wurzelkanäle sind Grundvoraussetzung für das Gelingen eines endodontischen Eingriffs. Um die Vielfalt anatomischer Varianten besser zu erfassen, wurden verschiedene **Klassifikationen** vorgeschlagen. In der sehr umfassenden Einteilung von Vertucci wird die **Anzahl der Kanäle** unterschieden, die 1. am Boden der Pulpakammer starten, 2. im Verlauf des Kanals auftreten und 3. am Foramen apicale münden.

Hieraus ergeben sich 8 Typen von **Kanalkonfigurationen**:
1. 1 einzelner Kanal
2. 2 konfluierende Kanäle
3. 1 sich teilender Kanal
4. 2 separate Kanäle
5. 1 Kanal, der sich kurz vorm Foramen teilt
6. 2 Kanäle, die sich in der Wurzel vereinigen
7. 1 Kanal, der sich aufzweigt, vereinigt und wieder teilt
8. 3 separate Kanäle in einer Wurzel.

Aus dieser nicht immer vorhersagbaren Kanalanatomie ergeben sich ungewollte Misserfolge. Um diese zu minimieren, sind eine ausreichend große Trepanationsöffnung mit guter Sichtkontrolle sowie gut auswertbare Röntgenbilder auch in exzentrischer Darstellung notwendig. Eine Besonderheit stellen C-förmige Kanäle dar. Die Diagnose ist schwierig. Klinische Hinweise sind ein konstant fortbestehender Schmerz, anhaltende Blutung aus dem Kanal sowie konfluierende Lumina nach der Trepanation. Auf dem Röntgenbild erscheinen die Wurzeln eher konisch oder verwachsen.

Abbildungen

A Der obere 1. Prämolar präsentiert sich überwiegend mit den Kanaltypen 4–7, d.h. mit 2 Kanälen, die entweder ganz separat oder mehr oder weniger gemeinsam verlaufen. Beide UK-Prämolaren gehören zu 70% zum Typ 1 mit einem Wurzelkanal. Lediglich beim 1. Prämolaren sind in 25% Kanäle der Konfiguration 4 oder 5 anzutreffen.

B Der 1. UK-Molar hat 2 Wurzeln: Die mesiale hat 2 Kanäle, die zu 40–45% in einem gemeinsamen apikalen Foramen enden. Im Bild ist die distale Wurzel in orovestibulärer Richtung geschnitten und offenbart in der Hauptsache einen gemeinsamen Wurzelkanal. Der 1. Molar hat aber in 27% 2 Kanäle, wovon 14% ein separates apikales Foramen aufweisen, Ursache für eine mögliche Schmerzpersistenz.

C 1. OK-Molaren haben meist 4 Wurzelkanäle. Je nach Studie sind in bis zu 40% in der mesiobukkalen Wurzel 2 getrennt verlaufende Kanäle zu finden (mesiobukkal, mesiopalatinal).

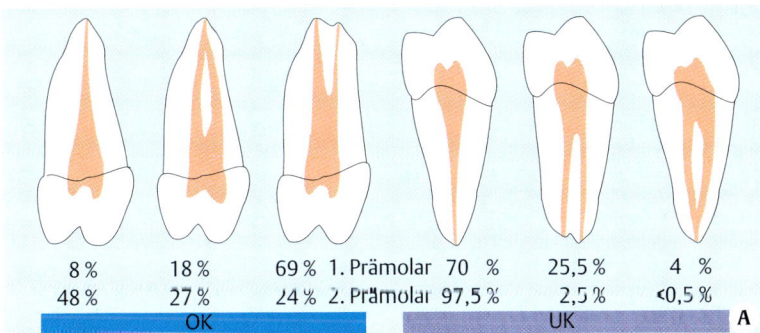

| 8 % | 18 % | 69 % | 1. Prämolar | 70 % | 25,5 % | 4 % |
| 48 % | 27 % | 24 % | 2. Prämolar | 97,5 % | 2,5 % | <0,5 % |

OK | UK **A**

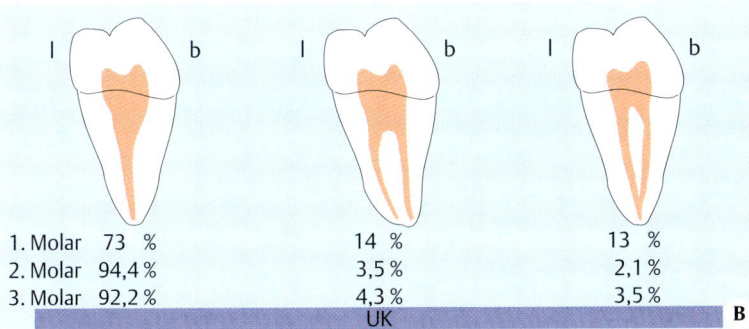

	l	b
1. Molar	73 %	
2. Molar	94,4 %	14 %	3,5 %	13 %	2,1 %
3. Molar	92,2 %	4,3 %	3,5 %

UK **B**

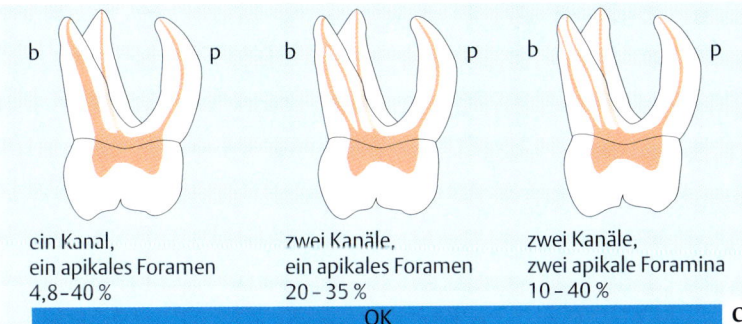

ein Kanal,
ein apikales Foramen
4,8–40 %

zwei Kanäle,
ein apikales Foramen
20–35 %

zwei Kanäle,
zwei apikale Foramina
10–40 %

OK **C**

91

In die Behandlungsplanung sind nur Zähne mit **ausreichender Prognose** einzubeziehen, die sich prothetisch rekonstruieren lassen. Nach Entfernen alter Füllungen und Restaurationen ist das Anfertigen einer Interimsversorgung erwünscht, um einen koronalen reproduzierbaren **Referenzpunkt** zur Festlegung der Arbeitstiefe zu definieren und um den Zahn zwischen den Sitzungen vor einer Überbelastung mit Frakturfolge zu schützen. Zudem ist ein **dichter Abschluss** gegen das orale Milieu notwendig, um eine Speichel- und damit Bakterienkontamination zu verhindern. In-vitro-Untersuchungen zufolge können bei insuffizienter koronaler Versorgung Mikroorganismen bereits nach 7 Tagen zu schweren Reinfektionen des Wurzelkanals führen.

Während die endodontische Zugangskavität allein die Zähne um nur 5 % schwächt, reduziert eine zusätzliche MOD-Kavität die mechanische Festigkeit um 63 %. Klinisch wirkt sich dies in erhöhter Frakturgefahr zwischen den einzelnen Sitzungen aus. Demzufolge ist entweder ein adhäsiver Verbund oder die Versorgung mit einem Langzeitprovisorium bereits zu Behandlungsbeginn notwendig.

Die **Interimsversorgung** kann als Kompositfüllung, adhäsiv eingesetztes Kompositinlay oder einzementiertes Kunststoffprovisorium erfolgen, letzteres als Sofort- oder Langzeitprovisorium. Die Größe des Zahnhartgewebedefekts und die erforderliche Tragedauer bestimmen den Versorgungstyp. Glasionomerzemente, sowohl silberpartikelverstärkte als auch lichthärtende, zeigen initial eine sehr gute Randadaptation. Während der Gebrauchsphase kommt es jedoch zu einem deutlichen okklusalen Substanzverlust und einer Verschlechterung der marginalen Randanheftung. Für mittelgroße Seitenzahnkompositfüllungen führt eine zahnsubstanzschonende Präparationsform in Verbindung mit der Umhärtungstechnik zu einer langfristig sehr guten marginalen Adaptation. Die Füllungen, inseriert in kastenförmige Kavitäten und ausgehärtet nach der Zweischichttechnik, wiesen nach Kaubelastung noch 74 % ideale Randwerte auf.

Die inhärent und rasch ablaufende Polymerisationsschrumpfung der **Komposits** muss durch aufwendige Insertions- und Polymerisationstechniken kompensiert werden. **Sofort-**provisorien werden direkt im Mund des Patienten oder indirekt anhand eines Abdrucks der präparierten Situation auf einem Modell hergestellt. Vorfabrizierte Kronenhülsen sowie Tiefziehschienen können unterfüttert werden, die Tragezeit ist auf 1–3 Monate begrenzt. Als **Langzeitprovisorien** bieten sich für eine Tragezeit von bis zu 6 Monaten Eierschalenprovisorien an. Provisorien mit einem reduzierten Metallgerüst und Kunststoffverblendung können zwischen 6 Monaten und 2 Jahren einzementiert werden, setzen aber eine aufwendigere und teure Laborherstellung voraus.

Der Einsatz eines Langzeitprovisoriums ist bei einer Gesamtrehabilitation notwendig. Die zahntechnische und klinische Herstellung ist aufwendig und steht im Widerspruch zum exspektativen Therapieansatz, der ausschließlich das klinische Verhalten eines devitalen Zahns mit Wurzelkanalbehandlung beinhaltet. Ein 6-monatiges Warten bis zur definitiven Versorgung ist wissenschaftlich unbegründet und klinisch mit einer erhöhten Misserfolgsquote verbunden.

Falldarstellung

A Die Zähne 24 und 25 weisen insuffiziente Amalgamrekonstruktionen auf, teilweise ist es zur Zahnfraktur gekommen, was das Wiederaufbauen erschwert. Der Zahn muss mit einem Adhäsivprovisorium wiederaufgebaut werden. Dadurch wird es möglich, Kofferdam anzulegen und eine reproduzierbare Längenmessung vorzunehmen.

B Im diagnostischen Röntgenbild erkennt man die zerstörte Zahnhartsubstanz von Zahn 25.

C Nach adhäsivem Einsetzen des indirekt hergestellten und nachvergüteten Provisoriums ist keine Kontamination des Kanals zu erwarten.

D Provisorischer kurzzeitiger Verschluss der Trepanationsöffnung zwischen 2 Sitzungen mit eugenolfreiem Zement.

E Der Kompositaufbau kann trepaniert und der Wurzelkanal aufbereitet werden, die Arbeitslänge ist reproduzierbar.

F Im Röntgenbild ist ein gut sichtbarer und reproduzierbarer koronaler Referenzpunkt hergestellt worden, der Guttapercha-Masterpoint kann problemlos eingemessen werden.

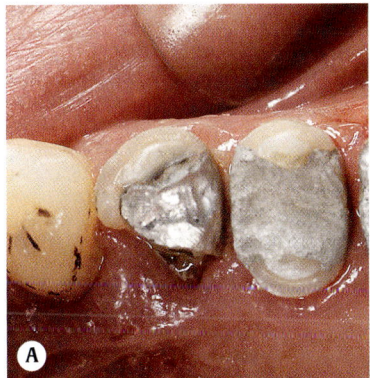

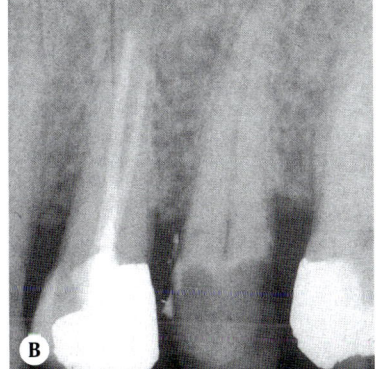

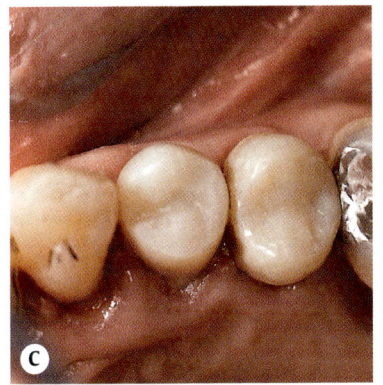

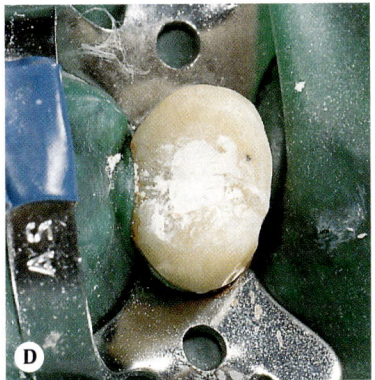

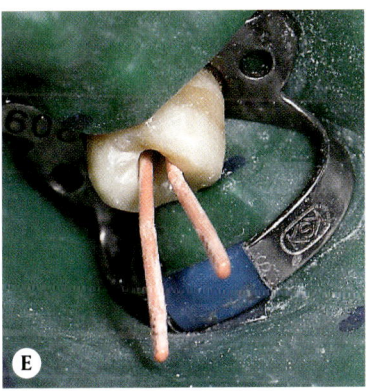

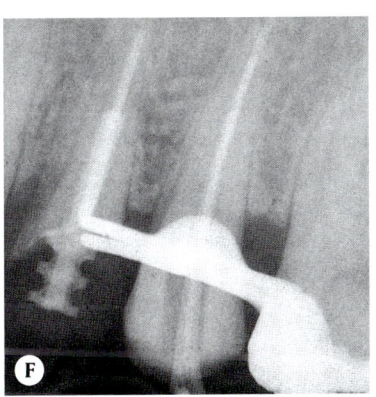

Nach Penetration des Pulpakammerdachs und Präparation der **Zugangskavität** werden die Wurzelkanaleingänge sondiert. Probleme treten dabei nach unzureichender Entfernung des Pulpakammerdachs auf. Dentinüberhänge müssen entfernt und die Kavität muss zur Okklusalfläche hin konisch erweitert werden. Mit einer Häkchensonde lässt sich beurteilen, ob das gesamte Dentin abgetragen wurde. Visuell und unterstützt durch eine 6- bis 8fache **Lupenbrille** unter Zuhilfenahme eines oberflächenverspiegelten **Mundspiegels** (HR Front, Röder, Ismaning) muss kontrolliert werden, ob ein ungehinderter Zugang zu den Kanälen präpariert worden ist. Zusätzlich ist für optimalen Lichteinfall durch Lichtquellen z.B. an der Lupenbrille zu sorgen. Erst dadurch sind die Einzelheiten am Kavitätenboden deutlicher zu unterscheiden. Oft ergibt sich auch durch das Einkürzen des Zahns ein besseres Sichtfeld.

Ist das gesamte Kronenkavum obliteriert, orientiert man sich an der Farbe des Dentins. Der Pulpaboden ist graubraun, die Pulpawände sind meist hell und weißgelb. Kalzifizierungen zeigen gewöhnlich eine leicht speckig-gelbbraune Färbung. Sie müssen mit einem rotierenden Instrument entfernt werden. Sobald der dunklere Pulpaboden freigelegt ist, sucht man in den Randbereichen zuerst den größten Kanaleingang. Eine zusätzliche Hilfe kann die Transillumination von zervikal sein.

Mit einer dünnen, aber festen **Sonde** (DG 16, Maillefer; EXDG 16, Hu-Friedy) wird der Kanaleingang abgetastet. Bleibt die Sonde stecken, so wird mit einer Hedström-Feile Nr. 15 geprüft, ob es sich um einen Wurzelkanal handelt. Erst dann kann der Eingangsbereich von koronal beginnend leicht erweitert werden.

Ist der Wurzelkanal nicht auffindbar, muss nachpräpariert, die Kavität gespült und getrocknet sowie ggf. angefärbt werden. Sind die Kanaleingänge obliteriert, orientiert man sich am Pulpaboden: Grauschwarze Linien weisen die Richtung zu den Kanaleingängen. Bleibt die Sonde in einem vermuteten Wurzelkanal stecken, so kann der Kanaleingang durch Aktivierung mittels **Ultraschall** freipräpariert werden.

Anschließend beginnt man mit möglichst kurzen Instrumenten die **Kanaleingänge** zu lokalisieren. Bei einigen Instrumenten wurde extra für diesen Zweck der sonst 16 mm lange Arbeitsteil erheblich reduziert. Besonders empfehlenswert sind die Orifice shaper aus der Profile-Reihe als rotierende Nickel-Titan-Feilen. Als Handinstrumente empfehlen sich die beiden Instrumente Deepstar und Farside (Maillefer), deren Konstruktion auf den Merkmalen eines Reamers basiert. Die Länge der Instrumente ist auf 15 bzw. 18 mm reduziert und sie sind in den Größen 06, 08, 10 sowie 15 erhältlich. Aufgrund der reduzierten Länge sowie der besonders geschliffenen Spitze sollen diese Instrumente im Vergleich zu herkömmlichen Instrumenten leichter in enge Wurzelkanäle vordringen können.

Von einigen Autoren wird auch ein kurzzeitiges Anätzen des Pulpabodens für 10 s oder die Applikation von EDTA empfohlen, um die Penetration zu erleichtern. Notfalls muss mit dem diamantierten Endo-Access Bur langsam laufend nachpräpariert werden. Obliterationen des Wurzelkanals finden sich meist nur auf einem kurzen koronalen Stück, in sehr wenigen Fällen ist der gesamte Kanal kalzifiziert.

Falldarstellung

A Im Röntgenbild wird versucht, die Lage des Wurzelkanals und des Eingangs zu lokalisieren.

B Unter Kofferdam wird mit dem diamantierten überlangen Endo Access Bur nach Durchdringen der Krone in die Tiefe präpariert.

C Trepanation bis zum Pulpakammerdach.

D Trepanation durch das Pulpakammerdach und Entfernen der Reste des Pulpagewebes.

E Auffinden der Wurzelkanaleingänge mit einer endodontischen Spezialsonde (DG 16, EXDG 16) durch Abtasten des Kavitätenbodens.

F Darstellen der beiden Kanaleingänge, aus denen nur wenig Blut dringt, wodurch das Auffinden erschwert sein kann.

G Mit einer Hedström-Feile Nr. 15 wird der Wurzelkanal von koronal nach apikal erweitert und gleichzeitig nekrotisches Pulpagewebe entfernt.

H Nach koronaler Erweiterung sind beide Kanaleingänge gut lokalisierbar.

I Abschlussaufnahme nach Wurzelkanalfüllung.

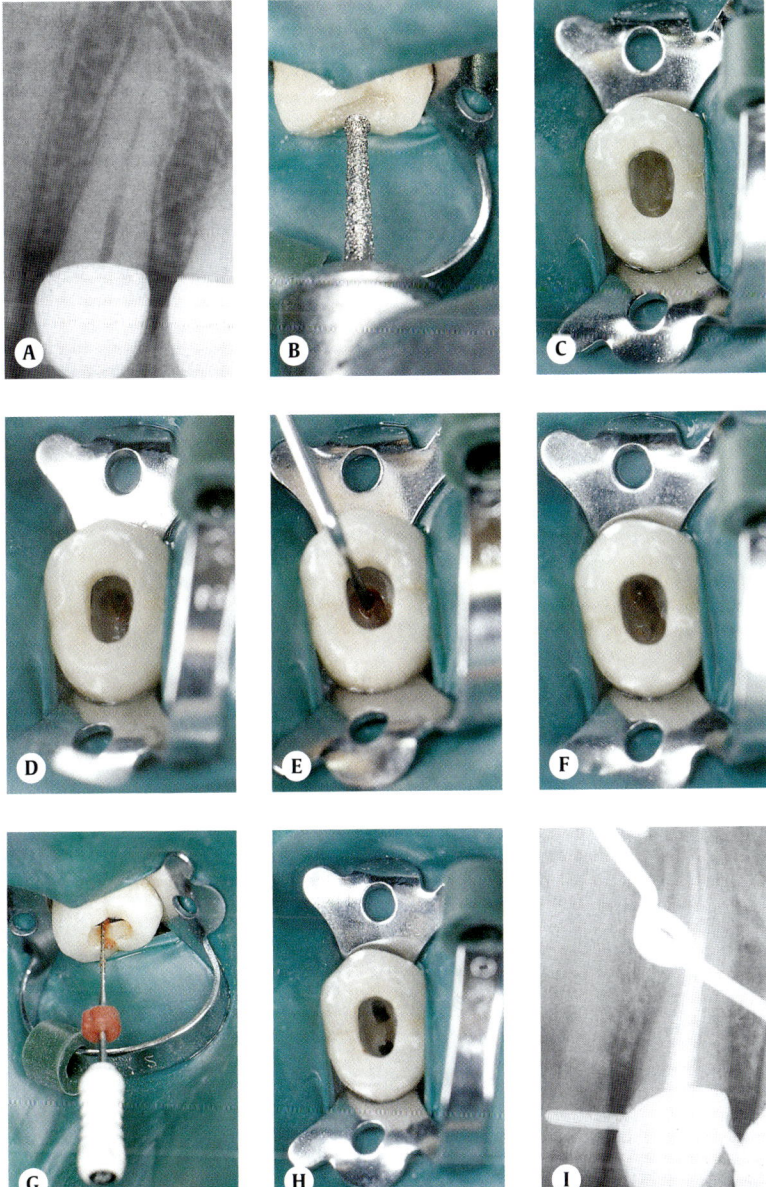

Hauptprobleme bei der Trepanation und dem anschließenden Sondieren der Wurzelkanaleingänge als wichtigster Maßnahme für den endodontischen Erfolg sind unzureichendes Exkavieren von Karies, Belassen von erweichter Zahnhartsubstanz oder insuffizienten Restaurationen, mangelhafter Zugang zum Pulpakavum, fehlerhaftes Einschätzen des Winkels zwischen Krone und Wurzel, falsche Beurteilung des Zahns im Zahnbogen sowie Probleme bei der Trepanation durch Kronen und große Füllungen mit nachfolgender Obturation des Kanaleingangs durch Füllungspartikel.

Das komplette Entfernen zerstörter koronaler Zahnhartsubstanz stellt sicher, dass nur widerstandsfähige und wiederaufbaubare Zahnhartsubstanz verbleibt, die nach koronaler Rekonstruktion eine Kontamination des periapikalen Gewebes durch Speichel und Bakterien während der Behandlung oder zwischen den Sitzungen verhindert. Auch wird eine Fraktur von Zahnsubstanz zwischen 2 Sitzungen vermieden, die einen Verlust der Referenzpunkte bedeuten würde. Das Exkavieren der kariösen Zahnsubstanz beginnt man immer von peripher, erst anschließend wird in Pulparichtung exkaviert.

Es gilt bei der Freilegung der Wurzelkanäle zwar immer noch der Lehrsatz: „Suche die Pulpahörner". Diese stellen jedoch nur einen kleinen Teil des Pulpakavums dar und liegen zudem an deren Grenze. Daher muss nach Erreichen der Pulpahörner weiter in die Kanaleingänge trepaniert und anschließend das gesamte Dach durch Präparation in der Mitte des Kavums abgetragen werden.

Am **Röntgenbild** wird die **Präparationstiefe** bis in den Kanaleingang abgemessen und die sagittale und transversale Ausdehnung bestimmt. Wird das **Kavumdach** nicht vollständig entfernt, lassen sich nicht alle Kanaleingänge lokalisieren oder es wird meist in der falschen Richtung zu exzessiv präpariert mit der Gefahr einer Perforation.

Ist das Sondieren der Kanaleingänge durch zu starke Blutung erschwert, muss ausreichend mit 5 %iger NaOCl-Lösung gespült werden, ggf. wird ein in Epinephrin 1:50.000 getränktes Wattepellett aufgepresst. Kleinere **Perforationen** werden mit einem provisorischen Verschlussmittel wie Cavit, Super-EBA-Zement, IRM oder dem neuen MTA-Zement

abgedeckt. Calciumhydroxidpräparate sind in diesen Fällen genauso kontraindiziert wie Formaldehydpräparate.

Infolge fehlerhafter Einschätzung des Winkels zwischen Krone und Wurzel können Kanäle verwechselt werden und ein weiterer Kanal ist nicht auffindbar, zusätzliche Kanäle werden übersehen und die Zahnhartsubstanz am Pulpaboden wird unnötigerweise stark geschwächt. Weicht die Stellung des Zahns zu sehr von der Norm ab, wird ohne Kofferdam trepaniert. In Ausnahmefällen sollte zusätzliches Kronenmaterial abgetragen werden, um einen übersichtlichen Zugang zum Pulpakavum zu erreichen. Bei der Trepanation unter Kofferdam kann eine auf den Zahn gezeichnete Linie den **Kronenwinkel** und damit die Trepanationsrichtung anzeigen. Gelegentlich muss eine neu angefertigte prothetische Rekonstruktion wieder enfernt werden, um gute Übersichtlichkeit zu erzielen.

Falldarstellung

A Oberer 1. Molar nach mehrfach erfolgloser Behandlung, der seit 2 Monaten offen gelassen werden musste. Die 3 Kanäle sind gut erweitert und komplett bearbeitet worden.

B Im Röntgenbild sind 3 Wurzeln sowie Reste der wieder entfernten Einlage sichtbar.

C Nachdem das Pulpakammerdach vollständig abgetragen wurde, sind 3 Kanäle deutlich sichtbar. Etwa 2 mm unterhalb des mesiobukkalen Kanals in Richtung des palatinalen Kanals wird nochmals nachpräpariert.

D Vorsichtige koronale Eingangserweiterung.

E Röntgenmessaufnahme und Darstellung der 3 präparierten Wurzelkanäle.

F Vorsichtiges Aufbereiten bis Arbeitslänge.

G Auffinden des 4. mesiopalatinalen Wurzelkanals und komplettes koronales Erweitern aller Kanäle.

H Röntgenkontrolle der Füllung aller 4 Wurzelkanäle. Die Patientin ist beschwerdefrei. Ursache der Schmerzpersistenz war der infizierte, separate mesiopalatinale Wurzelkanal.

I Einblick in die Kavität nach Abschluss der Wurzelkanalfüllung.

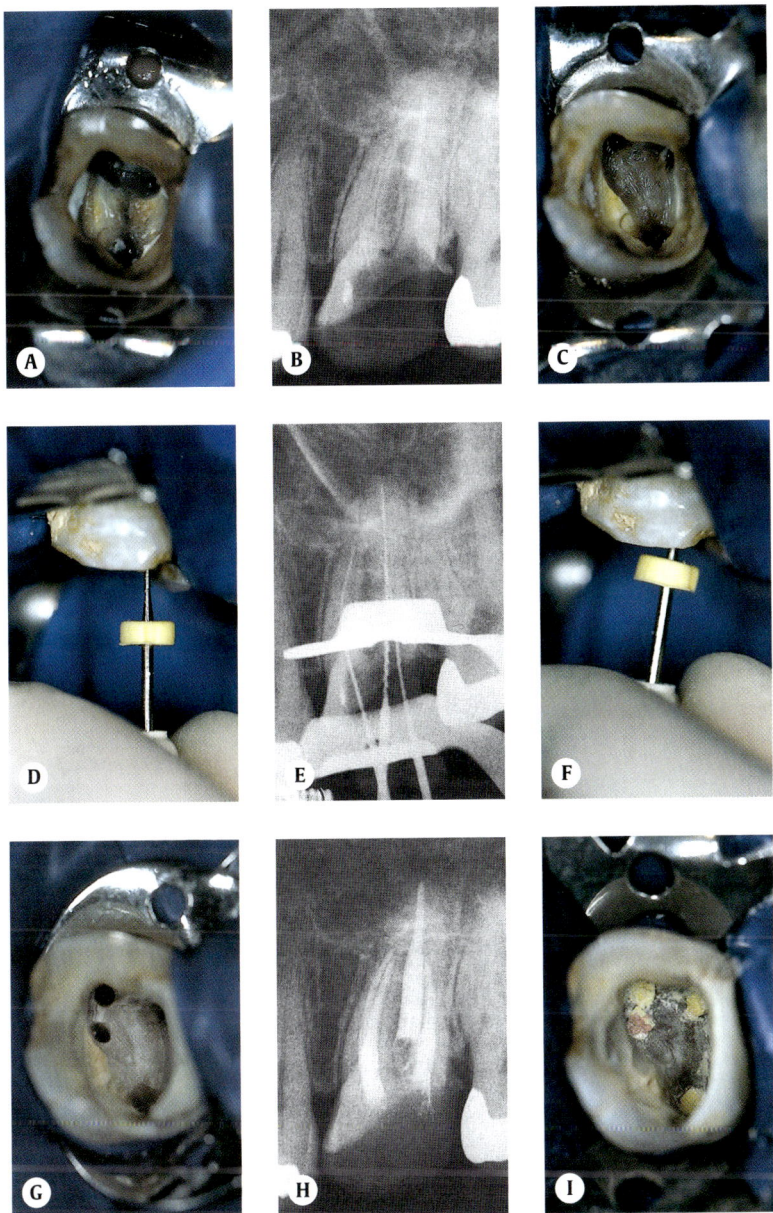

Methylenblau ($C_{16}H_{18}ClN_3S$) erscheint als dunkelgrünes Pulver bzw. in Form von dunkelgrünen, bronzeartig glänzenden Kristallen. Es kommt in verschiedenen Hydratformen vor und kann bis zu 22 % Wasser enthalten, handelsüblich ist besonders das Trihydrat.

1 Teil Methylenblau löst sich in ca. 25–40 Teilen Wasser, 65 Teilen Ethanol oder 450 Teilen Chloroform. In Diethylether ist die Substanz nicht löslich. Eine 1 %ige Lösung in Wasser reagiert sauer (pH 3–4,5). Die Kristalle schmelzen bei 100–110 °C unter Zersetzung.

Methylenblau "betätigt" sich gern als Wasserstoffakzeptor; der Farbstoff bildet dabei in reversibler Reaktion farbloses Leukomethylenblau, in der das vorherige chinoide, mesomeriestabilisierte System unterbrochen ist.

Methylenblau wird in Chemie, Medizin, Zahnmedizin und industrieller Färbetechnik vielseitig verwendet. Es dient als sog. Vitalfarbstoff (nach Ehrlich), d.h. es färbt bestimmte histologische Strukturen intensiv an, andere gar nicht. Methylenblau färbt Bakterien und Protozoen (Blutausstrich nach Löffler), ist Bestandteil von Färbelösungen nach Giemsa und May-Grünwald usw.

Es wirkt zudem als Antidot (Gegengift, Gegenmittel) bei Kohlenoxid-, Blausäure-, Nitrit- und Anilinvergiftungen und ist auch bei anderen Methämoglobinbildnern wirksam, denn Methylenblau beschleunigt die Reduktion von Methämoglobin.

Methylenblau ist außerdem als Antiseptikum (Wundspülungen, Schleimhautpinselungen), Antirheumatikum sowie in der Tierheilkunde als Bestandteil von Präparaten gegen Ekzeme, Furunkel, Magen-/Darmkatarrhe bekannt.

Als Thiazinfarbstoff wird es zum Färben von Fasern (Baumwolle, Seide, Polyacrylnitril) eingesetzt, hier findet meist das Methylenblau-Zinkchlorid-Doppelsalz Verwendung.

Methylenblau dient, in Form spezieller Kapseln eingenommen, zur Magenfunktionsdiagnostik.

Für die Verwendung von Chemikalien als Lebensmittel-, Futtermittel- und Kosmetikzusatzstoffe sowie den Einsatz in Arzneimitteln gelten zahlreiche gesetzliche Regelungen und Einschränkungen.

In der Zahnmedizin eignet sich Methylenblau (Canal Blue) zur Kariesdiagnostik, aber vor allem zur Darstellung von Wurzelkanaleingängen durch Anfärben von Restpulpagewebe, zur Diagnostik von Frakturlinien sowie in der retrograden Chirurgie zum Anfärben der Resektionsfläche. Hier werden neben den Kanälen auch Gewebespalten und -reste sichtbar gemacht, die sich dann erst vollständig entfernen lassen, wodurch ein Misserfolg der endodontischen Therapie vermieden wird.

Zur Darstellung der Wurzelkanäle wird Methylenblau aus einer Einmalpipette in die Kavität getropft und Überschüsse werden vorsichtig ausgespült. Anschließend lassen sich Kanäle bei vorhandenem Restgewebe sehr gut vom helleren Dentin unterscheiden. Bei Obliterationen des Pulpakavums oder der koronalen Anteile kann auch dieses Hilfsmittel versagen.

Falldarstellung

A Oberer 2. Prämolar, der in 48 % einen einzelnen Wurzelkanal aufweist, in 27 % 2 Kanäle, die sich apikal vereinigen, und in 24 % 2 getrennte Wurzelkanäle und apikale Foramina. Im Röntgenbild erscheint nur ein Wurzelkanal, lediglich der 1. Prämolar weist deutlich 2 Wurzelanteile auf. Hier finden sich in 62 % 2 Kanäle, in 18 % 2 Kanäle mit einem Foramen und in 5 % sogar 3 Kanäle.

B Die Trepanationsöffnung wird oval gestaltet. Vermutet man 2 Kanaleingänge, wird die Trepanation nach bukkal und palatinal erweitert. Es ist ein breiter Kanaleingang sichtbar.

C Zur besseren Darstellung wird Methylenblau (Canal Blue) aus einer Einmalspritze in die Kavität injiziert und der Überschuss abgesaugt.

D Vorsichtig wird die Kavität gespült.

E Beim Blick in die Trepanationsöffnung sind 2 getrennte Kanaleingänge sichtbar.

F Nach koronaler Erweiterung mit einer Intro-Feile und Gates-Glidden-Bohrern wird nach „Crown-down"-Technik komplett instrumentiert.

G Kontrollaufnahme nach Wurzelkanalfüllung mit 2 getrennten, gut zu unterscheidenden Wurzelkanälen, die sich aber apikal zu einem gemeinsamen Foramen vereinigen.

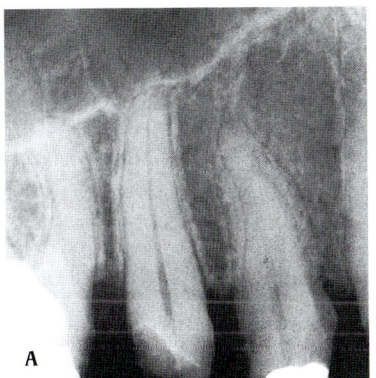

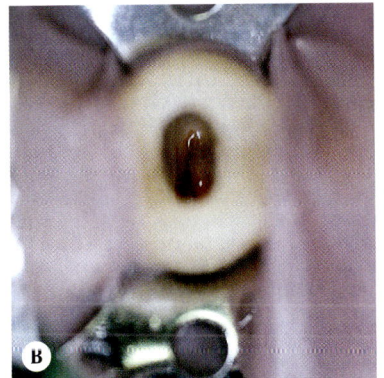

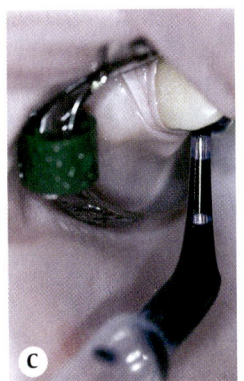

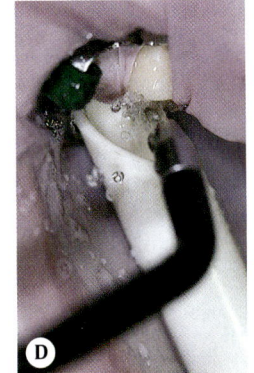

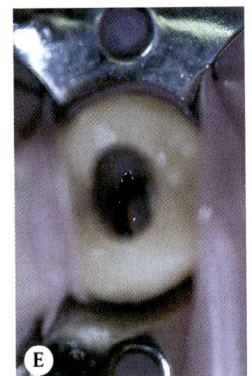

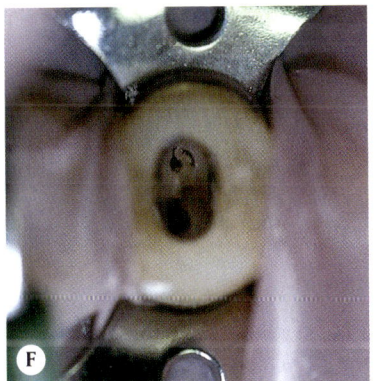

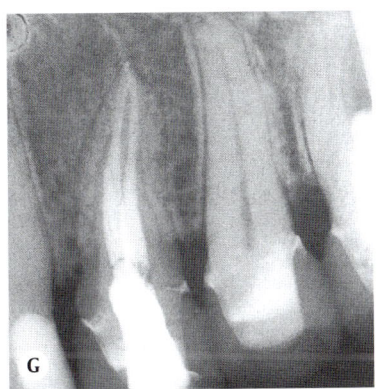

Wurzelkanalaufbereitung

Chelatoren sind imstande, während der Wurzelkanalaufbereitung das Ausmaß der auf der Kanaloberfläche entstehenden **Schmierschicht** (s. u.) zu begrenzen. Die Wirksamkeit ist mehr von der Einwirkzeit als von der Auswahl eines bestimmten Präparats abhängig und nimmt von koronal nach apikal deutlich ab. Bereits nach 5 min entsteht eine 30 µm dicke **Demineralisationszone**, die nach 30 min bis 40 µm und nach 48 Stunden bis zu 50 µm umfassen kann. Diese Schicht ist vom darunter liegenden Dentin durch eine Demarkationslinie klar abgegrenzt. Die EDTA-Lösung dringt nicht diffus ins Dentin ein sondern limitiert sich in ihrer Wirkung selbst. Nach Komplexbildung mit Calcium stellt sich ein Gleichgewicht ein, sodass keine weitere Dissoziation mehr erfolgt. Selbst nach 5 Tagen ist die maximale Penetrationstiefe nur 0,28 mm. In Verbindung mit der Instrumentation können Chelatoren die Dentinentfernung signifikant verstärken und damit die Aufbereitung des Wurzelkanals erleichtern.

Die Demineralisationswirkung ist aber begrenzt. Sie scheint von der Weite des Wurzelkanals abhängig zu sein, weil sich insbesondere in enge Kanäle zu wenig demineralisierende Substanz einbringen lässt.

Während der Instrumentation entsteht auf der Kanaloberfläche eine bis 5 µm dicke sog. Schmierschicht (smear layer). Die Tiefe der Verbolzung von **Dentintubuli** beträgt zusätzlich bis zu 40 µm. Bestandteile der Schmierschicht sind zermahlenes Dentin und pulpale Gewebereückstände sowie ggf. Bakterien. EDTA löst die anorganischen Bestandteile der Schmierschicht auf. In Kombination mit NaOCl erhöht sich die Reinigungswirkung deutlich. Ultraschall verbessert die Reinigungswirkung nicht zusätzlich.

Nach Auflösung der Schmierschicht mithilfe von EDTA nimmt die Dentinpermeabilität durch Vergrößerung der Dentintubuliöffnungen zu. Daraus resultiert wiederum eine Steigerung der Wirkung medikamentöser Einlagen im Wurzelkanal. Besonders vor Calciumhydroxideinlagen sollte der Kanal für 3 min mit EDTA gespült werden.

In der Tiefe der Dentintubuli bilden sich nach EDTA-Einwirkung Calciumphosphatkristalle, die die Tubuli verschließen und die Permeabilität verringern.

EDTA verfügt über ein eher geringes antibakterielles Potenzial. Allerdings potenziert die Kombination aus EDTA und 5%igem NaOCl die antibakterielle Wirkung deutlich. Der antimikrobielle Effekt gelförmiger Chelatoren wie RC-Prep, Glyde oder File-Care ist in erster Linie durch Zusatz von 10%igem Harnstoff bzw. Carbamidperoxid bedingt und hängt von der Einwirkdauer auf das Kanalwanddentin ab.

Die Präparation des Wurzelkanals sollte immer unter Zuhilfenahme eines gelförmigen Chelators erfolgen. Wegen der besseren Reinigungswirkung und der zusätzlichen antibakteriellen Wirkung empfehlen sich 10%ige Peroxidzusätze. Der pastenförmige Chelator dient gleichzeitig als **Gleitmittel** für die Feilen und reduziert das Risiko eines Instrumentenbruchs. Eine abschließende Spülung mit 17%igem EDTA entfernt die Schmierschicht und verstärkt die **antibakterielle Wirkung** von Zwischeneinlagen deutlich. Auch vor Entfernung abgebrochener Instrumente oder von Silberstiften aus dem Wurzelkanal ist die Spülung mit einem Chelator sehr zu empfehlen.

Falldarstellung

A Wie das erste Röntgenbild zeigt, ist das Messinstrument aufgrund des sehr engen Wurzelkanals nur in das koronale Drittel eingedrungen.

B/C Durch zirkumferentes Feilen wird der Kanal vorsichtig erweitert. Ein Verblocken ist in dieser Aufbereitungsphase noch nicht zu befürchten.

D/E Als Chelatoren empfehlen sich Calcinase slight (ohne Peroxidzusatz) oder RC-Prep bzw. Glyde oder File-Care, letztere mit 10%igem Carbamidperoxidzusatz, der neben der antibakteriellen Wirkung auch bleichen soll.

F/G Durch die drehende Bearbeitung des Wurzelkanals mit der Balanced-Force-Technik werden Dentinspäne gelockert und müssen aus dem Kanal entfernt werden. Das Spülen mit Natriumhypochlorit-Lösung nach jedem Instrumenteneinsatz entfernt Dentinspäne und aktiviert Peroxid des Chelators.

H Röntgenaufnahme nach Wurzelkanalfüllung.

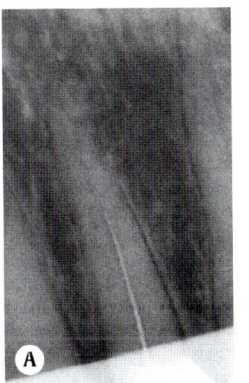

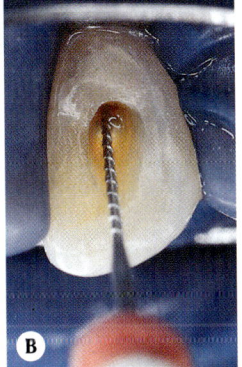

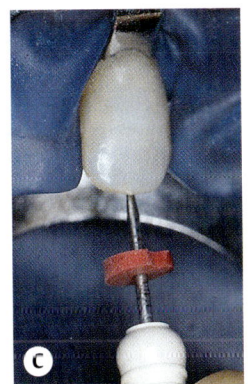

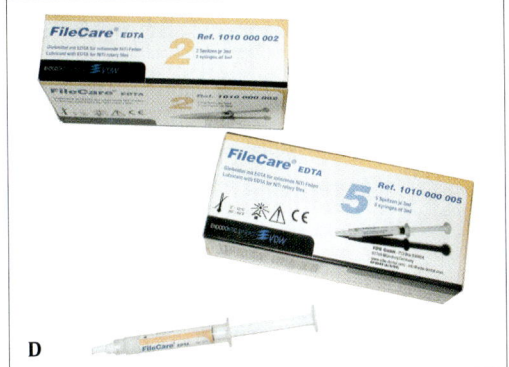

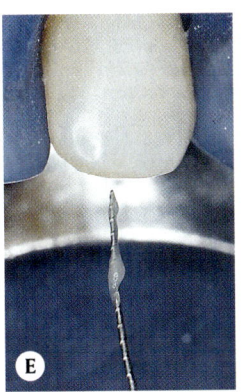

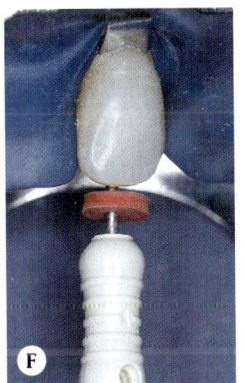

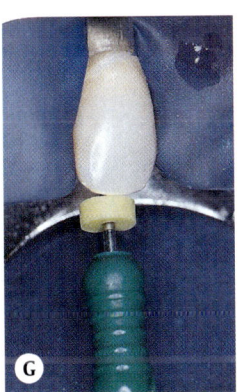

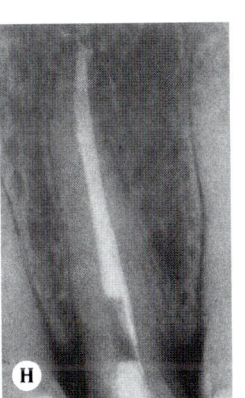

Es ist nicht möglich, feine Einzelheiten durch immer stärkere Annäherung an den Gegenstand aufzulösen. Liegt dieser zu nah am Auge, kann er wegen der begrenzten **Akkomodationsfähigkeit** nicht mehr scharf abgebildet werden. Erwachsene erkennen Gegenstände noch scharf, die ca. 10 cm entfernt sind. Dabei ermüdet das Auge aber sehr schnell. Erst wenn der Abstand auf 25 cm anwächst, kann das Objekt längere Zeit ohne Anstrengung scharf gesehen werden. Diese Strecke wird als **konventionelle Sehweite** bezeichnet. Ein Beobachter kann aus diesem Abstand Einzelheiten noch eben unterscheiden, wenn sie etwa 0,15 mm voneinander entfernt sind. Dies entspricht einem Sehwinkel von 2 Winkelminuten. Bei einem derart kleinen Sehwinkel lassen sich aber keine Details erkennen.

Im **Mikroskop** wird das zu beobachtende Objekt vom Objektiv erfasst und zunächst nach unendlich projiziert. Die Tubuslinse entwirft ein Zwischenbild, das vom Okular erfasst und dem Auge vergrößert angeboten wird. Der resultierende Sehwinkel ist nun viel größer.

Das stereoskopische Sehen mit dem **Operationsmikroskop** beruht auf der Tatsache, dass durch den Augenabstand die Blickrichtung auf einen Gegenstand für jedes Auge unterschiedlich ist und somit beide Netzhautbilder nicht identisch sind. Erst im Gehirn werden sie zu einem Gesamteindruck verarbeitet, der räumlich wirkt. Bei räumlichen Objekten ist die Erzeugung eines stereoskopischen Effekts nur innerhalb der **Schärfentiefe** möglich, weshalb das Op-Mikroskop nur für schwache Vergrößerungen angewendet werden kann.

Die Einführung des Op-Mikroskops in die Endodontie visualisiert das Behandlungsgebiet, d.h. die kleine Trepanationsöffnung oder das retrograde Op-Gebiet, und ermöglicht erst dadurch den schonenden Umgang mit dem Gewebe im chirurgische Operationsgebiet.

Im Op-Mikroskop werden Wurzelkanaleingänge sichtbar, die mit Lupenbrille nicht immer und mit bloßem Auge selten beobachtbar sind. Die Kanaldarstellung unter dem Op-Mikroskop fordert eine völlig neue Ergonomie des Instrumenteneinsatzes. Es muss in Ober- wie Unterkiefer indirekt in 12-Uhr-Position mithilfe eines oberflächenverspiegelten Rhodium-Spiegels gearbeitet werden. Der Zeitaufwand ist deutlich erhöht.

Das Arbeitsfeld muss zur besseren Übersicht öfters getrocknet werden, hierzu eignet sich eine speziell entwickelte Saug-Spül-Spritze (Stropko, EIE, USA), keinesfalls darf der Luftbläser eingesetzt werden.

Erst nach **Trepanation** des Pulpakavums wird das Op-Mikroskop zum Aufsuchen der Kanaleingänge in Position gebracht. Sein Vorteil zeigt sich besonders deutlich beim Auffinden aller Kanaleingänge an oberen 1. Molaren. So konnte ohne optische Hilfsmittel in 51 % der Fälle ein 4. Kanal neben dem mesiobukkalen Kanal (der sog. mesiopalatinale Kanal) lokalisiert werden. Mit dem Mikroskop wurde an den untersuchten Zähnen noch in weiteren 32 % ein 4. Kanal entdeckt. Erst nach Extraktion der 39 Zähne dieser Studie und ihrer histologischen Aufarbeitung wurde aufgezeigt, dass an 90 % aller oberen 1. Molaren 4 Wurzelkanäle auftreten.

Falldarstellung

A Unterer Eckzahn zeigt nach dem Einzementieren einer umfangreichen prothetischen Rekonstruktion akute Beschwerden. Die Röntgenaufnahme macht in ihrer leicht exzentrischen Technik einen Wurzelkanal sichtbar.

B/C Mit dem Operationsmikroskop in 20- bzw. 25facher Vergrößerung ist lingual des bereits instrumentierten 1. Wurzelkanals der Eingang eines 2. Kanals erkennbar.

D Endodontischer Eingriff mit dem OPMI 111.

E Sondierung des 2. Wurzelkanals mit 15er-Feile und einem Chelatorgel (File Care).

F Zwischen dem Instrumentenwechsel wird mit 16- bis 25facher Vergrößerung der Kavitätenboden kontrolliert. Wegen der besseren Übersicht wird immer bei geringerer Vergrößerung instrumentiert.

G Beide Wurzelkanäle werden durch einen Isthmus verbunden, der noch Gewebereste enthält.

H Nach Abschluss der Wurzelkanalfüllung sind im Röntgenbild beide Wurzelkanäle sichtbar. Der Patient ist nach Behandlung schmerzfrei.

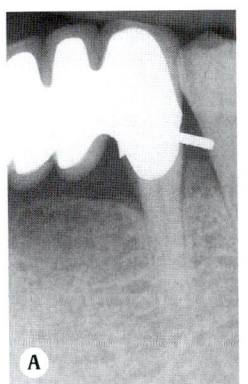

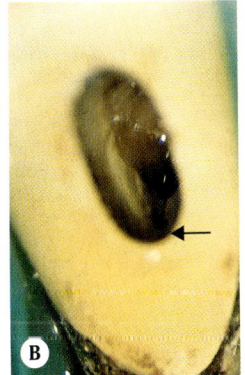

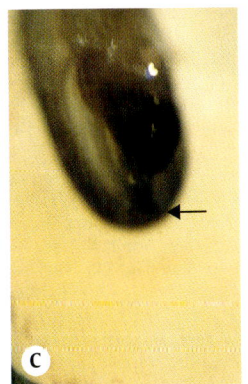

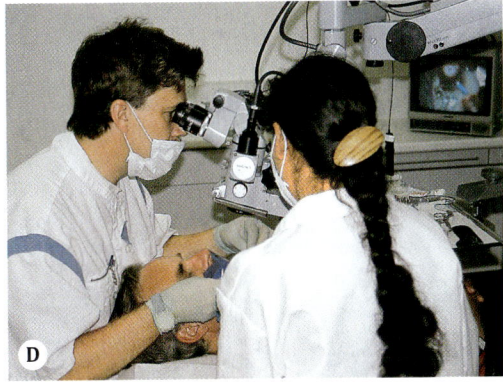

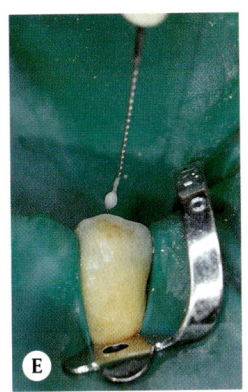

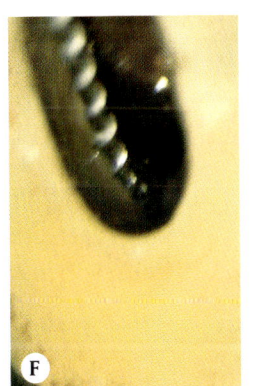

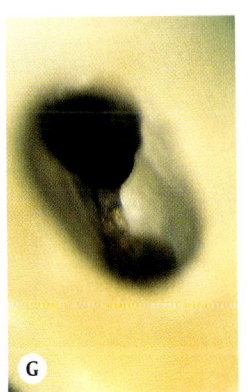

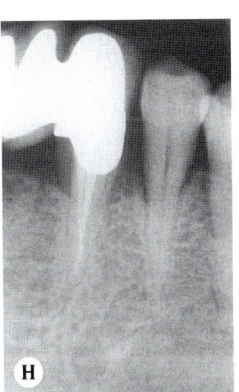

Die Wurzelkanalaufbereitung verfolgt das Ziel, den Kanal von Pulpageweberesten, Bakterien und nekrotischen Geweberesten zu säubern und dem Kanal eine Form zu verleihen, die eine Füllung des gesamten Kanals mit einem biologisch inerten Material erlaubt.

Die Aufbereitung soll bis zur engsten Stelle des Wurzelkanals, der **apikalen Konstriktion** erfolgen. Die Erfolgsaussichten der Wurzelkanalbehandlung sind hier eindeutig am größten. Meist stimmt diese Konstriktion (**Foramen physiologicum**) mit der Dentin-Zement-Grenze überein – hier treffen Dentin des Wurzelkanals und zelluläres Zement aufeinander. Das **apikale Foramen** ist die Zirkumferenz am Ende des Wurzelkanals, bei der Pulpagewebe in das apikale Parodontalgewebe übergeht. Diese Dentin-Zement-Grenze ist idealer Endpunkt der Wurzelkanalaufbereitung. Kuttler entwickelte diese Vorstellung mit seiner aufwendigen histologischen Untersuchung an über 400 Zähnen weiter und beschrieb exakt die Lage der apikalen Konstriktion auch in Bezug zum apikalen Foramen. Die Distanz zwischen dem Zentrum des apikalen Foramens und der apikalen Konstriktion beträgt im Mittelwert 0,52 mm für die Altersgruppe bis 25 Jahre und 0,66 mm jenseits der 55-Jahres-Grenze.

Aus der Studie von Kuttler wurde die Philosophie des **Endpunkts der Aufbereitung** abgeleitet. Die Wurzelkanalaufbereitung sollte demzufolge 0,5 mm vor dem röntgenologischen Apex enden. Durch diesen willkürlich gewählten Endpunkt sollte das apikale Foramen vor einer Erweiterung geschützt und damit ein Überpressen von Bakterien in den periapikalen Raum verhindert werden. Allerdings werden Massen von Bakterien aus dieser kritischen apikalen Zone bei dieser Längenfestlegung nicht entfernt, sodass sich postoperativ eine periapikale Läsion entwickeln kann. Die kritische Zone stellen die apikalen 3 mm des Kanals dar. Um Bakterien und ihre Produkte vollständig zu eliminieren, ist eine Instrumentierung bis zur Konstriktion sinnvoll.

Die Wurzelkanalaufbereitung sollte kurz vor oder am Apex enden. Der **anatomische Apex** ist dabei der Punkt des Zahns, der morphologisch am weitesten von der Inzisalkante bzw. Okklusalfläche entfernt ist, der **radiologische Apex** dagegen ist der auf dem Röntgenbild am weitesten entfernte Punkt. Seine Position kann von der des anatomischen Apex abweichen.

Die **genaue Festlegung der Arbeitslänge** gehört zu den wichtigsten Arbeitsschritten der endodontischen Behandlung und entscheidet mit über Erfolg und Misserfolg. Sie kann mittels Röntgenbild und durch elektronische Hilfsmittel erfolgen. Des Weiteren ermöglicht Sekret oder Blut an der Papierspitze beim Trocknen der Kanäle einen wichtigen Hinweis auf die Arbeitslänge. Blut seitlich an der Papierspitze weist auf eine streifenförmige Perforation hin.

Da die apikale Konstriktion nicht anhand des Röntgenbildes des zu behandelnden Zahns direkt ermittelt werden kann, wird über den **Abstand von koronalem Referenzpunkt und röntgenologischem Apex** die Zahnlänge bestimmt. Dazu müssen röntgenopake Hilfsmittel in den Wurzelkanal eingeführt werden. Diese **Röntgenmessaufnahme** mit einer in den Wurzelkanal eingeführten Feile der Größe 15 gibt Aufschluss über Wurzelanatomie, Anzahl der Wurzelkanäle und Verlauf der Kanalkrümmung.

Falldarstellung

A Histologisch liegt die Konstriktion oberhalb des Foramen apicale in Höhe der Dentin-Zement-Grenze. Das apikale Foramen öffnet seitlich oberhalb des anatomischen Apex. Die Dentin-Zement-Grenze liegt auf beiden Seiten der Konstriktion nicht auf gleicher Höhe.

B Diagnostisches Röntgenbild zu Beginn der Wurzelkanalaufbereitung. An ihr muss eine orientierende Längenmessung erfolgen.

C/D Darstellung der anatomischen Details im Apexbereich mit apikaler Konstriktion (2), Foramen apicale (3) und röntgenologischem Apex (1). Meist stimmt die apikale Konstriktion mit der Dentin-Zement-Grenze (5, 6) überein, an der Dentin des Wurzelkanals und zelluläres Zement aufeinander treffen.

E Im mesiobukkalen Kanal endet die 10er-Feile etwa 3 mm vor dem Apex.

F Um Überlagerungen zu vermeiden, erfolgt die Messung im mesiolingualen Kanal separat.

G Kontrollaufnahme nach Wurzelkanalfüllung.

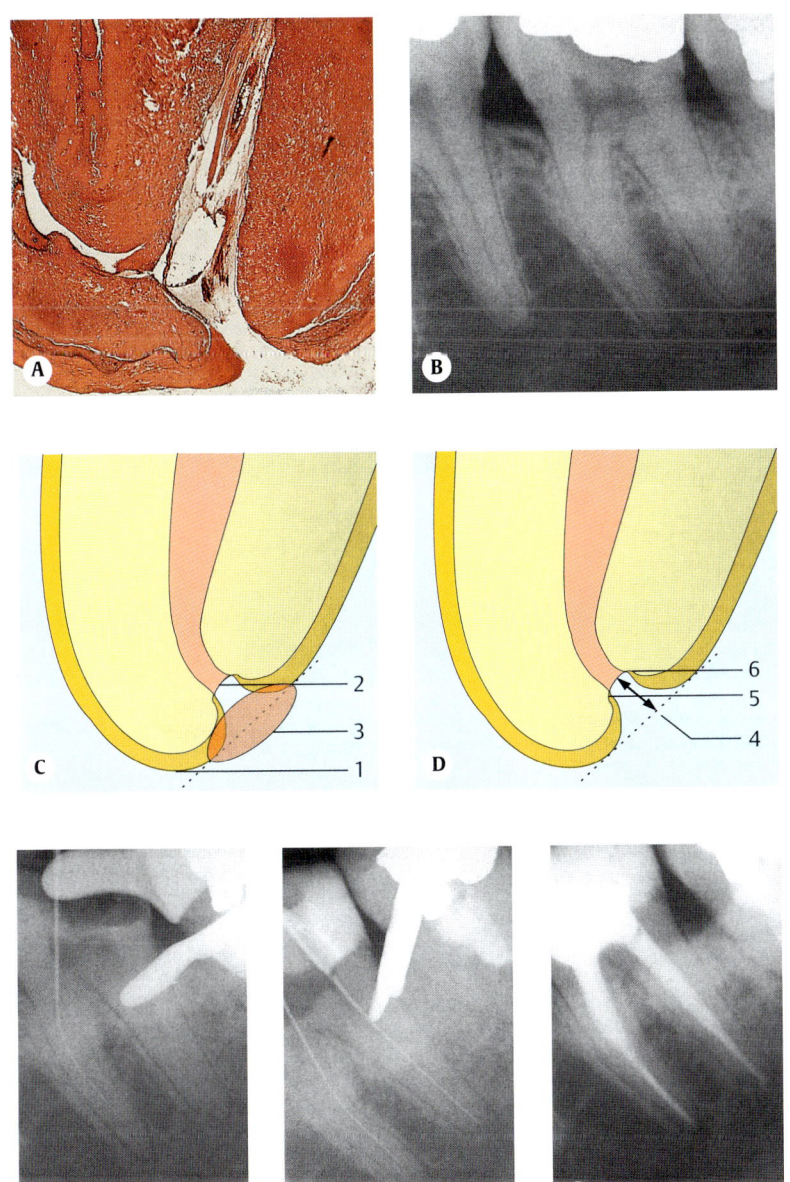

Der **röntgenographische Apex** ist der einzige Punkt, der mittels **Röntgenbild** messbar ist. Im Einzelfall kann die Differenz zwischen Apex und apikaler Konstriktion nicht eindeutig bestimmt werden. Wie Van de Voorde u. Bjorndahl fanden, sind die **apikale Konstriktion** im Mittel 1,1 mm und das **Foramen apicale** 0,3 mm vom anatomischen Apex entfernt. Die Arbeitslänge wird nur in etwa 75 % der Fälle korrekt bestimmt. 45 % der röntgenographisch kurz vor dem Apex liegenden Instrumente ragen über das apikale Foramen hinaus. Die Röntgenmesstechnik stellt letztlich nicht mehr dar als eine arbiträre Bestimmung der Lage des physiologischen Foramens, also eine Annäherung.

Bedingt durch projektionstechnische Verzerrungen ist eine direkte Korrektur der Arbeitslänge aus dem Röntgenbild kaum möglich. Bei senkrechtem Einfall der Röntgenstrahlen auf die Wurzelspitze wird der Zahn vergrößert dargestellt. Auch bei Rechtwinkeltechnik wird die wahre Zahnlänge um 5–7 % vergrößert.

Darüber hinaus muss berücksichtigt werden, dass Röntgenbilder nicht gelesen, sondern interpretiert werden. Außer der Qualität (Schärfe, Kontrast) des Röntgenbildes und den Umständen der **Bildauswertung** (Licht, Lupen) gehen auch subjektive Faktoren (Konzentration, Erfahrung, Kenntnisse) in die Bildauswertung mit ein. Die interindividuelle Übereinstimmung beim Auswerten von Röntgenbildern variiert zwischen 30 und 90 %. Auch die intraindividuelle Reproduzierbarkeit variiert und liegt unter 80 %. Die Übereinstimmung bei der Auswertung von Röntgenmessaufnahmen liegt bei etwa 70 %.

Während der Wurzelkanalinstrumentation kann es unbewusst zu einer **iatrogenen Verblockung** des Kanals kommen. Ursache sind eine Akkumulation von Dentinspänen, die nicht herausgefördert wurden, eine Kompression von Pulpagewebsresten oder eine apikale Stufenbildung mit Ansammlung von Hart- und Weichgewebe. Nach Eröffnen des Kanaleingangs sollte mit einer Hedström-Feile der Größe 15 gearbeitet werden, die leicht rotierend die Pulpa entfernt und ein Zusammenpressen verhindert. Klinischen Erfahrungen zufolge emulgieren Chelatorspüllösung in dieser Behandlungsphase das Pulparestgewebe

und lösen dadurch den Zusammenhalt der Kollagenfasern auf.

Ist ein **Arbeitslängenverlust** zu befürchten, muss neben der elektrischen Längenmessung frühzeitig eine zusätzliche Röntgenmessaufnahme zur Vermeidung weiterer Verblockungen angefertigt werden. Das traditionelle Konzept, die Arbeitslänge kurz vor den Apex zu legen und zuerst die Arbeitslänge vor weiterer Instrumentation zu bestimmen, führt in den meisten Fällen zu einer apikalen Blockade. Nach neueren Konzepten soll man deshalb immer neben der Prüfung der Durchgängigkeit mit einer Patency-Feile den apikalen Endpunkt bis zum röntgenographischen Apex legen und die Aufbereitung mit einer koronalen Erweiterung beginnen. Auch bei Verwendung von Nickel-Titan-Feilen muss nach jedem Feilenwechsel mit einer 15er-Hedström-Feile der weitere Tiefengewinn ausgetastet werden. Erst nach Arbeitslängenbestimmung prüft man mittels Patency-Feile die Durchgängigkeit.

Falldarstellung

A Im diagnostischen Röntgenbild von Zahn 36, angefertigt nach der Paralleltechnik, ist mesial eine kirschkerngroße periapikale Aufhellung sichtbar. Eine Behinderung der Kanalinstrumentation scheint ausgeschlossen.

B In die mesialen Wurzelkanäle wurden unterschiedliche Feilen zur besseren Unterscheidung eingeschoben: Die K-Feile im mesiolingualen Kanal hat die Arbeitslänge erreicht, die Hedström-Feile im mesiobukkalen Kanal ist noch 2 mm zu kurz.

C Die Arbeitslänge wurde erweitert. Mit einer Hedström-Feile einer kleineren Größe wurde die Arbeitstiefe scheinbar erreicht.

D/E Durch falsches Einstellen der Arbeitslänge mittels Stopper kommt es zur spürbaren Verblockung des mesiobukkalen Wurzelkanals.

F Die Kontrollröntgenbilder zeigen die Verblockung der mesialen Wurzelkanäle, die sich nicht mehr überwinden ließ.

G Trotzdem ist 3 Monate später die periapikale Aufhellung reduziert.

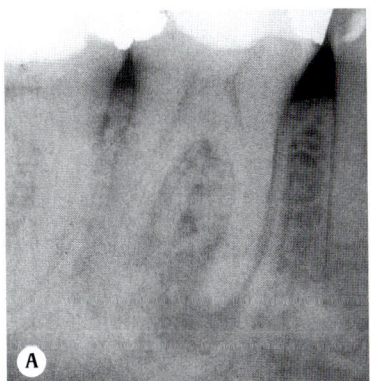

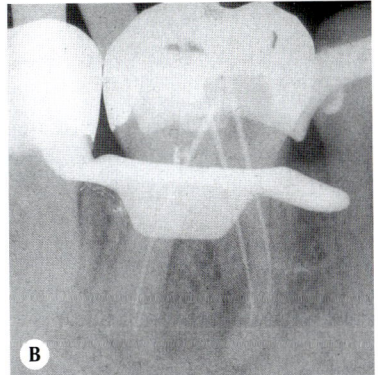

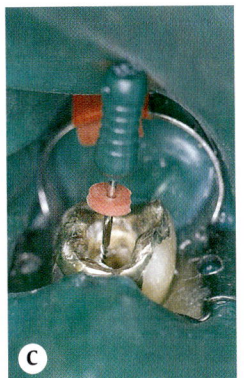

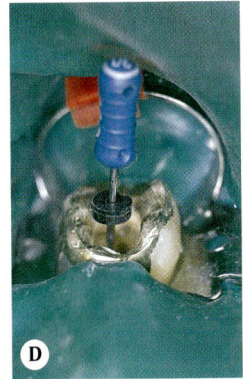

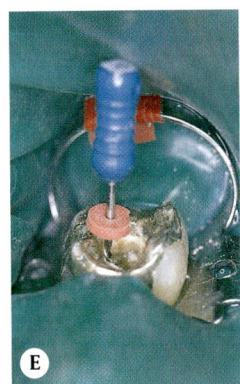

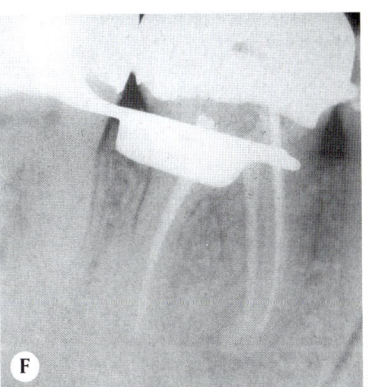

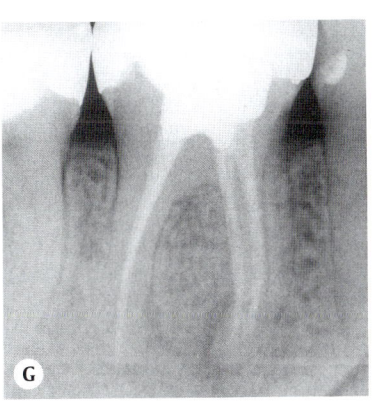

Einige der noch heute angebotenen Geräte integrieren das von Sunada bereits 1961 angegebene Messprinzip. Bei dieser Methode ist der Apex erreicht, wenn der Widerstand zwischen Mess- und Gegenelektrode einen bestimmten Wert erreicht hat. An Zähnen mit nichtexstirpiertem Kanalinhalt stellte sich immer ein Widerstand von 6,5 kΩ ein, sobald die Instrumentenspitze den Apex erreichte.

Dieses Prinzip der Längenmessung definiert einen absoluten Widerstand bzw. Widerstandsbereich. Die Gewebeimpedanz zwischen Apex und Schleimhaut ist jedoch nicht direkt messbar. Ist der Wurzelkanal während des Messvorgangs bis zum apikalen Foramen trocken, was klinisch selten möglich ist, wird der Messkreis bei Kontakt zum periapikalen Gewebe geschlossen. Der Fehlerbereich nimmt mit dem Kanalquerschnitt zu, es wird zu lang gemessen. Ist der Wurzelkanal feucht und enthält Pulpagewebereste, wird der voreingestellte Widerstandswert schon vor dem Apex erreicht.

Beim Vergleich der elektrisch bestimmten **Kanallänge** mit der röntgenographisch bestimmten können deutliche Abweichungen auftreten. Mit dem Röntgenbild kann in 88,5 % und mit der elektrischen Messung in 73,1 % der Fälle die Länge exakt ausgemessen werden. Bei trockenen Wurzelkanälen lag der Anzahl korrekter Messergebnisse zwischen 67 und 90 %, bei ethanolgefüllten Kanälen wurde je nach Gerätetyp in 50–73 % und bei NaOCl-gefüllten Kanälen in 37–73 % der Fälle exakt gemessen.

Bei Geräten neuester Generation wird eine relative **Impedanzmessung** eingesetzt. Hierbei werden 2 bei verschiedenen Frequenzen gemessene absolute Impedanzen rechnerisch in Relation gestellt. Die Elektrodenimpedanz kann an der Messinstrumentenspitze als Referenzmessgröße zur Ermittlung der Arbeitslänge genutzt werden.

Die **Elektrodenimpedanz** ist im Wurzelkanal groß (geringer Stromfluss über die Instrumentenspitze durch den Wurzelkanalquerschnitt) und abhängig von der Querschnittfläche des Wurzelkanals. Sie erreicht an der apikalen Konstriktion ihr Maximum (kleinster Wurzelkanalquerschnitt = größter Ohmscher und kapazitiver Widerstand). Mit zunehmendem Vorschub des Instruments wird sie plötzlich kleiner (stärkerer Stromfluss in alle Richtungen). Da das Dentin der Wurzelkanalwand keinen Isolator darstellt, kann lediglich ein Punkt im Bereich zwischen apikaler Konstriktion und Foramen apicale bestimmt werden.

Flüssigkeit im Wurzelkanal ist jetzt ein Vorteil und verbessert die Messergebnisse deutlich. Der Wurzelkanal muss demzufolge vor der Messung mit NaOCl gespült, die Trepanationsöffnung aber mit einem Wattepellet getrocknet werden.

Die in den neuesten Gerätetypen (Root ZX, Raypex 4) errechnete Elektrodenimpedanz wird über Impedanzquotienten bestimmt und nur noch unwesentlich von im Wurzelkanal vorhandenen Elektrolyten beeinflusst.

In einer kürzlich erschienenen Arbeit verglich Hör die elektrische mit der röntgenographischen Längenbestimmung. Die Trefferintervalle für den Bereich zwischen apikaler Konstriktion und Foramen apicale lagen bei 82 %. Dagegen ließ sich nur mit mäßigem Erfolg in 51 % der Fälle die apikale Konstriktion exakt ermitteln. Unter klinischen Bedingungen sind Endometriegeräte neuester Generation mit hoher Wahrscheinlichkeit in der Lage, einen Punkt zwischen Konstriktion und Foramen apicale zu bestimmen.

Falldarstellung

A|B Ein Wurzelkanalinstrument wird über eine Klemme an das Endometriegerät angeschlossen. Über die Feile wird Strom in den Wurzelkanal geleitet, als Gegenelektrode dient eine Lippen- oder Handelektrode.

C–E Oberer seitlicher Schneidezahn mit nekrotischer Pulpa ohne deutliche Zeichen einer periapikalen Aufhellung. Durch das Röntgenbild kann in 88,5 % und mit der Elektrometrie je nach Gerät in 73,1–82 % der Fälle die Länge ausgemessen werden.

F Mit dem batteriegetriebenen Winkelstück TriAutoZX lässt sich während der Aufbereitung auch die Arbeitstiefe elektrometrisch bestimmen. Bei Erreichen der Konstriktion ändert der Motor seine Drehrichtung und zeigt damit die Arbeitslänge an.

G Klinische Anwendung des TriAutoZX.

H Abschlussaufnahme.

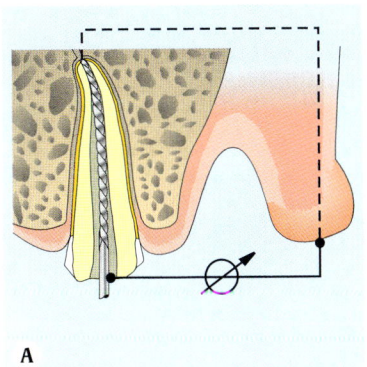

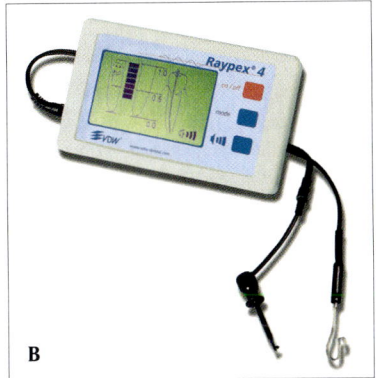

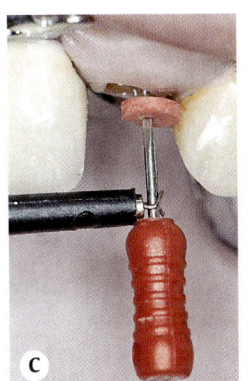

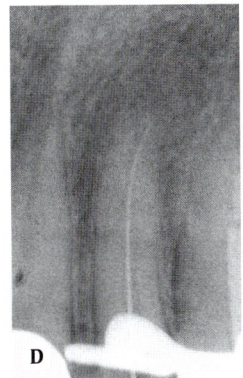

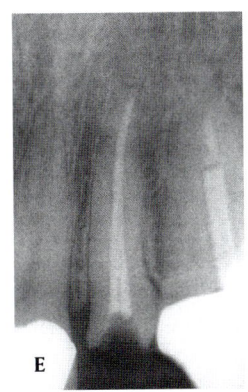

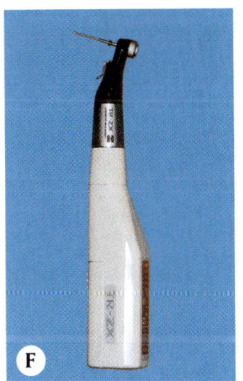

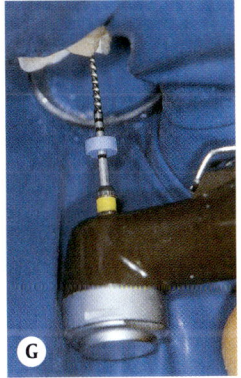

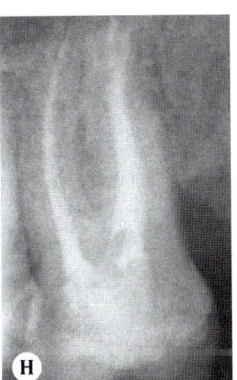

Wurzelkanalaufbereitung

Alle Instrumente gehen auf 3 Grundformen zurück: **K-Feilen, Reamer und Hedström-Feilen**. Zunächst aus Kohlenstoffstahl gefertigt, bestehen sie seit den 60er-Jahren aus Cr-Ni-Edelstahl. Im ISO-Standard sind alle Längen, Stärken, Dimensionen, Toleranzen und Mindestanforderungen an die mechanische Belastbarkeit definiert. Der Durchmesser an der Instrumentenspitze entspricht der Größe in Hundertstelmillimetern. Die Länge des konisch ansteigenden Arbeitsteils beträgt unabhängig von der Gesamtinstrumentenlänge 16 mm. Alle Instrumente haben ein konisches Arbeitsteil, dessen Durchmesser pro Millimeter um 0,02 mm anwächst, d. h. an seinem Ende sind die Instrumente 0,32 mm stärker. Für ein Instrument der Größe #15 bedeutet dies für die Instrumentenspitze einen Durchmesser von 0,15 mm und 1 mm davon entfernt bereits einen Durchmesser von 0,17 (0,15 + 0,02) cm. Neuere Instrumente aus **Nickel-Titan** besitzen neben der .02er-Konizität auch stärker ansteigende konische Instrumentenformen: z. B. 04, 06, 10 und 12. Eine Fabrikation ohne Maßtoleranzen ist technisch unmöglich. Der **ISO-Standard** gesteht eine Abweichung von 0,02 mm zu. Toleranzmessungen zeigten jedoch je nach Hersteller in 7–40 % Abweichungen außerhalb der Toleranzgrenzen.

Zur Erleichterung des Instrumentengebrauchs sind die Instrumentengriffe farbkodiert. Der Farbenkode beginnt mit weiß (#15), es folgen gelb (#20), rot (#25), blau (#39), grün (#35) und schwarz (#40). Diese Farben werden 3-mal bis zur Größe 140 verwendet. Als Symbole für Reamer dient ein Dreieck, für K-Feilen ein Viereck und für Hedström-Feilen ein Kreis.

In den Größen 06–25 sind K-Feilen zur Erhöhung der Bruchsicherheit aus Vierkantstahl, ab Größe 30 zur Erhöhung der Flexibilität aus Dreikantstahl gefertigt. Reamer dagegen haben einen quadratischen Querschnitt und sind erst ab Größe 45 aus einem Dreikant.

K-Feilen werden hergestellt, indem das Arbeitsteil als Drei- oder Vierkant geschliffen wird und anschließend der Rohling verdrillt wird. Aus der Anzahl der dabei entstehenden Windungen und dem Stahlquerschnitt ergibt sich das individuelle Instrumentenprofil. K-Feilen können auch aus einem Rund-stahlrohling gefräst werden (z. B. Flex-R). Wie Torsionsmessungen zeigten, tritt ein Instrumentenbruch bei verdrillten Instrumenten erst bei viel höheren Messwerten auf.

„Flexible" Stahlfeilen haben eine dreieckigen Querschnitt, sie können aber auch einen rhomboiden Querschnitt (K-flex) aufweisen. **Hedström-Feilen** werden aus Rundstahl geschliffen mit progressiver Steigung, d. h. zum Instrumentenschaft werden die Schneideflächen tiefer. Sie sind die flexibelsten Stahlfeilen überhaupt. Der helikoidale Querschnitt z. B. der Uniflex, S-File oder der Triocut-Feile wird analog durch einen Schliff von 2 oder 3 umlaufenden Schneidekanten hergestellt.

Abbildungen

A/B Der Schneidekantenwinkel zwischen Instrumentenachse und Schneidekante gibt Auskunft über Arbeitsweise und Effektivität. Bei Winkeln < 45° ist eine rotierend-schabende Arbeitsweise zu empfehlen. Dies gilt vor allem für Reamer, die meist (aus dem Kanal auswärts) drehend eingesetzt werden. Ein Vierkantquerschnitt ist stabiler. Sein kleiner Spanraum (36 %) erlaubt nur einen geringen Abtransport des gelösten Materials. Der Dreikant ist flexibler, sein Spanraum größer (60 %).

C Der Querschnitt einer H-Feile mit eingefräster Spirale ermöglicht einen Spanraum von 35 %, der Schneidekantenwinkel beträgt 60–65°.

D Mit K-Feilen lässt sich nach dem Einführen durch drehende, aber auch feilende Auf- und Abwärtsbewegung Dentin abtragen.

E Mit der in den Kanal eingeschobenen Hedström-Feile wird Dentin durch leichte Viertelkreis- und Aufbewegungen zirkumferent abgetragen.

F Reamer werden rechts- oder links drehend (counterclockwise) sowie ein- oder auswärts drehend verwendet.

G Sonderformen sind Gates-Bohrer sowie neuere Nickel-Titan-Feilen stärkerer Konizität.

H Der einfach helikoidale Querschnitt der Hedström-Feile wird bei der S-File zur Zweifachhelix.

I NiTi-Feilen weisen U-förmige oder modifiziert dreieckige Querschnittsformen auf.

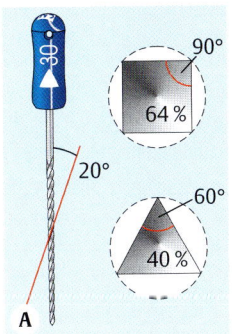

A

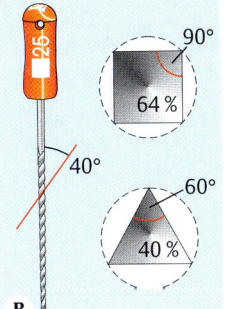

B

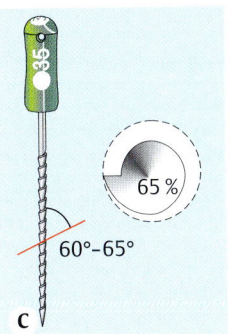

C

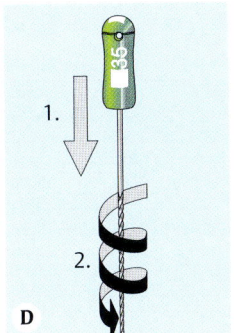

D

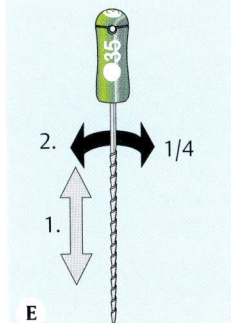

E

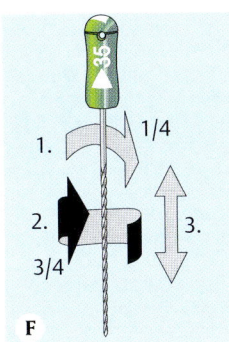

F

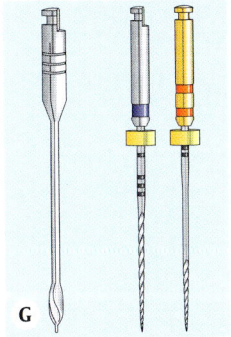

G

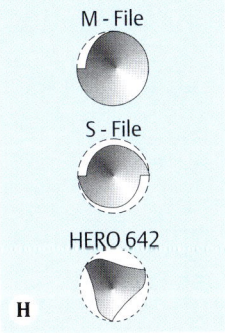

M - File

S - File

HERO 642

H

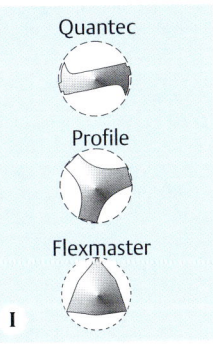

Quantec

Profile

Flexmaster

I

Wichtigstes Kennzeichen der Flexibilität und der Bruchsicherheit eines Instruments sind **Biegemoment, Torsion und Deflektion.**

Bei der Aufbereitung stark gekrümmter Wurzelkanäle sind die **Biegeeigenschaften** von entscheidender Bedeutung. Beim Vorbiegen der Instrumente entsprechend dem Kanalverlauf schließt sich einer initialen elastischen Verformung eine plastische an. Nach der Deformation nimmt das Instrument nicht mehr die ursprüngliche Form an. Dies entspricht dem **Biegemoment.** Jede plastische Verformung führt zu einer Verfestigung und Versprödung metallischer Werkstoffe. Jede Versprödung aber bedeutet eine Abnahme der plastischen Verformbarkeit bis hin zum Instrumentenbruch. Ein einmal plastisch verformtes und dem Wurzelkanal angepasstes Instrument darf nicht wieder zurückgebogen und wiederverwendet werden, da seine Bruchgefahr deutlich ansteigt.

Wesentlichstes **Sicherheitskriterium** für schneidende Instrumente ist die **Torsion**, welche bei **Drehung** auf das Instrument einwirkende Kraft misst. Bevor ein Instrument bricht, dreht sich das Profil bei Drehung im Uhrzeigersinn auf. Ein derart deformiertes Instrument darf ebenfalls nicht wiederverwendet werden. Das Verhalten ist vom Instrumentenquerschnitt abhängig.

Reamer #35 mit einem Vierkantquerschnitt erreichen einen Torsionswert von 159 Ncm, beim Übergang zum Dreikant bei #45 nur 139 Ncm, sind also bruchanfälliger. K-Feilen der Größe 25 (Vierkant) erreichen einen Wert von 81 Ncm, die Flexicut mit einem Dreikant dagegen nur 38 Ncm. Stahlinstrumente mit einer hohen Flexibilität weisen also eine höhere Bruchgefahr auf.

Hauptanforderung an ein endodontisches Instrument ist die **Schneideleistung** und damit der Dentinabtrag von der Kanaloberfläche. Hedström-Feilen zeigen erwartungsgemäß den besten, Vierkant-Reamer den geringsten Abtrag. H-Feilen (VDW) haben eine ca. 14fach bessere Schneideleistung als K-Feilen. H-Feilen mit 3 umlaufenden Schneiden sind erstaunlicherweise weniger effizient als klassische Hedström-Feilen. Bei mehrmaligem Gebrauch lässt die Schärfe aber deutlich nach. Hedström-Feilen verlieren nach 5-maliger Verwendung bis zu 80 % ihrer Schneidefähigkeit,

K-Feilen nur etwa 55 %. Stahlinstrumente sollten als Einweginstrumente angesehen und auf keinen Fall häufiger als 3-mal eingesetzt werden.

Die Sterilisation im Autoklaven oder mit Heißluft hat keine Auswirkungen auf die Schneideleistung von Instrumenten aus Edelstahl.

Seit 1988 wird auch Nickel-Titan zur Herstellung endodontischer Instrumente verwendet. Diese Legierung besitzt einen kleinen Elastizitätsmodul (33 % gegenüber Edelstahl) und wird als Pseudoelastizität bezeichnet, d. h. NiTi-Instrumente bringen einem mechanischen Druck nur wenig Widerstand entgegen und lassen sich leicht verbiegen, ohne dass es zu irreversiblen Deformationen kommt. Deshalb können diese Instrumente auch in stark gekrümmten Wurzelkanälen maschinell eingesetzt werden, ohne einen sofortigen Instrumentenbruch zu riskieren.

Die Schneideleistung ist vom Instrumentenquerschnitt abhängig. Instrumente mit modifiziertem dreieckigem Querschnitt dringen in simulierte Wurzelkanäle deutlich tiefer ein als solche mit einer breiten Schneide und einem U-förmigem Querschnitt. Die am besten schneidenden Instrumente zeigen zudem das günstigste Verschleißverhalten. Insgesamt erreichen NiTi-Feilen jedoch geringere Schneidewerte als Edelstahlfeilen.

Abbildungen

A Reamer (VDW, Kerr, Maillefer).

B K-Feilen.

C Hedström-Feilen.

D Flexicut (A), Flexofile (B), Flexoreamer (C), K-Flex (D) mit rhomboidem Querschnitt.

E Batt-Spitze einer Flex-R-Feile.

F Hedström-Feile (helikoidale Schneide).

G Maschinelle NiTi-Feilen (Profile) mit abweichender ISO-Normierung und 4% Konizität.

H NiTi-GT in 06er-, 08er-, 10er- und 12er-Konizität.

I NiTi-Flexogates mit Gates-Glidden-ähnlichem, 2 mm langem Arbeitsteil.

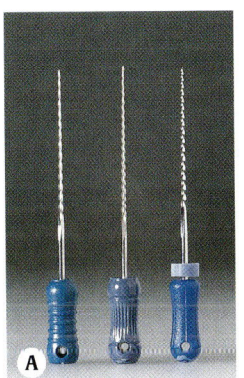

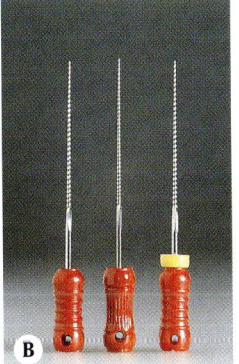

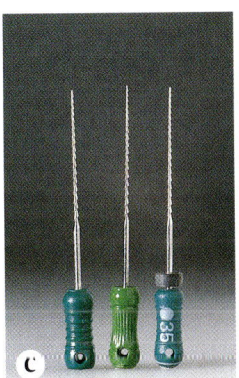

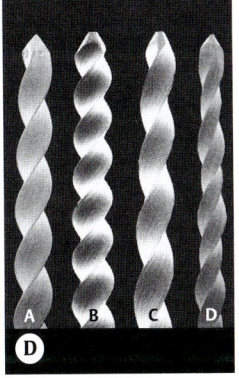

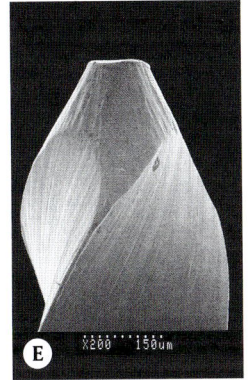

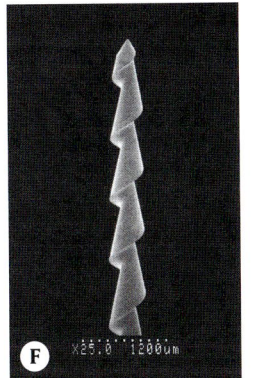

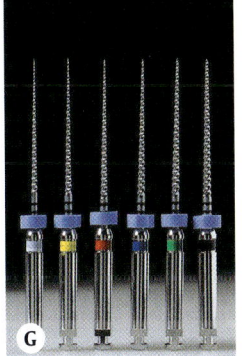

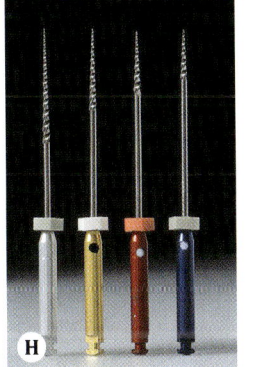

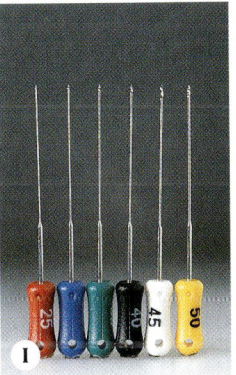

Seit einem Jahrhundert werden Versuche zur maschinellen Wurzelkanalaufbereitung beschrieben. Die Giromatic von Micro-Mega war das akzeptiert Produkt dieser langen Entwicklung. Allerdings zeigte sie auch schon einige Nachteile: Die erhoffte Zeitersparnis ist nur gering, die feine Taktilität der Handinstrumente geht verloren, der gekrümmte Wurzelkanal wird oft begradigt und die Wand nur ungenügend geglättet. Die Aufbereitungsfehler in gekrümmten Kanälen können von apikaler Trichterbildung bis zur Perforation der Kanalwand reichen.

Genutzt werden eine **90˚-Drehung** bei Giromatic, Endocursor, IntraEndoLift, Kombinationen mit einer **Hubbewegung** (Endolift), seitliche Schwingungen (Excalibur) sowie **Hub plus Rotation** bei IntraEndo 3LDSY und Canal Leader.

1984 entwickelte Levy den Canal Finder: Neu war die Verbindung der primär von der Drehzahl abhängigen Hubbewegung mit einer Rutschkupplung, die bei zuletzt starker Friktion der Feile im Kanal nachgab. Mit speziellen H-Feilen mit abgerundeter Spitze resultierte eine helikoidale Bewegung. Der neue Canal Leader zeigte eine 30˚-Rotation mit 0,4 mm langen Hubbewegungen, die vom Kanalwiderstand abhängt. Aber auch er zeigte Schwächen wie die anderen maschinellen Systeme.

Man versuchte auch **Schall- oder Ultraschallschwingungen** für die Aufbereitung zu nutzen. Martin und Cunningham beschrieben 1976 die Verwendung von Magnetostriktion oder piezoelektrischem Effekt, um Schwingungen von 25.000–40.000 Hz zu erzeugen. Kurz darauf wurden Schallvibrationssysteme vorgestellt, die die Druckluft der Zahnarzteinheit in Frequenzen von 6000 Hz umsetzen können.

Alle diese Systeme versetzen die Kanalinstrumente in transversale Schwingung, die jedoch gedämpft wird, sobald das Instrument an die Kanalwand gepresst wird oder im Kanal klemmt. Daher sind kleine Instrumente effektiver als größere und Schallwellen im Vorteil, da sie unter Belastung longitudinal schwingen und die Instrumentenspitze eine größere Amplitude als Ultraschall zeigt. Weiterhin sind Probleme wie Stufenbildung und Instrumentenfrakturen geringer. Die Formgebung des gekrümmten Wurzelkanals ist jedoch bei beiden Systemen nicht optimal. Beim Ultraschall

können mikroakustische Strömungen mit kleinen Primärwirbeln und größeren Sekundärwirbeln Kräfte erzeugen, die Bakterien und Gewebebestandteile in Verbindung mit einer Spüllösung zerstören. Die Reinigungs- und Desinfektionswirkung der Kombination Ultraschall und Natriumhypochlorit ist allen anderen Methoden überlegen. Leider birgt die eigentliche Aufbereitung Probleme mit Rauigkeiten, Formveränderungen und Blockaden im Kanal. Ultraschall hat durch den Einsatz von Mikroinstrumenten in der Retrochirurgie oder diamantierter Spitzen zur Eingangserweiterung neue Anwendungsgebiete erschlossen.

Nach wie vor sind **Gates-Glidden**-Bohrer die universellen maschinellen Instrumente, die sowohl zur koronalen Erweiterung des Wurzelkanals als auch zur Revision von Füllungsmaterialien eingesetzt werden.

Nickel-Titan wurde lange Zeit nur in der Kieferorthopädie eingesetzt. Die positiven Eigenschaften wie niedriges Elastizitätsmodul, hohes Deflektionsvermögen, Formgedächtnis und Superelastizität machten es hier zum Mittel der Wahl. Mit der Entwicklung der Nickel-Titan-Instrumente seit 1988 wurde eine Generation von Feilen geschaffen, deren Flexibilität die schwierige Aufbereitung gekrümmter Kanäle deutlich erleichtern sollte. Veränderungen im Kanalverlauf sind im Vergleich zu Stahlfeilen bei Nitinolfeilen weniger stark ausgeprägt. Auch die Ausformung führt häufiger zu einem runden Kanalquerschnitt.

Abbildungen

A Gates-Glidden-Bohrer der Größen 50, 70, 90, 110, 130 und 150.

B Gates und Sonderformen Largo, Peeso.

C Endolift, Giromatic, Canal Leader.

D Maschinelle Instrumente: Lentulos (links), K-Feilen (Mitte) und Hedström-Feilen (rechts).

E Reibahle, H- und K-Feile (REM-Bild).

F Sonic-Air-Ansatz mit Kerr-Schallfeile.

G Instrumente für Schall-Ultraschall-Geräte.

H Shaper und Rispisonic mit spiralig umlaufenden Häkchen, Ultraschallfeilen mit K-Design.

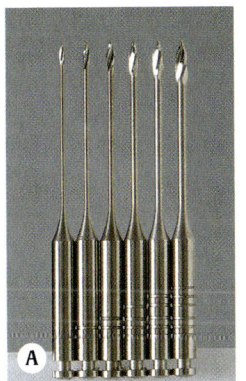

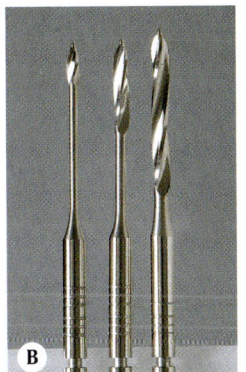

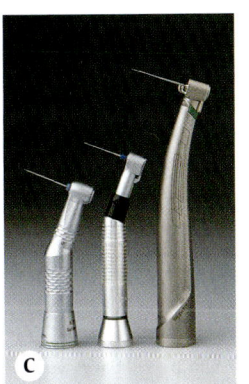

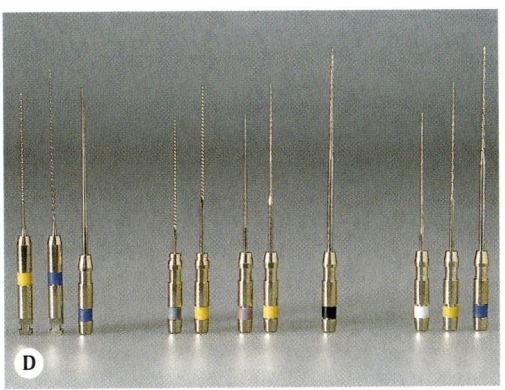

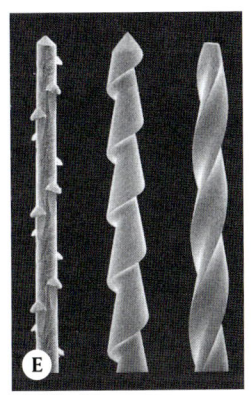

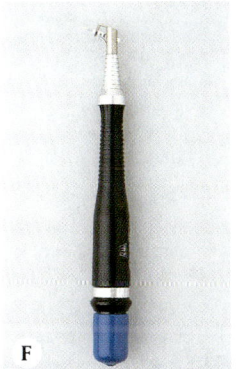

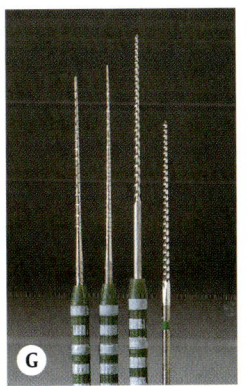

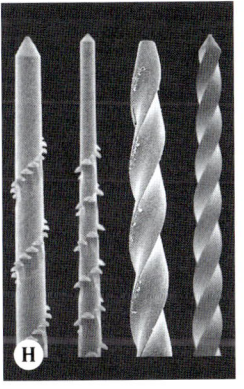

115

Wurzelkanalaufbereitung

Diese beiden Begriffe charakterisieren eindrucksvoll die **Grundanforderungen** an die Kanalinstrumentation, die der Altmeister der Endodontie, Professor Schilder, bereits vor 30 Jahren aufstellte: säubern und dem Kanal eine füllgerechte Form geben.

Cleaning bedeutet das Entfernen allen Inhalts aus dem Wurzelkanal und schließt infiziertes Gewebematerial, antigenes Material, alle organischen Bestandteile, Bakterien und deren Produkte, aber auch Karies, Gewebereste sowie Dentikel und andere Hartgewebebeablagerungen, kontaminiertes Kanalfüllungsmaterial und weitere entzündungsauslösenden Agenzien ein. Cleaning bedeutet weiterhin das **Instrumentieren** und mechanisches Entfernen des Kanalinhalts und die chemische Auflösung von Gewebebestandteilen und deren Herausschwemmen aus dem Kanal.

Shaping ist das **Ausformen** einer speziellen Kavitätenform und schließt 5 Forderungen von Schilder ein. Dieser „Shape" bzw. die radikuläre Präparation des Wurzelkanals ermöglicht es Pluggern, Spreadern oder anderen Obturationsinstrumenten, frei im Kanal zu agieren und eine ausreichende Kraft zu übertragen, wodurch z. B. eine gute Verformung der Guttapercha ermöglicht wird. Diese Guttaperchaverformung führt dann im günstigsten Fall auch zum Verschluss von lateralen und seitlichen Kanälchen und aller Irregularitäten. Dadurch ist ein dreidimensionaler Verschluss des gesamten Wurzelkanalsystems möglich. Shaping als mechanischer Teil der Kanalaufbereitung wird durch den richtigen Gebrauch von Gates-Glidden-Bohrern, langsam laufenden Bohrern, Ultraschall- und Schallinstrumenten, Handinstrumenten und nicht zuletzt neuerdings vor allem von Nickel-Titan-Instrumenten mit entsprechenden Konizitäten (z. B. Shaping-Feile) erreicht.

Der 1. Schritt für erfolgreiches Cleaning und Shaping ist ein ausreichend großer **koronaler Zugang.** Weiter sind der **apikale Shape**, der **„body shape"** und der **„taper"** (Konizität) zum Apex von großer Bedeutung. Umstritten ist die Bezeichnung der apikalen Durchgängigkeit: Schilder nennt sie „foraminal patency", bei der mit einer dünnen K-Feile eine Durchgängigkeit des Kanals bis leicht über das apikale Foramen hinaus während der Instrumentation sichergestellt werden soll.

Die **5 Forderungen bezüglich der Kanalform** lauten:
- Erzeuge eine kontinuierlich ansteigende konische Wurzelkanalform von apikal nach koronal.
- Erzeuge in Richtung Apex einen sehr engen Kanal mit dem dünnsten Durchmesser am apikalen Terminus.
- Teile den gekrümmten Kanal in mehrere Ebenen auf und präpariere in diesen multiplen Ebenen.
- Verändere nie die Lage des apikalen Foramens in seitlicher Richtung.
- Halte das apikale Foramen in der Aufbereitungsgröße so klein wie nötig.

Eine Aufbereitungsgröße von 20 oder 25, selten von 30, ist für das apikale Foramen völlig ausreichend, sodass die apikale Konstriktion nicht unnötig erweitert wird. Eine kontinuierlich ansteigende Kanalform mit dem Präparationsbeginn von koronal sowie ausreichende Spülung ist wichtig für einen Erfolg. Im koronalen und mittleren Drittel ist die Hauptmasse des infizierten und nekrotischen Gewebes lokalisiert. Dieser Bereich muss zuerst bearbeitet und ausreichend stark erweitert werden. Immer wieder muss mit der vorhergehenden Feile oder grundsätzlich mit einer 15er K- oder H-Feile rekapituliert werden, um einer möglichen Verblockung rechtzeitig vorbeugen zu können.

Abbildungen

A Die Kanalform ist deutlich konisch ansteigend präpariert. Apikal wird nur gering erweitert, durch Patency verhindert man Verblockung.

B Durch ungenügendes Vorbiegen wird das Foramen „transportiert" und ein Zip erzeugt.

C Beginnende Perforation: Bildung eines Ledge.

D Unsachgemäße Erweiterung der apikalen Krümmung durch ungenügendes oder falsches Vorbiegen der Instrumente.

E Im weiteren Verlauf erzeugt man eine Stufe bis hin zur Perforation.

F Vollständige Perforation im apikalen Bereich.

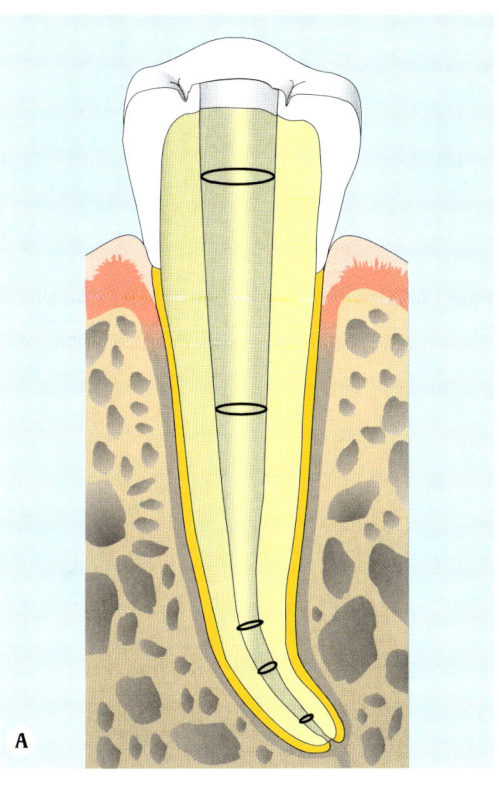

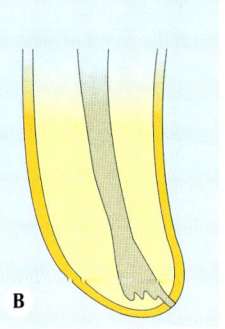

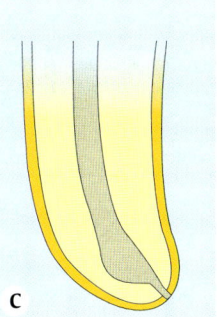

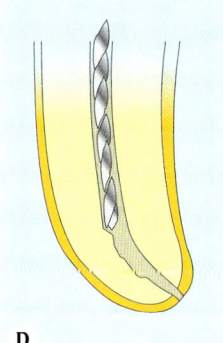

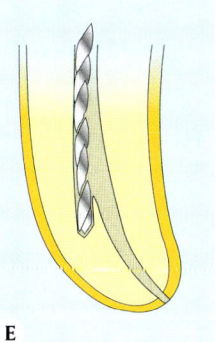

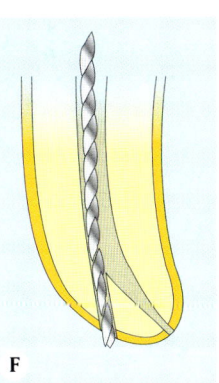

A

B

C

D

E

F

Wurzelkanalaufbereitung

Man unterscheidet die apikal-koronale von der koronal-apikalen Aufbereitungstechnik:

- Bei der **apikal-koronalen Technik** wird zuerst der apikale Bereich vollständig aufbereitet und dann der Kanal konisch erweitert. Diese Technik erzeugt einen apikalen Stopp und formt den Wurzelkanal leicht ansteigend aus. Man unterscheidet hier 2 Aufbereitungsmethoden: die Step-back- und die standardisierte Technik.
- Bei der **koronal-apikalen Instrumentation** dagegen wird zuerst koronal erweitert und anschließend der apikale Kanalbereich aufbereitet.

Bei der **Step-back-Technik** wird zuerst apikal aufbereitet und anschließend koronal ausgeformt. Sofort nach der Trepanation wird mittels Röntgenmessaufnahme die Arbeitslänge ermittelt. Die erste auf Arbeitslänge innerhalb des Wurzelkanals klemmende Feile wird als **initiale Apikalfeile**, IAF, bezeichnet. Der Wurzelkanal muss von dieser Größe um 4 weitere Instrumentenstärken durch zirkuläres Feilen aufbereitet werden. Es dürfen keine Instrumentengrößen in dieser Anfangsphase der Aufbereitung übersprungen werden, da es sonst zu Verblockungen kommen kann. Ein häufiges **Rekapitulieren** mit der vorangegangenen Feile ist zur Verbesserung der Aufbereitungsqualität zu empfehlen. Nach jedem Instrumentenwechsel muss ausreichend gespült werden.

Die zuletzt auf Arbeitslänge instrumentierende Feile, die nur noch weiße Dentinspäne entfernt, wird als **apikale Meisterfeile**, AMF, bezeichnet. Ihre Größe entspricht später dem Guttaperchamasterpoint (Hauptstift).

Der koronale Teil des Wurzelkanals wird anschließend „step back" um weitere 4 Größen konisch ausgeformt (Shaping). Dazu werden die auf die AMF folgenden K-Feilen um jeweils 1 mm kürzer eingestellt, wodurch eine ansteigende konische Kanalkonfiguration mit definiertem apikalen Stopp entsteht. Eine Rekapitulation mit der apikalen Meisterfeile sichert die Durchgängigkeit des Wurzelkanals.

In einer Studie wurden Sauberkeit des Wurzelkanals sowie Kanalverlauf und Form nach Aufbereitung mit K-, Hedström- und Unifeilen untersucht. Dabei präparierte allein die K-Feile mittels Step-back-Technik einen

definierten apikalen Stopp, einen fast runden Kanalquerschnitt, eine sehr gute apikale Aufbereitung ohne Ausbuchtungen sowie eine konische Kanalform von apikal nach zervikal. Bei gekrümmten Kanälen änderte sich jedoch in 46 % der untersuchten Zähne apikal der Kanalverlauf.

Die Aufbereitung gerader Wurzelkanäle erfolgt im Uhrzeigersinn, also rechts drehend (reaming). Diese Instrumentation ist nicht ohne Risiko. Während der **Drehbewegung** können sich die Schneiden tief ins Dentin eindrehen, wodurch sich das Instrument verkeilt und im Kanal klemmt. Während der Aufbereitung und beim Entfernen aus dem Wurzelkanal kann der Schaft frakturieren. Ist der Wurzelkanal leicht gekrümmt, werden zudem Stufen eingeschnitten, die zum Verlust der Arbeitslänge führen können. Bei Verwendung von K-Feilen in drehender Arbeitsweise erreicht man in 80 % der Fälle 1 mm vom Foramen entfernt einen runden Wurzelkanal-Querschnitt. Vergrößert sich der Krümmungsradius, so verringert sich gleichermaßen die Zahl runder Präparationsformen: Bei einem Krümmungsradius > 25˚ sind nur noch 33 % rund. Auf apikalem Niveau ist erst bei Erreichen der Aufbereitungsgröße 40 mit einer runden Kanalform zu rechnen.

Falldarstellung

A Festlegung der Arbeitslänge.

B Nach Bestimmen der IAF (#20) wird der Kanal um 4 Größen bis zur AMF (#40) erweitert.

C Die ersten Feilen (#45 und 50) nach der AMF bereiten um 1 und 2 mm kürzer auf.

D Die 3. Feile nach der AMF (#55) wird 3 mm kürzer eingestellt. Die letzte Feile (#60) wird als Finalfeile (FF) bezeichnet.

E Das Kontrollröntgenbild 3 Monate nach der Aufbereitung zeigt eine homogene Füllung mit allerdings nur geringer Konizität.

F Nach Aufbereiten des Wurzelkanals bis zur apikalen Meisterfeile, hier Größe 35, werden die folgenden Größen um je 1 mm gekürzt. Gut ist die dabei entstehende konisch ansteigende Wurzelkanalform sichtbar. Die Stufen werden durch den intermittierenden Gebrauch der apikalen Meisterfeile geglättet.

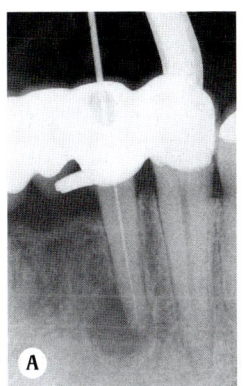

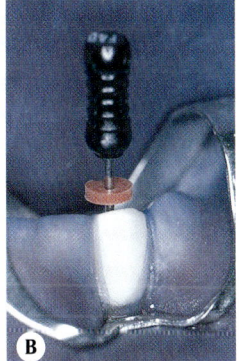

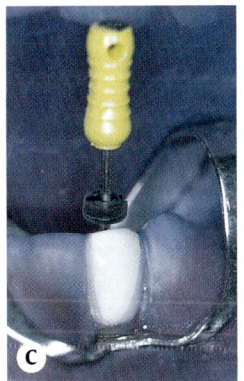

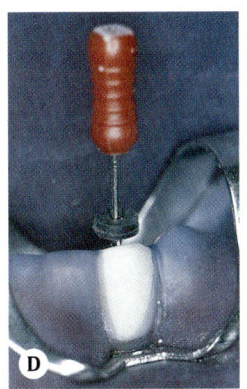

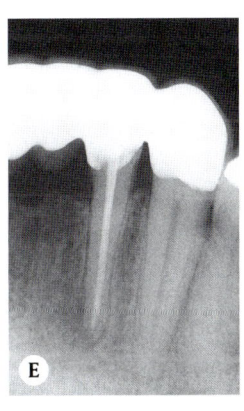

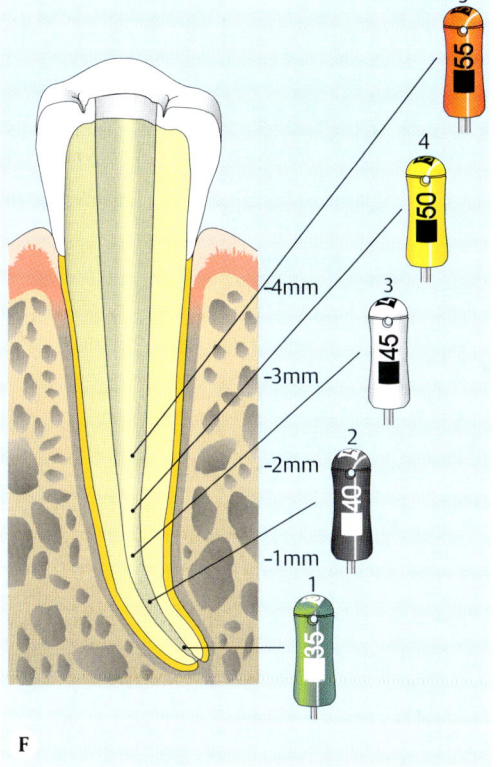

Bei dieser Methode wird zunächst koronal erweitert und erst danach der apikale Wurzelkanalbereich aufbereitet. Ein **Vorteil** dieser Technik gegenüber der apikal-koronalen Technik ist, dass sich die Spülkanüle durch die koronale Erweiterung ausreichend tief in den Wurzelkanal einführen lässt. Bei der Instrumentation apikaler Bereiche wird nekrotisches Pulpagewebe durch NaOCl besser aufgelöst.

Zu **Beginn der Aufbereitung** muss die weitestgehende Durchgängigkeit festgestellt werden. Dazu wird eine Feile der Größe 15 anfänglich durch Achtelkreisbewegung und mit leichter Druckausübung in den Wurzelkanal eingeführt. Durch zirkumferentes Feilen wird der Kanal vorsichtig erweitert, ein Verblocken ist in dieser Aufbereitungsphase nicht zu befürchten.

Danach erweitern **Gates-Glidden-Bohrer** den koronalen Wurzelkanal bis zum Beginn der Kanalkrümmung. Der Gates-Bohrer Größe 1 (#50) erweitert den Kanal bis zur Krümmung, die Drehzahl liegt bei 500 rpm, die Instrumentenspitze ist mit einem Gleitmittel benetzt. Der Gates-Bohrer Größe 2 (#70) wird 1 mm kürzer eingestellt, die Größen 3, 4 und 5 jeweils wieder 1 mm kürzer.

Durch häufiges Spülen mit Natriumhypochlorit-Lösung nach jedem Instrumenteneinsatz werden Dentinspäne aus dem Kanal herausgespült.

Nach der **koronalen Erweiterung** wird die Arbeitslänge mit einer K-Feile der Größe 15 röntgenographisch bestimmt. Lässt sich die K-Feile aufgrund des sehr engen Wurzelkanals nicht bis zur Arbeitstiefe einschieben, muss mit einer Hedström-Feile vorsichtig die Durchgängigkeit hergestellt werden.

Die **apikale Aufbereitung** erfolgt abwechselnd zirkumferent feilend mit Hedström-Feilen in einer und dann drehend mit K-Feilen (balanced-force).

Mit einer Hedström-Feile der Größe 20 wird demzufolge koronal erweitert, anschließend instrumentiert eine vorgebogene K-Feile der Größe 20 den gesamten Wurzelkanal bis auf Arbeitslänge. Lässt sich die Feile nicht bis auf Arbeitslänge einführen, sollte das Instrument nicht durch forcierte Rotation apikalwärts bewegt werden. In diesem Stadium muss mit der vorangegangenen Feile rekapituliert werden. Durch den richtigen Gebrauch

einer **Patency-Feile** ist die Gefahr einer Verblockung oder Stufenbildung nahezu ausgeschlossen und den Kanalkrümmungen kann besser gefolgt werden.

Die Instrumente müssen entsprechend der Krümmung des Wurzelkanals vorgebogen werden, um einer apikalen Trichterbildung entgegenzuwirken. Die Vorbiegung muss im apikalen Teilstück des Instruments erfolgen, Biegungen weiter koronal führen zur ungewollten Begradigung des Kanals.

Nach Bestimmen der initialen Apikalfeile wird der Wurzelkanal um 4 Größen bis zur apikalen Meisterfeile, in diesem Fall der Größe 35, erweitert.

Bei dieser Technik ist eine Verschleppung von Bakterien aus koronalen infizierten Kanalabschnitten in apikale, nichtentzündete Bereiche ausgeschlossen, weil im 1. Schritt nekrotisches und infiziertes Gewebe im koronalen und mittleren Kanalabschnitt entfernt wird. Dadurch ist die Zahl postendodontisch auftretender Schmerzen deutlich geringer als bei der Step-back-Technik. Zudem sind apikale Wurzelkanalabschnitte nach koronaler Erweiterung durch Gates-Bohrer taktil besser erfassbar. Die Spülkanüle dringt jetzt tief in den Wurzelkanal ein und die Spülung unterstützt die manuelle Bearbeitung effektiver.

Falldarstellung

A Gates-Glidden-Bohrer erweitern zuerst den koronalen und mittleren Kanalabschnitt bis zur Kanalkrümmung in aufsteigender Größe.

B Danach wird der Kanal bis zur Arbeitslänge mit vorgebogenen Handinstrumenten erweitert.

C Bestimmung der Durchgängigkeit vor der koronalen Erweiterung.

D Koronale Erweiterung mit Gates-Glidden-Bohrer in aufsteigender Größe.

E Bestimmung der exakten Arbeitstiefe.

F Festlegung der initialen Apikalfeile (#15), d. h. der 1. auf Arbeitslänge klemmenden Feile.

G Durch vorsichtige drehende Bearbeitung wird der Kanal auf gesamter Arbeitslänge erweitert.

H Im Kontrollröntgenbild ist die konisch ansteigende Form der Wurzelkanalfüllung sichtbar.

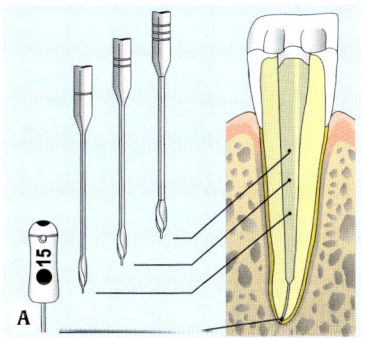

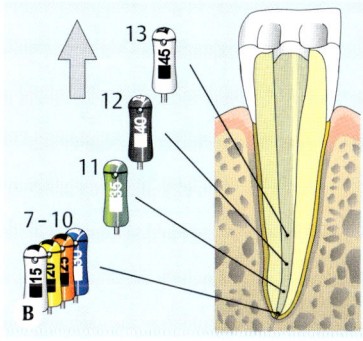

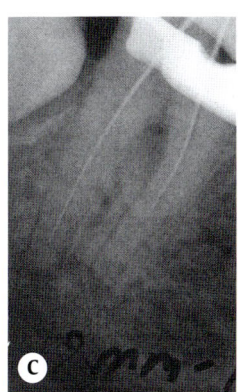

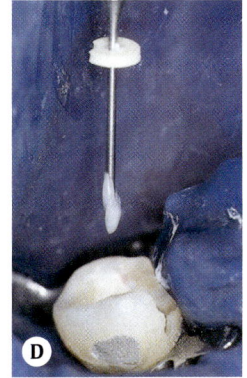

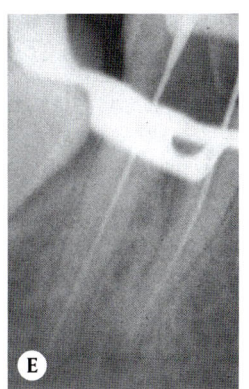

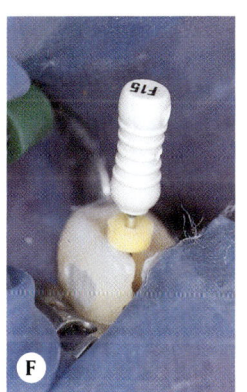

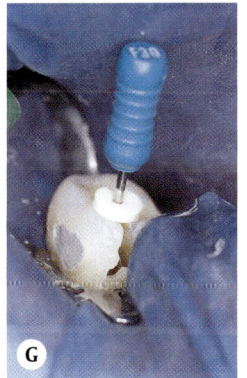

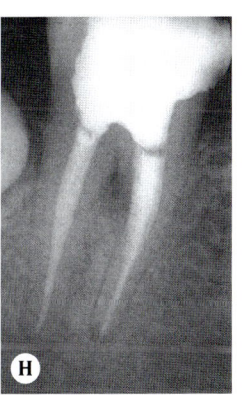

Wurzelkanalaufbereitung

Wurzelkanalaufbereitung

Nach Trepanation und Exstirpation der Pulpareste wird zunächst röntgenographisch die Arbeitslänge bestimmt. Die Double-Flare-Technik ist in 3 Arbeitsschritte gegliedert:
1. „reverse flaring"
2. apikale Aufbereitung
3. „flaring" über den gesamten Kanal.

Der Kanaleingang ist eine anatomisch vorgegebene Verengung, die koronale Konstriktion. Deren frühzeitige Eliminierung erleichtert die weiteren Aufbereitungsschritte. Diese **koronale Erweiterung** erfolgt mittels **„reverse flaring"**. Dabei werden die Handfeilen für die spätere apikale Aufbereitung in umgekehrter Reihenfolge verwendet: Nachdem mit einer 15er-K-Feile die weitestgehende Durchgängigkeit des Kanals festgestellt wurde, führt man eine K-Feile #45 nur einige Millimeter koronal ein, anschließend dringt eine 40er-Feile tiefer in koronale Bereiche ein und mit einer 35er-K-Feile wird noch tiefer in apikaler Richtung erweitert.

Nach der koronalen Erweiterung des Kanaleingangbereichs bis zur Kanalmitte wird erneut die 15er-K-Feile auf **voller Arbeitslänge** zur Erweiterung des gesamten Wurzelkanals eingesetzt, es folgen die 17er-, 20er-, 22er-, 25er- und 27er-Feile. Entweder nutzt man Golden-Medium-Feilen (Maillefer) als Zwischengrößen neben den Standardgrößen 15, 20 und 25 oder man stellt sich diese Feilen durch millimeterweises Kürzen der Instrumentenspitze selbst her. Da sich der Querschnitt einer K-Feile mit 2%iger Konizität pro mm Länge 0,02 mm zunimmt, lässt sich durch entsprechendes Abtrennen an der Instrumentenspitze ein Zwischeninstrument herstellen. Die gekürzte Spitze ist scharf, aber unregelmäßig und muss mit einer diamantierten Feile geglättet werden. Anschließend sterilisiert man das Instrument im Kugelsterilisator.

Nach der abschließenden **apikalen Erweiterung** bis zur Größe 30 wird im Sinne einer **Step-back-Technik** die Größe 35 1 mm kürzer eingestellt. Mit dem vorhergehenden Instrument rekapituliert man danach auf voller Arbeitslänge, um ein Verblocken zu vermeiden. Größe 40 wird 2 mm kürzer, Größe 45 3 mm und Größe 50 4 mm kürzer eingesetzt, sodass auch im apikalen Drittel ein konisches „flaring" erfolgt.

Die koronale Erweiterung kann neben dem oben beschriebenen Verfahren auch durch Hedström-Feilen oder durch Gates-Glidden-Bohrer erfolgen. Auch Shaping-Feilen aus dem System ProTaper sind geeignet.

Bei der **apikalen Erweiterung** des Wurzelkanals muss ausreichend lang mit den kleinen Instrumenten gefeilt werden. Im ISO-System ist die relative Zunahme des Instrumentendurchmessers zwischen den kleinen Größen prozentual wesentlich größer als zwischen den größeren Feilen. So nimmt der Durchmesser z.B. zwischen Größe 10 und 15 um 50% zu. Zwischen Größe 30 und 35 beträgt die Zunahme nur noch 16,7%.

Double-Flare-Technik bedeutet **zusammengefasst** ein koronales Erweitern beginnend mit großen Instrumenten, mit kleineren dringt man immer tiefer ein. Anschließend wird mit kleinen Instrumenten von apikal nach koronal aufbereitet. Es wird also **doppelt erweitert** (double flaring), von koronal und von apikal. Diese Technik entspricht insofern einer Kombination aus Step-down- und Step-back-Technik.

Falldarstellung

A Anfangsröntgenbild eines unteren 2. Molaren.

B Koronal beginnende Erweiterung durch zirkumferenten Instrumenteneinsatz einer 35er-K-Feile nach Prüfung der Durchgängigkeit.

C Eine kleinere Feile der Größe 30 dringt etwa 2 mm tiefer in den Wurzelkanal ein.

D Das „double flaring" oder doppelte Erweitern des Wurzelkanals wird in 2 Abschnitte untergliedert: Man beginnt mit größeren Feilen im koronalen Bereich und dann dringen kleinere Feilen immer tiefer in den Kanal ein.

E Auf voller Arbeitslänge wird der Kanal um 4 Größen erweitert, daran schließt sich ein nach koronal gerichtetes „flaring" im Sinne einer Step-back-Technik an.

F/G Nach apikaler Ausformung ist das nach koronal gerichtete Aufbereiten dargestellt, die K-Feile #40 wird 2 mm und #45 3 mm kürzer eingestellt.

H Konische Form der Wurzelkanalfüllung.

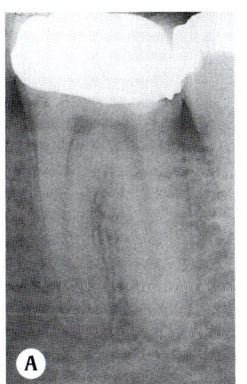

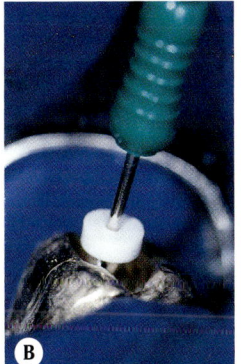

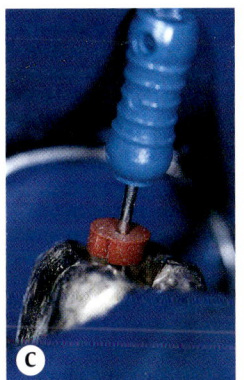

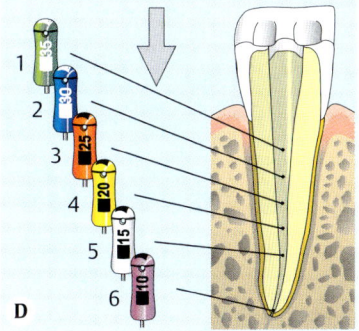

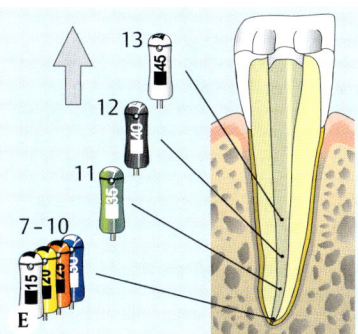

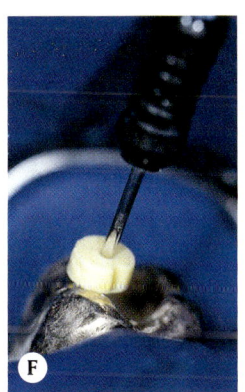

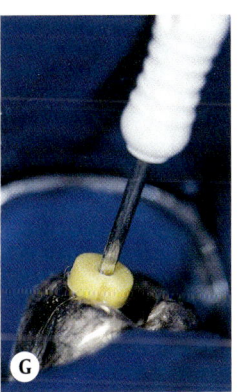

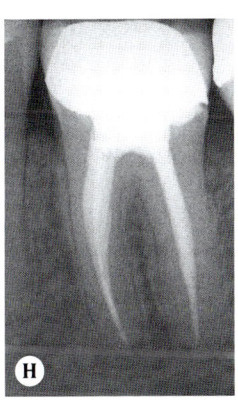

Im Gegensatz zur Step-down-Technik beginnt man bei dieser Aufbereitungstechnik mit größeren Instrumenten im koronalen Kanalabschnitt. Kleinere Feilen dringen dann im Verlauf der **von koronal beginnenden Erweiterung** immer tiefer in den Kanal ein, bis die kleinste Feile den Apex erreicht. Zuerst wird allerdings auch hier mit einer K-Feile #15 die weitestgehende Durchgängigkeit des Wurzelkanals festgestellt.

Nach der koronalen Erweiterung wird die Arbeitslänge mit einer Feile der Größe 15 röntgenographisch bestimmt. Abweichungen über 2 mm von der richtigen Arbeitstiefe werden nicht sofort, sondern erst nach Erweiterung der koronalen und mittleren Abschnitte mit einem 2. Röntgenmessbild korrigiert.

Man beginnt die **koronale Erweiterung** mit einer K-Feile Größe 35, die nur wenige Millimeter in den koronalen Anteil eindringen kann und erweitert diesen vorsichtig durch zirkumferentes Feilen. Danach wird gespült und mit der 15er-Feile die weitere Durchgängigkeit getestet. Dieses ständige Rekapitulieren ist außerordentlich wichtig, um Verblockungen bereits im Ansatz zu vermeiden. Dann dringt eine 30er-Feile einige Millimeter tiefer ein, auch hier ist anschließend eine Rekapitulation notwendig. Nun wird eine 25er-Feile angewendet und kann bereits bis in mittlere Kanalabschnitte vordringen. Die 20er-Feile dringt weiter ein, vorsichtiges zirkumferentes Feilen erweitert bis in diesen Abschnitt. Mit der 15er-Feile erreicht man nun den apikalen Abschnitt, eine 10er-Feile dringt noch tiefer ein und mit einer 08er-Feile wird die apikale Konstriktion erreicht.

Die Feilen müssen sorgfältig anhand des diagnostischen Röntgenbildes vorgebogen werden. Dazu verwendet man das Flexobend (Maillefer), mit dessen Plastikrollen die Instrumente an jeder Stelle ohne Beschädigung der Schneiden gleichmäßig und ohne Knickung gebogen werden können. Werden die Feilen nicht vorgebogen, so tragen Dreikantfeilen an der Außenseite des gekrümmten Kanals im apikalen Bereich Material ab. Dies führt zu einer bauchförmigen Veränderung des Kanals. Die Arbeitslänge verkürzt sich dann bis max. 2,4 mm.

Entsprechend der Kanalanatomie vorgebogene Feilen klemmen in gekrümmten Kanälen nur an der Instrumentenspitze, nichtvorgebogene Feilen auf ganzer Länge. Das Klemmen nur an der Spitze ermöglicht ein besseres taktiles Bestimmen von Widerständen.

Gerade und nichtvorgebogene Feilen können nur mit Kraft in den Kanal eindringen. Dadurch können Irregularitäten nicht erkannt sowie umgangen und Stufen und Verblockungen erzeugt werden. Gleichzeitig geht bei dieser kraftvollen apikalwärts gerichteten Instrumentation das taktile Feedback vollständig verloren und damit eine der wichtigsten zusätzlichen Informationen über das Erreichen der apikalen Konstriktion.

Nach dieser 1. von koronal beginnenden Erweiterung beginnt man den gleichen Vorgang mit der nächstgrößeren Feile (Größe 40) koronal zu erweitern, kleinere Feilen dringen tiefer ein und man kann in dieser **2. Crown-down-Sequenz** bis zum Apex mit einer Feilengröße 10 erweitern. In einer 3. Sequenz beginnt man koronal bereits mit Größe 45 und erreicht den Apex mit Größe 15. Diese Sequenzen werden solange durchgeführt, bis man apikal um 4 Größen erweitert hat, immer abhängig von der ersten Feilengröße, die den Apex erreicht hat.

Koronal können auch Gates-Glidden-Bohrer zur schnelleren Erweiterung eingesetzt werden.

Falldarstellung

A Oberer 2. Prämolar und 2. Molar mit Pulpanekrose und periapikaler Aufhellung.

B Von koronal beginnende Erweiterung, hier mit GT-Handfeilen und einer 10%igen Konizität.

C Die Crown-down-Technik wird in mehreren Sequenzen durchgeführt, von koronal nach apikal, beginnend mit einer K-Feile #35. Apikal erreicht die Größe 10 die Konstriktion.

D Der Vorgang wird wiederholt, bis apikal um 4 Größen bis auf #25 erweitert wurde. Koronal kann mit Gates-Glidden-Bohrern zusätzlich erweitert und konisch ausgeformt werden.

E Bei den GT-Feilen dringen Feilen immer kleinerer Konizität auch tiefer in den Kanal ein.

F Kontrollaufnahme der Wurzelkanalfüllungen.

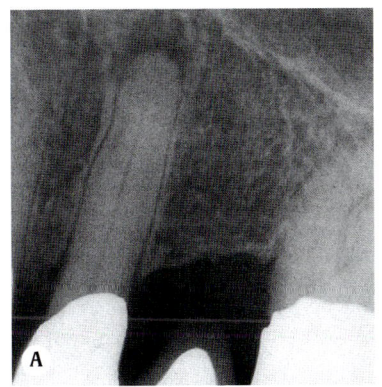

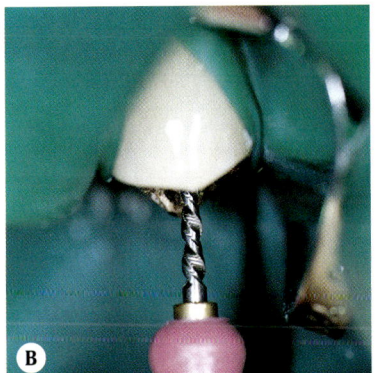

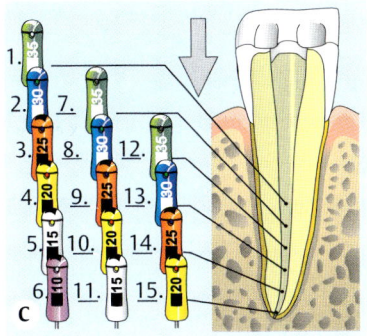

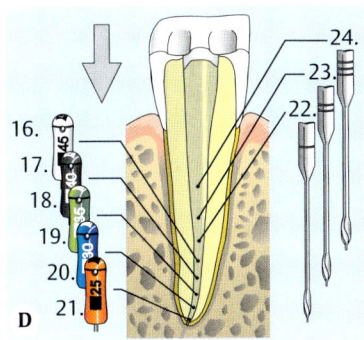

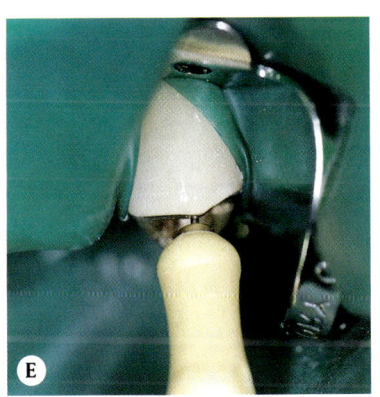

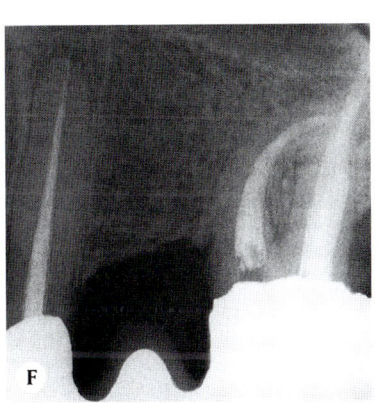

125

Wurzelkanalfüllung bei eingeschränkter Mundöffnung

Die Wurzelkanalinstrumente müssen zur Vermeidung von Stufenbildungen oder Verblockungen im Bereich der apikalen 4 mm vorgebogen werden. Beim Einsatz von Instrumenten mit 25 mm und länger sowie eingeschränkter Mundöffnung treten Platzprobleme in der Mundhöhle auf. Das Instrument wird deshalb während der initialen Erweiterung in die mesialen Wurzelkanäle von Molaren eingedreht. Die Stoppereinkerbung dient dabei als Orientierung und zeigt zuerst nach mesial und abschließend nach distal.

Apikal werden die Instrumente stärker vorgebogen als die Kanalkrümmung und diese wird durch die Stopperspitze gekennzeichnet, die anfänglich nach mesial zeigt. Gegen die Wurzelkanalkrümmung wird das Instrument z. B. in den mesiobukkalen Kanal eingeschoben. Während des weiteren fast kraftlosen Vorschiebens der Feile in den Wurzelkanal hinein wird diese gedreht, sichtbar an der Stopperspitze. Stopperspitze bzw. -einkerbung zeigen nun nach distal.

Trichterbildung

Ein apikaler Trichter entsteht infolge unsachgemäßer Instrumentation und Begradigung des apikalen Wurzelkanals. Zur Vermeidung dieser Trichterbildung müssen die Instrumente apikal stärker vorgebogen werden als die im Röntgenbild sichtbare Kanalkrümmung. Nur durch den ausreichend langen Gebrauch dünner, flexibler Feilen wird diese apikale Erweiterung vermieden. Nach jeder Rotation während der Balanced-Force-Technik müssen die Instrumente aus dem Kanal entfernt, sorgfältig gereinigt und wieder vorgebogen werden. Eine zu starke apikale Erweiterung ist zu vermeiden, in der Regel werden gekrümmte Seitenzahnwurzeln nur bis Größe 25 apikal erweitert. Sowohl Stahl- aber auch NiTi-Feilen sind bis zu dieser Größe noch sehr flexibel und ändern den Kanalverlauf kaum.

Um die exzessive Überinstrumentation der Außenkurvatur bei Anwendung größerer, unflexibler Instrumente zu vermeiden, wird mit einer diamantierten Feile die Aufbereitungsfeile im Bereich der apikalen 3–4 mm an der Außenseite leicht „entschärft". Nicht jede,

sondern nur jede 2. Feile bzw. die Zwischengrößen werden nach der Vorbiegung abgestumpft, da sonst in dieser Region gar keine Substanz mehr abgetragen würde.

Perforation

Durch zu starke initiale Erweiterung mesialer Kanäle von Molaren kann es zur Schlitzung der Kanalwand kommen. Am diagnostischen Röntgenbild ist der Wurzelkanalverlauf sorgfältig einzuschätzen. Erst danach sollte über den Gebrauch von Gates-Glidden-Bohrern entschieden werden. Hedström-Feilen bis zur Größe 25 können den Wurzelkanal initial ebenfalls ausreichend erweitern. Durch ein Feilen gegen die Kanalkrümmung (anticurvature filing) läst sich ein übermäßiger Hartsubstanzabtrag vermeiden, d.h. distale Bereiche werden bewusst nicht mit instrumentiert. Bei sehr grazilen Wurzeln wird bei Erreichen der Größe 30 mit einer Papierspitze getestet, ob sich seitlich Blut abzeichnet. Dies beweist eine streifenförmige Perforation.

Überinstrumentation

Diese Gefahr lässt sich durch die röntgenographische Längenmessung mit Bestimmung des richtigen apikalen Referenzpunkts vermeiden. Wichtig ist das Festlegen eines reproduzierbaren koronalen Referenzpunkts, der für jeden Wurzelkanal unterschiedlich sein kann. Durch elektrische Längenmessung kann eine Längenkorrektur erfolgen, die z. B. infolge Begradigung gekrümmter Kanalabschnitte auftritt.

Falldarstellung

A/D Die vorgebogene Feile wird gegen die eigentliche Kanalkrümmung eingeschoben.

B/E Beim weiteren Vorschieben der Feile dreht man diese um 180° im Kanal und kontrolliert dies an der Stoppermarkierung.

C/F/G Hat die Feile die Arbeitslänge erreicht, weist die Stoppermarkierung in Richtung der apikalen Kanalkrümmung.

H Masterpoint-Aufnahme (4 Wurzelkanäle).

I Abschlussaufnahme nach Wurzelkanalfüllung.

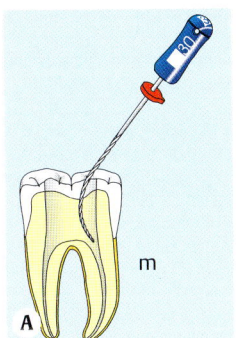

A

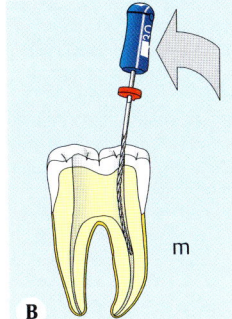

B

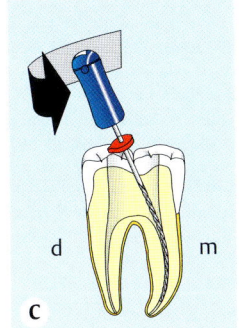

C

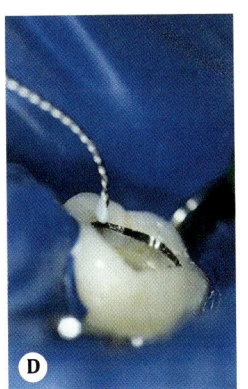

D

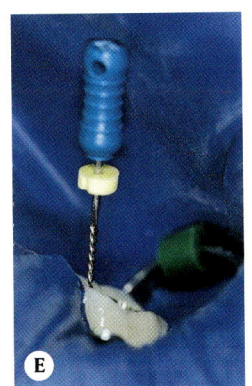

E

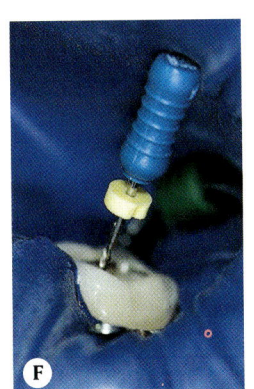

F

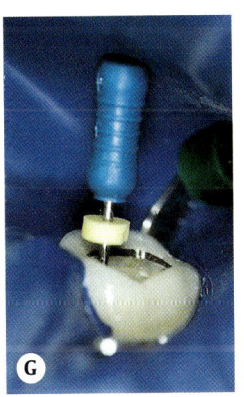

G

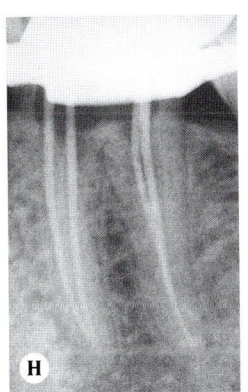

H

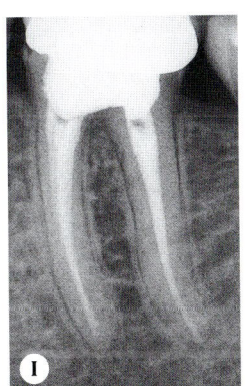

I

Die Eigenschaft des Pulpagewebes zur Bildung von Hartgewebe ist nicht auf die Odontoblastenschicht beschränkt. Fibrodentinablagerungen werden auch zentral in Form von **Dentikeln** innerhalb des Pulpagewebes beobachtet, sowohl bei durchgebrochenen als auch nichtdurchgebrochenen Milch- und permanenten, alten und jungen Zähnen. Mit zunehmendem Alter kommt es zur vermehrten Bildung intrapulpalen Dentins, wodurch der Wurzelkanal immer stärker eingeengt wird. Diese Hartsubstanzbildungen sind meist Folge entzündlicher Prozesse.

Bei kronenfrakturierten Zähnen finden sich in 50 % der Fälle Mineralisationen, sowohl lamelläre Dentikel als auch **diffuse Ablagerungen**, in 25 % lassen sich Entzündungszellen nachweisen.

Bei 10- bis 20-Jährigen treten nur in 8 % der Pulpen Mineralisationen auf, kariöse Zähne der gleichen Altersgruppe zeigen dagegen eine Inzidenz von 36 %. In der Altersgruppe der 45- bis 63-Jährigen weisen 90 % der untersuchten Zähne Kalzifikationen auf. Im Röntgenbild lassen sich diese allerdings erst ab einer Größe von 200 μm eindeutig nachweisen.

Zähne mit **degenerativen Verkalkungen** sind meist symptomfrei. Ihre endodontische Behandlung ist sehr aufwändig und sollte gut überlegt sein. Meist ist es besser abzuwarten, selten ist ein sofortiger chirurgischer Eingriff notwendig. Ist der Kanaleingang nicht auffindbar, wird die Kavität mit Methylenblau angefärbt. Meist hilft dies nicht viel weiter, da sich nur organisches Gewebe anfärben lässt. Auf Verdacht oder in Kenntnis der Lage der Kanaleingänge werden diese mit der Sonde aufgesucht und mit einem **Ultraschallspreader** (mit diamantierter Spitze) freipräpariert. Da Ultraschallfeilen meist eine Via falsa setzen, sind sie zur Überwindung von Obstruktionen ungeeignet.

EDTA kann die Dentinpermeabilität erhöhen und dadurch das Debridement des Wurzelkanals günstig beeinflussen. Aufgrund der langsamen Wirkung dieser Hartgewebe demineralisierenden Mittel während der Kanalinstrumentation ist eine Entkalkung des Dentins aber eher unwahrscheinlich. Zur initialen Gangbarmachung obliterierter Wurzelkanäle wird die Spitze der K-Feile durch eine kleinen Menge RC-Prep gezogen und anschließend

mit kleinen Drehbewegungen in den Wurzelkanal eingeführt. Um die Obstruktionen zu überwinden, ist ein größerer Zeitaufwand notwendig. Die Feile muss nach Entfernen aus dem Kanal sorgfältig mit einer sterilen Gaze gereinigt werden. Danach spült man den Kanal mit NaOCl-Lösung. Dies erhöht die Dentinpermeabilität, verstärkt die Sauerstofffreisetzung und neutralisiert das EDTA.

Während der Wurzelkanalinstrumentation kann es ungewollt zu einer iatrogenen **Verblockung** des Kanals kommen. Ursache sind eine Akkumulation von nicht herausbeförderten Dentinspänen, eine Kompression von Pulpageweberesten oder eine apikale Stufenbildung mit Ansammlung von Hart- und Weichgewebe. Ist Pulpagewebe komprimiert worden, müssen Gleitmittel auch in der Tiefe des Wurzelkanals eingesetzt werden. Nur durch den leicht drehenden Gebrauch einer Hedström-Feile der Größe 15 kann diese Gewebeansammlung durchdrungen werden. Die Feile muss immer wieder gereinigt und zwischensterilisiert werden.

Tritt während der Aufbereitung ein Verlust der Arbeitslänge auf, so ist eine kraftvolle Tiefenpräparation zur Überwindung der Obstruktion unbedingt zu vermeiden.

Falldarstellung

A Zahn 25 weist eine insuffiziente Wurzelkanalfüllung und periapikale Aufhellung auf. Zahn 24 zeigt nur einen Stumpfaufbau ohne Kanalfüllung, der Wurzelkanal ist teilweise obliteriert.

B Nach Anlösen wird die Guttapercha entfernt.

C Ausgangssituation nach Trepanation von Zahn 25 mit scheinbar 1 Kanal.

D Unter dem Op-Mikroskop lassen sich 2 Wurzelkanäle feststellen und aufbereiten.

E Nachdem an Zahn 24 der Stumpfaufbau mittels Ultraschall gelockert wurde, wird die Kavität mit einem EDTA-Gleitmittel gefüllt.

F Nach Ultraschallpräparation kann mit einer H-Feile die Obstruktion überwunden werden. Gespült wurde mit Zitronensäure.

G Kontrolle der Wurzelkanalfüllungen.

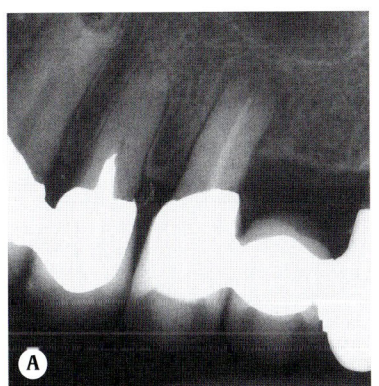

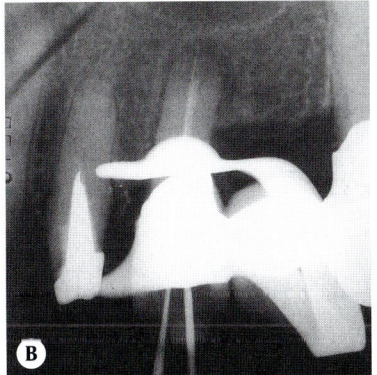

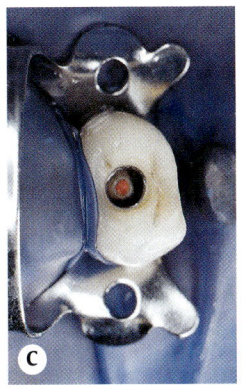

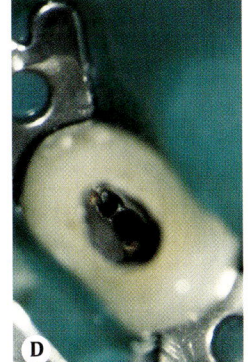

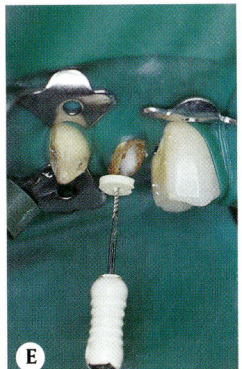

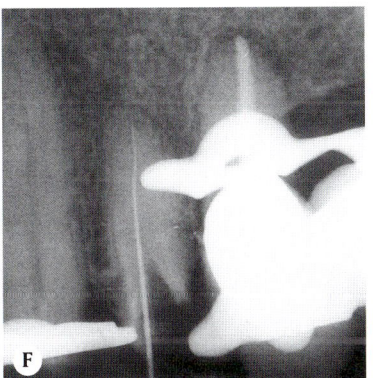

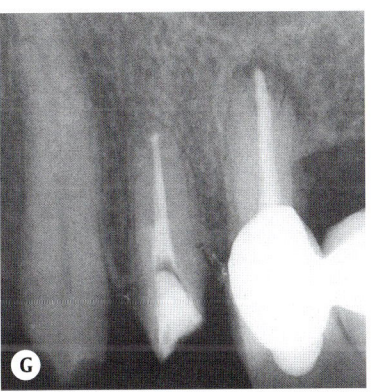

Um dem Zahnarzt die sehr mühsame und zeitaufwendige Wurzelkanalaufbereitung zu erleichtern, beschrieb Rollins bereits 1899 einen nadelförmigen Wurzelkanalbohrer, der über einen Dentalmotor angetrieben wurde. Eine Limitierung der Drehzahl auf 100 rpm sollte Instrumentenfrakturen vermeiden helfen. Aber erst mit der Einführung des Racer-Feilenkopfes im Jahr 1958 und des Giromatic-Winkelstücks 1964 begann die Epoche der maschinellen Wurzelkanalinstrumentation.

Die Giromatic vollführt reziproke Viertelkreisbewegungen und wurde vielfach in weiteren Winkelstücken kopiert. Das Intra-Endo 3LD führt wechselseitige 80°-Drehungen aus, der Endolift 1 neben reziproken Viertelkreis- auch Hubbewegungen.

Wie viele Untersuchungen zeigten, erschließt das **Giromatic**-System enge und stark gekrümmte Kanäle nur ungenügend, auch die Formgebung ist kritisch: Es kommt meist zur Stufenbildung, zu deutlichen Abweichungen vom präoperativen Kanalverlauf bis hin zur Präparation iatrogener Kanäle. Häufige Begradigungen und apikale Trichterbildungen, unzureichende Glättung bis hin zu Blockaden des apikalen Wurzelkanals sind weitere Unzulänglichkeiten. Perforationen und Instrumentenbrüche treten auf. Die Handaufbereitung ist dieser maschinellen Technik nach wie vor weit überlegen.

Ergebnisse mit dem **Endolift** unterscheiden sich nicht wesentlich von denen der Giromatic. Der Endolift erwies sich im Vergleich mit anderen Maschinensystemen als dasjenige mit dem geringsten Materialabtrag. Teilweise wurden starke Begradigungen gekrümmter Kanalabschnitte sowie häufige Instrumentenfrakturen beobachtet. Auf der Kanaloberfläche imponierten meist deutliche Bearbeitungsspuren.

Bei der Arbeit mit dem **Racer** traten akute Schmerzreaktionen durch Überpressen infizierter Dentinspäne auf. Nach Präparation bis Größe 35 waren nur $2/3$ der gekrümmten Wurzelkanäle zufrieden stellend präpariert. Stets kam es zur Begradigung des apikalen Kanalbereichs.

Beim **Excalibur** vollführen die Feilen Multilateralbewegungen, aleatorische Schwingungen. Nach Bearbeitung mit dem Excalibur wiesen nur $1/3$ der Kanäle eine akzeptable Form auf.

Die primäre Bewegung des **Canalfinder**-Systems ist eine Längsbewegung, die Amplitude hängt von Motordrehzahl und Kanalwiderstand ab und beträgt maximal 1 mm. Bei höheren Drehzahlen nimmt die Amplitude ab, ab 2000 rpm beträgt sie 0,3 mm. Vom Hersteller wird der Einsatz im Bereich von 1000–8000 rpm empfohlen. Durch den Kontakt der schrägen Schneidekanten der Aufbereitungsinstrumente mit der Kanalwand wird eine Rotationsbewegung erzeugt. Translationsbewegungen (auf und ab) und Rotation ergeben zusammen einen helikoidalen Bewegungsablauf.

Auch der Canalfinder bereitet gekrümmte Wurzelkanäle nur unzureichend auf, es konnten vollständig unbearbeitete Kanalbezirke beobachtet werden. Keiner der untersuchten Kanäle war vollständig gereinigt und durchgängig gut geglättet. Mit dem Canalfinder gelingt es aber häufig gut, sehr enge und stark gekrümmte Wurzelkanäle initial zu erschließen, vielfach sogar in extrem kurzer Zeit

Der **Endoplaner** führt kleine, koronalwärts gerichtete Schabbewegungen aus, wenn das eingespannte Instrument gegen die Kanalwand gedrückt wird. Es simuliert die Hedström-Feilenbewegung und eignet sich zur koronalen Erweiterung in zirkumferenter Technik.

Allen konventionellen Winkelstücken gemeinsam ist die **reduzierte Taktilität** und ein **Verlust der Arbeitslänge**.

Falldarstellung

A Diagnostisches Röntgenbild eines oberen Molaren mit gekrümmten Wurzelkanälen.

B Nach der Präparation der Zugangskavität wird die Arbeitstiefe ermittelt und korrigiert.

C Die Arbeitsweise des Endolift 2 ist eine reziproke Viertelkreisbewegung. Eingespannt werden herkömmliche Handinstrumente.

D Im klinischen Einsatz muss die Arbeitslänge mit einem Stopper festgelegt werden.

E Die Arbeitsfeilen aus dem Winkelstück werden zur Längenkontrolle verwendet.

F Im Röntgenkontrollbild erkennt man eine geringe Begradigung, Verlust der Arbeitstiefe sowie eine Überinstrumentation distobukkal (Pfeil).

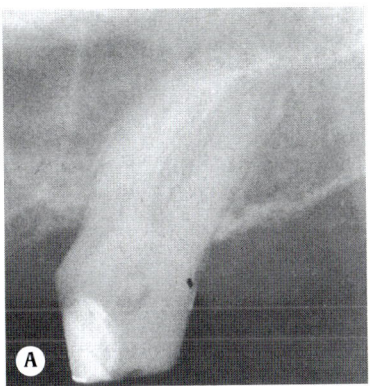

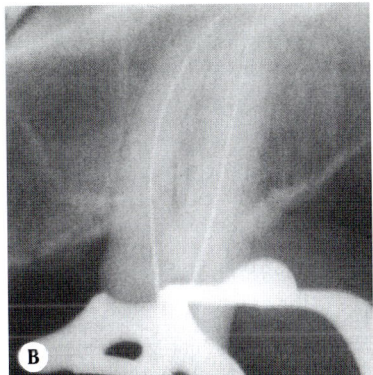

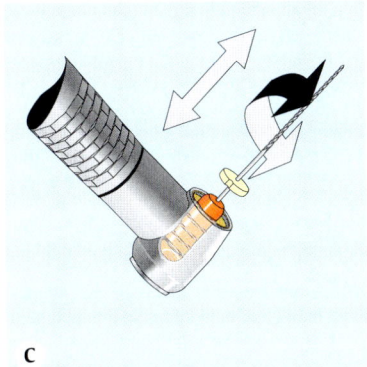

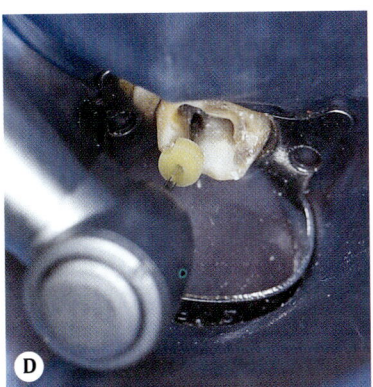

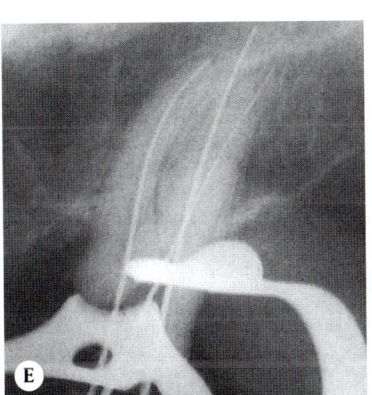

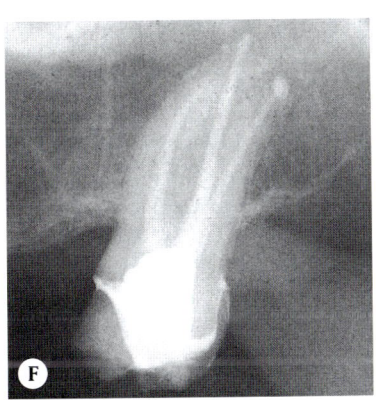

Für die Anwendung in der Endodontie sind bis heute 2 Titanlegierungen bekannt: Titan-Aluminium- und Nickel-Titan-Legierungen. Bei beiden Legierungen macht man sich die besonderen Eigenschaften des Metalls Titan zunutze, wobei sich die Titanmaterialien mit der Hauptkomponente Nickel als Grundsubstanz für die Herstellung von Wurzelkanalinstrumenten durchgesetzt haben.

Neben den Titan-Aluminium-Legierungen sind gegenwärtig 4 **Nickel-Titan-Legierungen** für die Anwendung als zahnmedizinische Werkstoffe verfügbar. Sie werden von verschiedenen Herstellern mit unterschiedlichen Zusammensetzungen produziert:

- **Nitinol:** Ni steht für Nickel, Ti für Titan und NOL für Naval Ordinance Laboratory (Silver Spring, Maryland, USA) nach dem Hersteller der Legierung. Es besteht aus 56 m% Ni und 44 m% Ti.
- **Chinese NiTi** oder **Nitalloy** mit einer Zusammensetzung von 56 m% Ni und 44 m% Ti.
- **Japanese NiTi** (Furukawa Electric, Japan)
- mit Kobalt legiertes Nitinol.

Legierungen aus **Titan-Aluminium** für Wurzelkanalinstrumente enthalten einen Anteil von etwa 95 m% Titan und 5 m% Aluminium.

Alle Nickel-Titan-Legierungen besitzen einen kleinen Elastizitätsmodul (33–43% gegenüber Edelstahl). Einige Autoren bezeichnen diese Eigenschaft auch als **Super-** oder **Pseudoelastizität**, d.h. die Instrumente bringen einem mechanischen Druck nur einen geringen Widerstand entgegen und lassen sich leicht verbiegen, ohne dass es zu irreversiblen Deformationen kommt.

Dies lässt sich durch die **verschiedenen Kristallgitterformationen** erklären: Das austenitische Gefüge eines Nickel-Titan-Drahtes ändert sich bei Druckzufuhr in ein spannungsinduziertes Martensit um. Das Kristallgitter gelangt so bei steigender Belastung in einen plastisch verformbaren Zustand. Unter konstanten Temperaturverhältnissen tritt dabei eine starke Dehnung auf, ohne dass die Spannung nennenswert ansteigt. Dies wird als sog. superelastisches Plateau bezeichnet. Bei Entlastung durch Spannungsabfall geht das Metall wieder in den austenitischen Ausgangszustand zurück.

Eine weitere metallurgische Besonderheit ist der sog. **Memory-Effekt**, der auch als **Formgedächtnis, martensitisches** oder **mechanisches Gedächtnis** bezeichnet wird. Diese Qualität hängt mit der Superelastizität zusammen: Die Nickel-Titan-Legierung liegt bei einer Temperatur von ca. 100°C fast ausschließlich in Form der austenitischen Phase vor. Bei Temperatursenkung ändert sich das Metallgefüge in ein martensitisches um, was mit der Eigenschaft der oben beschriebenen Superelastizität korreliert. Erfährt der Nickel-Titan-Draht in diesem Zustand nun eine Deformation, so lässt sich diese jederzeit durch Erhitzen des Werkstoffes über 125°C rückgängig machen. Diese Eigenschaft wird als „shape memory" bezeichnet.

Des Weiteren haben Titan und zu einem gewissen Anteil auch Nickel-Titan die Eigenschaft, sich in korrosiven Medien sehr schnell zu passivieren. Dies ist eine wesentliche Voraussetzung für die Biokompatibilität eines Metalls.

Die Zusammensetzung, die gegenwärtig für die Herstellung der meisten Wurzelkanalinstrumenten verwendet wird, ist 56 m% Ni und 44 m% Ti. Die Anteile wurden so gewählt, weil eine Verschiebung in der Metallverteilung um nur 2% die mechanischen Eigenschaften des Materials, vor allem Härte und Elastizität, erheblich verändern. Endodontische NiTi-Instrumente für die manuelle und maschinelle Wurzelkanalaufbereitung werden auf dem europäischen Markt zurzeit von einer Vielzahl von Herstellern angeboten.

Falldarstellung

A Röntgendiagnostik eines unteren Molaren.

B Eine Miti-Sensorfeile bereitet den Kanal nach koronaler Erweiterung mit Gates-Bohrern auf.

C NiTi-Feilen können nicht vorgebogen werden. Sie werden bei ca. 250 rpm eingesetzt.

D Die Feilen zeichnen sich durch außerordentliche Flexibilität aus.

E Nach Röntgenmessaufnahme werden apikal 2% konische Feilen eingesetzt.

F Röntgenkontrolle der Wurzelkanalbehandlung.

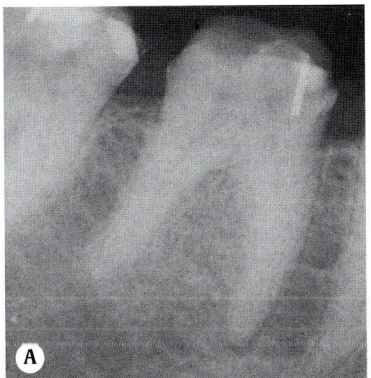

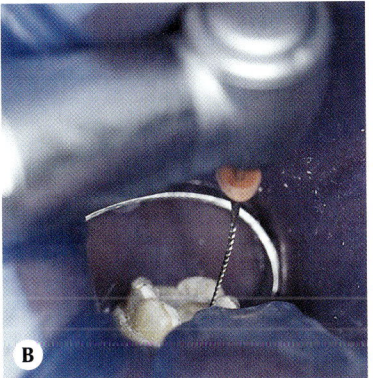

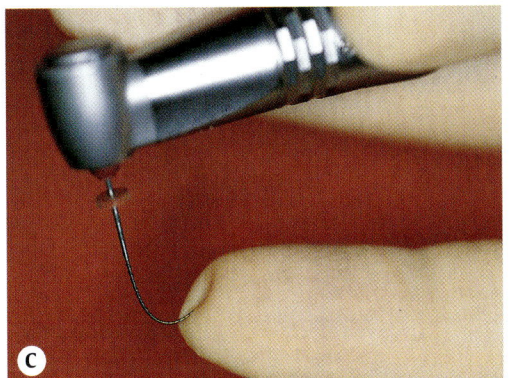

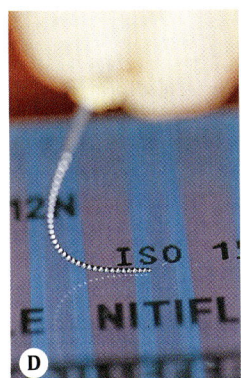

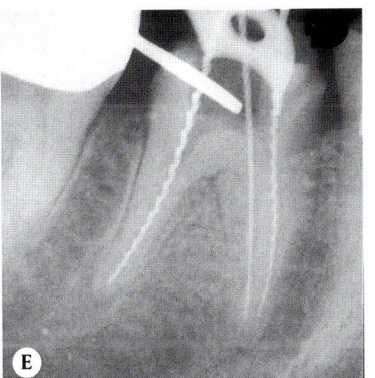

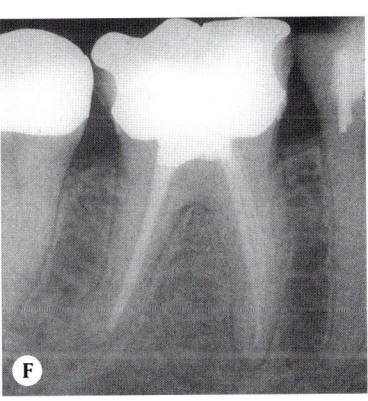

Ein Satz Lightspeed-(LS-)Instrumente umfasst 22 Instrumente. Die **Instrumentenspitze** ähnelt der von Gates-Glidden-Bohrern und besteht aus 2 Teilen: der nichtschneidenden **Pilotnase** und dem Arbeitsteil. Dieser schneidende Teil ist je nach Instrumentengröße 0,25–1,75 mm lang. Die Kopfgeometrie ändert sich nach Instrumentengröße: Mit zunehmender Größe werden die Instrumentenköpfe größer. Der **Schaft** der LS-Instrumente ist dünner als der schneidende Kopf und sehr flexibel. Er ist nicht konisch, mit steigender Instrumentengröße nimmt auch der Schaftdurchmesser zu, allerdings nicht so stark wie bei konventionellen Instrumenten. So weist z. B. ein Schaft der Instrumentengröße 80 einen Durchmesser von 0,50 mm auf.

Die Aufbereitung des Wurzelkanals nach Trepanation beginnt analog der Step-down-Technik mit konventionellen **Gates-Glidden**-Bohrern. Der Gates-Bohrer Größe 1 (#50) erweitert den Kanal bis zur Kanalkrümmung, die Drehzahl liegt bei 500 rpm, die Instrumentenspitze ist mit einem Gleitmittel benetzt. Der Gates-Bohrer Größe 2 (#70) wird 1 mm kürzer eingestellt sowie Größe 3 2 mm kürzer und #4 und #5 jeweils wieder kürzer.

Nach der koronalen Erweiterung wird die Arbeitslänge mit einer K-Feile der Größe 15 röntgenographisch bestimmt. Kann die K-Feile aufgrund des sehr engen Wurzelkanals nicht bis zur Arbeitstiefe eingeschoben werden, muss mit einer Hedström-Feile vorsichtig die Durchgängigkeit hergestellt werden. Im Röntgenbild wird anschließend die Arbeitstiefe bestimmt.

Anstatt mit der Step-down-Technik kann auch nach der Crown-down-Technik koronal begonnen werden. Dazu wird zuerst mit einem Gates-Bohrer #5 der Eingangsbereich erweitert, kleinere Gates-Bohrer dringen dann immer tiefer in den Kanal vor.

Nach der röntgenographischen Bestimmung der Arbeitslänge wird mit einer K-Feile #15 der Wurzelkanal auf voller Arbeitslänge erweitert. Lightspeed-Instrumente sind erst ab Größe 20 erhältlich, demzufolge muss die initiale Gangbarmachung immer mit einer manuellen 15er-Feile erfolgen.

Nach reichlicher Spülung des Kanals mit Natriumhypochlorit wird ein **Lightspeed**-Instrument Größe 20 mit einem Gleitmittel bis auf Arbeitslänge in den Kanal eingeführt. Die Drehzahl wird auf 900 rpm eingestellt. Man präpariert zuerst einen apikalen Stopp. Anschließend setzt man die Größe 22,5 auf gleicher Länge ein und rekapituliert mit der 15er-K-Feile. Nach Lightspeedfeilen-Größe 22,5 werden die Größe 25, 27,5 und 30 usw. eingesetzt. Das erste LS-Instrument, das auf voller Arbeitslänge im Kanal klemmt, wird als **„initial apical rotary"** oder IAR bezeichnet. Als Richtwert wird empfohlen, nach der IAR den Wurzelkanal auf voller Länge um 5 volle Größen, in der Regel bis Größe 40, zu erweitern.

Mit LS-Instrumenten ist ein vorsichtiger Vorschub und eine deutliche Rückzugbewegung notwendig, um allen Dentinabrieb aus dem Kanal zu entfernen. Jede Feile wird nur einmal in den Kanal eingebracht, anschließend muss immer ausreichend gespült werden.

Das letzte Instrument, mit dem ein apikaler Stopp präpariert wird, ist die **„master apical rotary"** oder MAR. Daran schließt sich nun eine Step-back-Präparation an. Bei dieser wird bei jedem weiteren LS-Instrument die Arbeitslänge um jeweils 1 mm gekürzt. Je nach Kanallänge wird dieser Vorgang bis zum Erreichen des letzten Step-down-Schritts durchgeführt. Dadurch erhält man eine durchgehend konische Kanalform.

Falldarstellung

A Diagnostisches Röntgenbild eines oberen Prämolaren.

B Koronale Erweiterung mit Gates-Glidden-Bohrern nach der Step-down-Technik.

C Mit kleinen Gates-Bohrern dringt man immer tiefer bis zum Erreichen der Krümmung ein.

D Der koronalen Erweiterung mit Gates-Bohrern folgt die Längenbestimmung und apikale Erweiterung mit einer K-Feile #15. Apikal wird um 4 Größen erweitert, mittels Step-back-Technik wird konisch präpariert.

E Die apikale Präparation erfolgt mit kleinen Lightspeed-Instrumenten.

F Nach Aufbereitung bis zur MAR werden die nachfolgenden Instrumente kürzer eingestellt.

G Kontrolle der konischen Präparationsform.

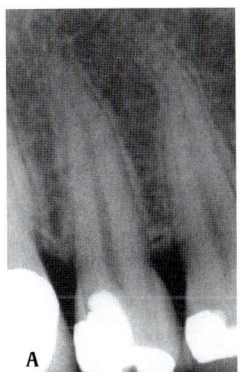

A

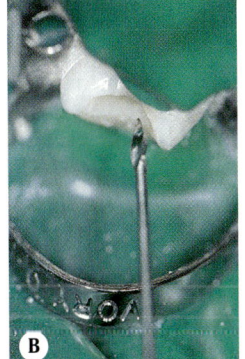

B

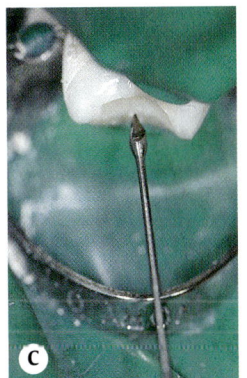

C

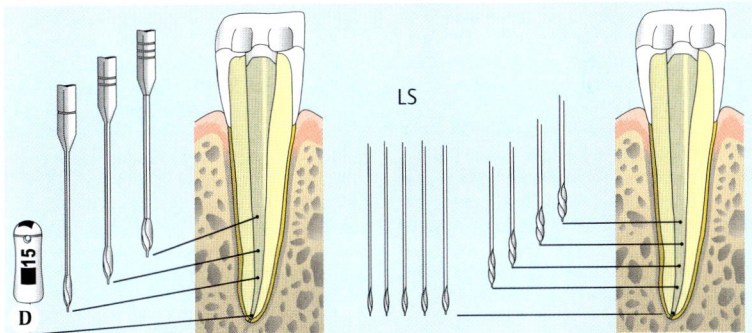

LS

D

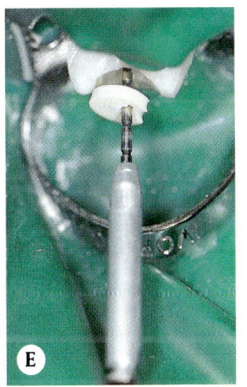

E

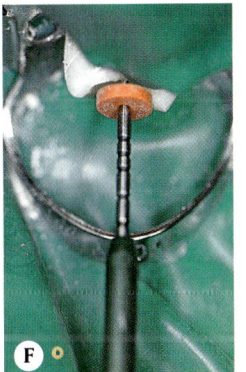

F

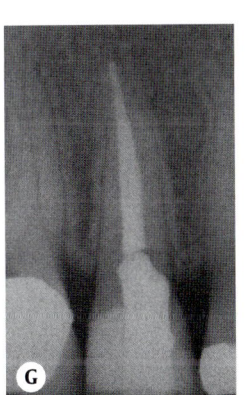

G

Quantec-Instrumente verfügen über breite seitliche Führungsflächen (radial lands) hinter scharfen Schneidewinkeln. Nach Angabe des Herstellers schneiden die positiven Schneidewinkel das Dentin effektiver, das Design der Hohlräume erlaubt einen besseren Abtransport des Dentinabriebs. Die LX-Version verfügt über eine nichtschneidende Spitze, die das Instrument besser durch gekrümmte Kanäle führt.

10 Quantec-Instrumente stehen zur Verfügung. Instrument Nr. 1 weist eine Konizität von 6 % auf und ist nur 17 mm lang. Die Instrumentenspitze entspricht Größe 25. Die Instrumente Nr. 2–4 weisen alle eine 2 %ige Konizität auf und entsprechen den Größen 15, 20 und 25. Die Instrumente Nr. 5–8 unterscheiden sich bei gleicher Größe (#25) durch eine von 3 auf 6 % zunehmende Konizität. Instrument Nr. 9 hat bei 2 % Steigung die Größe 40 und Nr. 10 Größe 45. Zusätzlich gibt es neuerdings auch 3 Instrumente mit den Konizitäten 8, 10 und 12 %, die sich für eine weitere konische Ausformung eignen.

Quantec-Feilen werden nach einer kurzen Erweiterungsphase sofort auf voller Arbeitslänge eingesetzt. Die **koronale Erweiterung** erfolgt mit Feile Nr. 1. Nach Bestimmung der Arbeitslänge erweitert Feile Nr. 2 den Wurzelkanal auf **voller Länge** bis Größe 15, Nr. 3 bis Größe 20 und die Nr. 3 bis Größe 25. Damit ist die **apikale Aufbereitung** abgeschlossen.

Mit den nächsten 4 Feilen erfolgt die konische **Ausformung** (Shaping). Da es sich jeweils um Feilen der Größe 25, aber mit aufsteigender Konizität (3, 4, 5 und 6 %) handelt, erreicht der Kanal abschließend eine ausreichend konische Kanalform.

In einer 2. Instrumentenfolge lassen sich nach initialer Gangbarmachung mit Feile Nr. 1 (17 mm lang, 6 %ige Konizität) die Feilen mit 12 %iger Konizität einsetzen. Es folgt die Feile mit 10 %iger Konizität, die tiefer in den Kanal eindringt. Die Feile mit 8 %iger Konizität dringt noch tiefer ein und die mit 6 %iger erreicht mühelos die Kanalkrümmung. Erst jetzt wird die Arbeitslänge mittels Röntgenbild ermittelt und die Feilen Nr. 2–4 auf voller Länge verwendet.

Eine 3. Variante lässt alle Feilen im Sinne einer Crown-down-Technik so einsetzen, dass man koronal mit einer Feile mit 12 %iger Koni-

zität beginnt und mit kleineren Konizitäten immer tiefer in den Kanal eindringt. Dies erfolgt in mehreren Sequenzen, bis die Feile mit 3 %iger Konizität fast das Foramen und abschließend die Feile Größe 25 mit 2 %iger Konizität die Konstriktion erreicht. Bei dieser Technik werden keine Feilen der Größen 15 und 20 mit 2 %iger Konizität verwendet.

In vergleichenden Studien zeigten sich etwas schlechtere Kanalformen als bei Verwendung des HERO642-Systems. An simulierten Kunststoffkanälen wird eine gute Kanalform mit gleichmäßiger Konizität erreicht. Bei starker Krümmung traten aber auch Perforationen bzw. deutliche Erweiterungen an der Außenkurvatur auf. Studien zur Reinigungswirkung wiesen für Quantec- und Lightspeed-Instrumente keinen Unterschied aus, die Reinigungswirkung wird übereinstimmend als gut bezeichnet. Eine Analyse von 378 unter Praxisbedingungen benutzten Quantec-Instrumenten ergab erkennbare Defekte an 50 % der Instrumente, 21 % zeigten Anzeichen von Torsionsfrakturen und Biegefrakturen, 28 % andere Deformationen. Als wichtigste Frakturursache wird ein zu stark apikalwärts gerichteter Druck während der Aufbereitung vermutet. Obwohl der zu einer Fraktur führende Torque deutlich über dem während der Präparation auftretenden Torque lag, war der Streubereich enorm groß.

Falldarstellung

A Röntgendiagnostik eines unteren Molaren.

B Koronale Eröffnung mit dem 17 mm langen Instrument mit 6 % Konizität.

C Bestimmung der Arbeitslänge.

D/E Darstellung der Arbeitsweise: Eröffnung bis in mittlere Kanalabschnitte, anschließende apikale Erweiterung und weitere konische Ausformung auf voller Länge.

F Apikale Erweiterung bis zur Größe 25.

G Shaping mit aufsteigender Konizität.

H Kontrolle der konischen Kanalpräparationen.

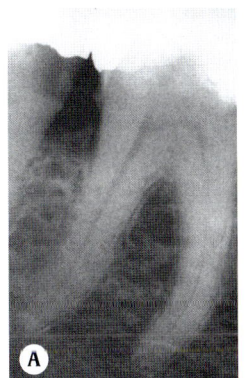

A

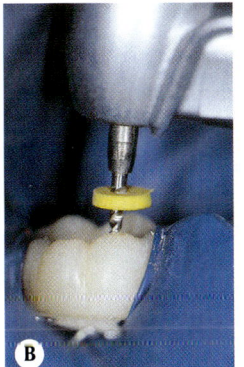

B

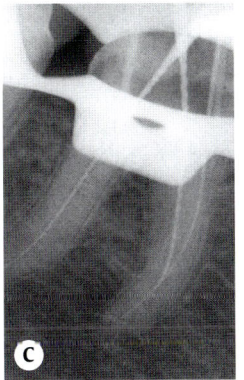

C

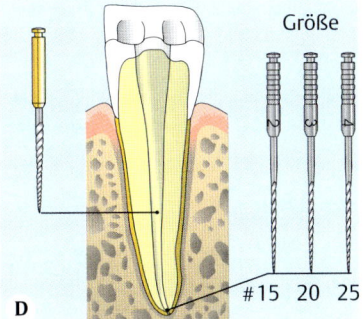

D Größe #15 20 25

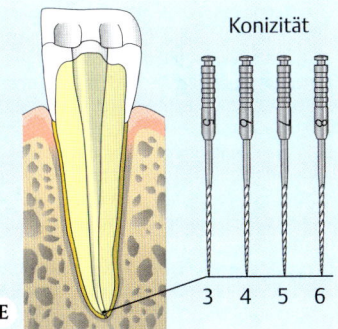

E Konizität 3 4 5 6

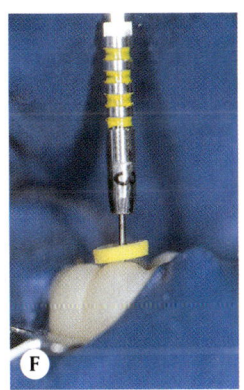

F

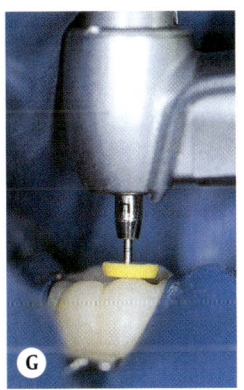

G

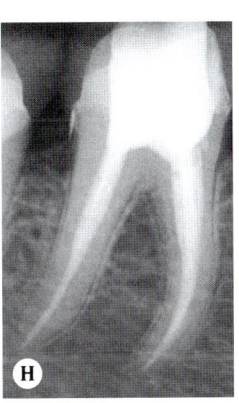

H

Eines der ersten **NiTi-Systeme** waren die Pro-File-Instrumente, die sich seit Jahren im Praxisalltag bewährt haben. Das Instrumentenset besteht aus Orifice-Shapern (19 mm lange Feilen der Konizität 5–8 %), den konischen ProFile 06 mit einer Konizität von 6 % in den Größe 15–40 sowie den ProFile 04 mit einer Konizität von 4 % in den Größen 15–90. Orifice-Shaper dienen zur Bearbeitung des koronalen Drittels. Die Instrumente ProFile 06 mit einer Länge von 21 oder 25 mm ermöglichen die Bearbeitung des mittleren Bereichs. Apikal erfolgt die Bearbeitung mit den Feilen ProFile 04 (Länge 21, 25 und 31 mm).

Die Instrumente weisen einen U-förmigen Querschnitt und **„radial lands"** auf. Diese halten die Instrumente zentriert im Kanal und erlauben ein sanftes Glätten der Kanalwände. Sie verhindern ein „Festfressen" im Dentin. Die Batt-Spitze dient der Führung im Kanal.

Beim Vergleich von ProFile, Flexofiles und KaVo-Endo-System wurden 120 extrahierte Zähne, davon 60 mit gerader Wurzel und 60 mit mindestens einer gekrümmten Wurzel aufbereitet. Es zeigte sich, dass die Instrumente des Profile-Systems keine Veränderung in der Form und dem Verlauf des Kanals bewirkten. Die Reinigungseffizienz des ProFile-Systems war allerdings geringer als bei manueller Aufbereitung.

Bei Spülung mit EDTA zeigten die Feilen der ProFile-Serie die saubersten Kanalwände, nach Spülung mit Natriumhypochlorit ergab das ProFile-System schlechtere Ergebnisse.

Bei der **Crown-down-Aufbereitungstechnik** verwendet man jeweils 2 Instrumente in 2 Größen (Farben):

- Für **weite Wurzelkanäle** beginnt man mit blauen Orifice-Shapern koronal zu erweitern.
- Anschließend dringt ein roter Orifice-Shaper tiefer in den koronalen Kanal ein.
- Daran schließt sich wieder eine blaue Pro-File 06 an und an diese eine rote ProFile 06, die bereits bis in das apikale Wurzelkanaldrittel eindringen sollte.
- Erst jetzt wird mittels Röntgenbild die genaue Arbeitslänge ermittelt.
- Die gelbe ProFile 04 erweitert den Wurzelkanal auf voller Länge, dem schließt sich die rote und blaue ProFile 04 an.

Für **mittelgroße Kanäle** beginnt man mit einem roten Orifice-Shaper, dringt mit einem gelben tiefer ein, gefolgt von einer roten und einer gelben 6er-ProFile. Die apikale Erweiterung nach Längenbestimmung erfolgt zuerst wieder mit einer gelben 04er-ProFile auf voller Arbeitslänge, gefolgt von rot und blau.

Die Instrumente müssen immer mit Gleitmittel bestrichen werden und zwischen jedem Instrumentenwechsel muss ausreichend mit 5 %iger NaOCl-Lösung gespült werden.

Man verwendet die Instrumente in einer sanften **Einwärts-Auswärts-Bewegung** mit einer Hubbewegung von nicht mehr als 2 mm und übt nur leichten Druck aus.

ProFile-Instrumente können nur in Kombination mit einem Motor mit Torsionsbegrenzung (z. B. ATR Technica) bei niedriger Drehzahl von 250–350 rpm eingesetzt werden. Dadurch ist ein Überdrehen des Instrumente mit nachfolgender Fraktur vermeidbar.

Ein Profile-Instrument sollte nicht häufiger als 10-mal eingesetzt werden.

Falldarstellung

A Man beginnt die koronale Eröffnung mit einem blauen Orifice-Shaper, ein roter Orifice-Shaper arbeitet dann bis in den mittleren Wurzelkanal vor. Eine blaue ProFile 06 dringt noch tiefer in den Kanal ein, gefolgt von der roten ProFile 06.

B Nach der koronalen Erweiterung verwendet man eine blaue und anschließend eine rote ProFile 04. Erreicht man einen Punkt etwa 2–3 mm vor der apikalen Konstriktion, wird nach Längenbestimmung auf voller Arbeitstiefe mit 04er-ProFile von gelb nach blau erweitert.

C Beginn der Erweiterung mit einem blauen Orifice-Shaper …

D … gefolgt von einem roten.

E Die ProFile 06 dringt in apikale Bereiche vor.

F Die ProFile 04 bearbeitet die gesamte Länge.

G Abschluss mit einer blauen 04er-ProFile.

H Kontrolle des klinischen Ergebnisses.

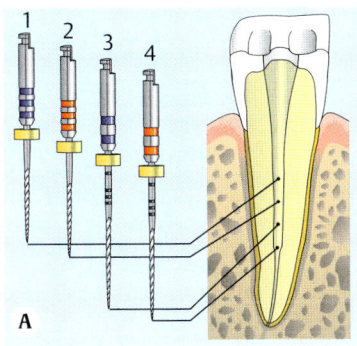 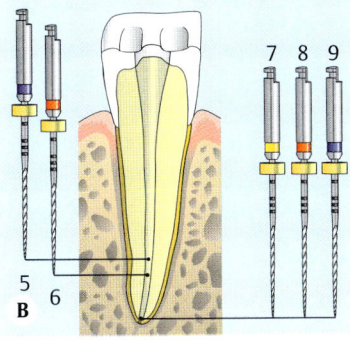

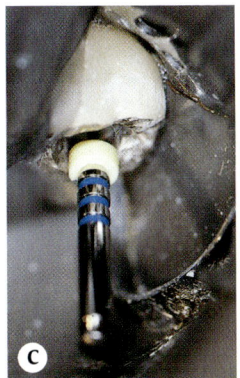 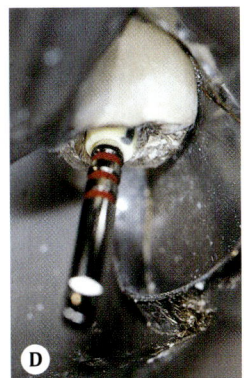 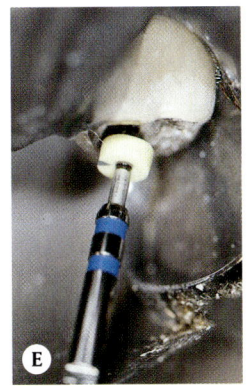

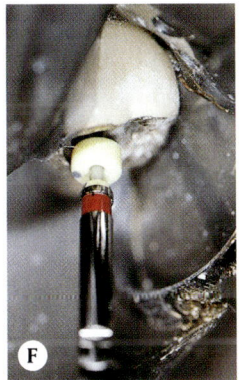 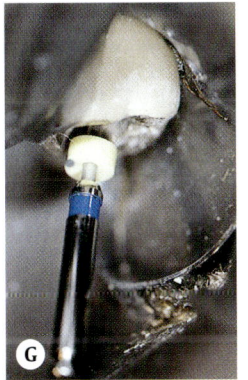 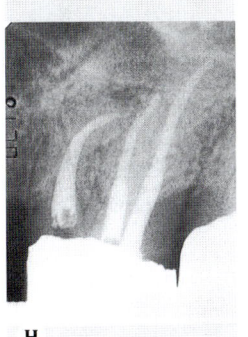

Der originale **Greater-Taper-** oder GT-Rotary-Instrumentensatz geht auf Buchanan (1996) zurück und wird von der US-Firma Tulsa Dental für den amerikanischen Markt vertrieben. Er besteht aus 6 Instrumenten (GT Rotary Files 06 #20, 08 #20, 10 #20 sowie GT Accessory Files 12 #35, 12 #50 und 12 #70). In Europa werden diese Instrumente von der Schweizer Firma Maillefer hergestellt und sind um 4 Instrumente des ProFile-Satzes 04 erweitert worden: 04 #20, 04 #25, 04 #30 und 04 #35.

Die GT-Feilen sind Instrumente mit gleicher **Größe**, aber unterschiedlicher **Konizität**.

Mittlerweile wurde dieses System (NiTi-GT neu) um 2 Feilensequenzen erweitert: Für kleine Wurzelkanäle stehen die Feilen in Größe 30 zur Verfügung und in weiten Kanälen werden Feilen der Größe 40 eingesetzt. Die Konizität beträgt 4, 6, 8 und 10 % sowie bei den Accessory-Feilen 12 %.

Kennzeichnend für den GT-Rotary-Satz sind die hohen Konizitäten, die bei der Wurzelkanalaufbereitung zu einer starken koronalen Erweiterung und über den gesamten Wurzelkanal zu einer konischen Form führen sollen.

Der Spanwinkel ist bei allen GT-Rotary-Feilen neutral. Die Spitzen sind in Form von Batt-Spitzen gestaltet. Der Tangentensteigungswinkel nimmt bei den ProFile-Instrumenten und den Accessory-Feilen von der Instrumentenspitze bis zum Ende des Arbeitsteils zu. Bei den GT-Feilen ist er an allen Stellen des Arbeitsteils gleich und beträgt ca. 30°.

Die Feilen sind für eine Aufbereitung mit 250–300 rpm ausgelegt, außer jene mit einer Konizität von 12 %, die man aufgrund ihres höheren Durchmessers mit bis zu 500 rpm rotieren lässt. Die Aufbereitung folgt den Prinzipien der Crown-down-Technik.

Der anfänglichen Erweiterung der Kanaleingänge mit der Accessory File #35 oder #50, je nach Kanalgröße, folgt die eigentliche Kanalaufbereitung mit Feilen mit 10 %iger Konizität absteigend bis zu 6 %iger Konizität. Die apikale Erweiterung erfolgt schließlich mit 4 %iger Konizität.

Mit der 10er-Feile wird der gesamte koronale Bereich erweitert, die 8er-Feile dringt einige Millimeter tiefer in den Kanal ein und die 6er-Feile erreicht bereitet.

In einer 2. Sequenz wird wiederum die 8er-Feile eingesetzt, die nun die gleiche Tiefe wie ehedem die 6er-Feile erreicht. Die anschließend verwendete 6er-Feile dringt jetzt bis kurz vor die apikale Konstriktion in den Wurzelkanal ein.

Nach Bestimmung der exakten **Arbeitstiefe** mittels Röntgenbild werden 04er-Feilen bis auf Arbeitslänge verwendet. Anders als bei der Crown-down-Technik werden die Feilen mit 4 % Konizität von klein nach groß eingesetzt, d.h. zuerst arbeitet Größe 20 bis Arbeitslänge. Daran schließen sich die Größen 25 und 30 auf gleicher Tiefe an.

Die Auswahl der Feilen ist abhängig von der jeweiligen Größe (man unterscheidet nur kleine und große) und Krümmung des Wurzelkanals. Je kleiner die Wurzel, desto geringer sollte die verwendete Instrumentengröße sein. Je stärker der Kanal gekrümmt ist, desto geringer ist die Konizität im apikalen Abschnitt des Wurzelkanals zu wählen.

Falldarstellung

A Man beginnt die koronale Erweiterung des Kanaleingangs mit einer Feile mit 12 %iger Konizität. Feilen mit 10 %iger Konizität dringen tiefer in den Kanal ein, solche mit 8 %iger Konizität erreichen bereits das mittlere Kanaldrittel, Feilen mit 6 %iger Konizität schließlich das apikale Drittel.

B Nach Festlegen der Arbeitslänge werden Feilen mit einer 4 %igen Konizität aufsteigender Größe 20–30 auf voller Arbeitslänge verwendet.

C Koronale Erweiterung mit 12 % Konizität .

D Tiefes Eindringen mit kleineren Konizitäten.

E Arbeitslängenbestimmung im Röntgenbild.

F Apikale Erweiterung beginnend mit #20.

G Abschluss der Aufbereitung bei Größe 30.

H Kontrolle des Behandlungserfolgs.

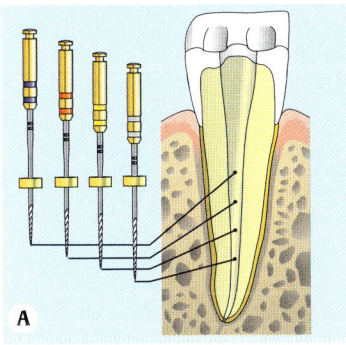

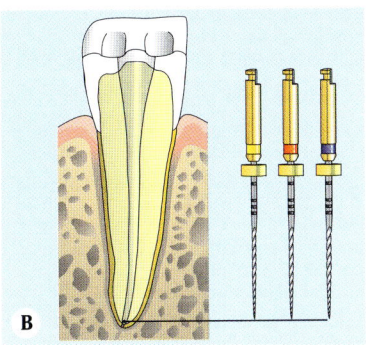

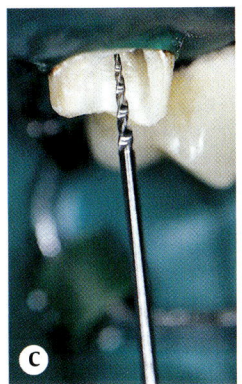

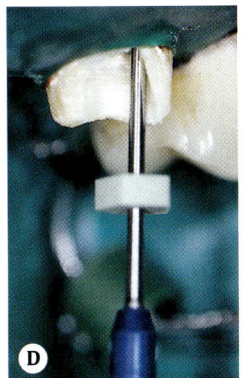

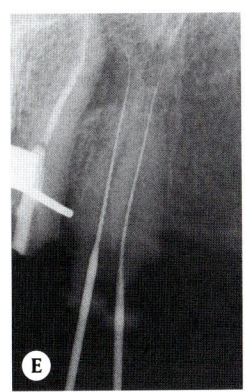

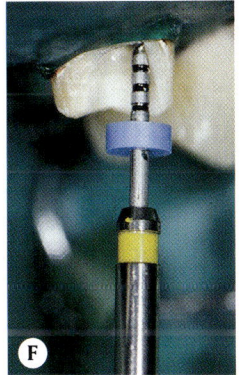

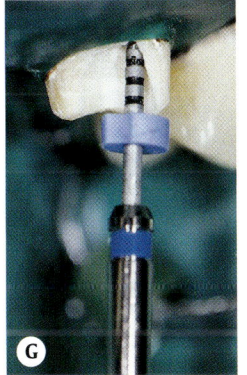

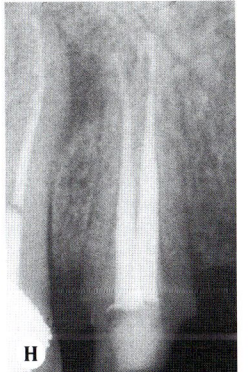

Das FlexMaster-System weist einen **dreiecki-gen konvexen Querschnitt** mit scharfen Schneidekanten auf. Der im Vergleich zu anderen NiTi-Systemen massive Instrumentenkern soll einen erhöhten Torsionswiderstand und reduzierte Bruchgefahr zumindest im geraden Wurzelkanal garantieren. Für eine effiziente Schneideleistung sorgen die konvexen Schneideflächen und die Schneidekanten vom Typ K. FlexMaster verfügen nicht über die breiten seitlichen Führungsflächen (radial lands) der bisher beschriebenen NiTi-Systeme, die vor allem für eine gute Zentrierung sorgen. Bei maschinellem Einsatz sind Drehzahlen zwischen 150 und 300 rpm einzuhalten.

Die Instrumente werden in einer Systembox angeboten, die ein übersichtliches Aufbewahren bei effizienter und erleichterter Handhabung gewährleistet. Das Set besteht aus einer kürzeren, stark konischen Introfeile zur koronalen Erweiterung, jeweils 3 Feilen mit 6- bzw. 4%iger Konizität in den Größen 20, 25 und 30 sowie Feilen mit 2%iger Konizität in den Größen 20–35. Weitere Größen können geordert werden.

Die Aufbereitung erfolgt nach der Crown-down-Technik. Für die Arbeit mit FlexMaster-Feilen gilt:

- große, gerade Zugangskavität
- Festlegen der Arbeitslänge nach koronaler Erweiterung
- Einhalten konstanter Drehzahlen
- sanftes Auf- und Abgleiten des Instruments, ohne zu starkes Forcieren nach apikal.

Ein Instrument soll maximal 10 s arbeiten. Instrumentiert wird mit einem Gleitmittel im feuchten Kanal. Die Zahl der Anwendungen ist zu dokumentieren und sollte 8 nicht übersteigen. Eine ständige optische Kontrolle beim Arbeiten mit Lupenbrille kann deformierte und damit bruchgefährdete Instrumente aussortieren helfen.

Die Aufbereitung wird in eine **Crown-down-** und in eine **apikale Sequenz** unterteilt. Für die koronale Erweiterung werden Feilen mit 4er- und 6er-Konizität verwendet, die Apikalpräparation erfolgt mit Feilen mit 2% Konizität. Bei der Anwendungssequenz unterscheidet man die Instrumentation weiter, mittlerer und enger Wurzelkanäle (blaue, rote und gelbe Sequenz).

Vor jedem Crown-down-Schritt wird zuerst die Introfeile eingesetzt, mit der man den Kanaleingang sowie die ersten 10–12 mm bis zur Kanalkrümmung schnell erweitert. Die blaue Sequenz beginnt mit der blauen Feile 06/30 (Konizität 6%, Größe 30), die rote Feile 06/25 dringt etwas tiefer in den Kanal ein, gefolgt von der gelben Feile 06/20. Die abschließend einzusetzende blaue Feile 04/30 dieser Sequenz überschreitet bereits die Kanalkrümmung und dringt in die apikale Region des Kanals ein. Ist der Bereich 2–3 mm vor der apikalen Konstriktion noch nicht erreicht, so wird diese Crown-down-Sequenz nochmals komplett eingesetzt. Ist man dort bereits mit der 2. oder 3. Feile angelangt, so ist die koronale Erweiterung abgeschlossen und es folgt die röntgenographische Bestimmung der **Arbeitslänge**.

Für die apikale Erweiterung dienen ausschließlich Feilen mit 2%iger Steigung, da sie in gekrümmten Kanälen außerordentlich flexibel und dennoch erstaunlich bruchsicher sind. Man beginnt die Erweiterung mit Größe 20 und schließt je nach Größe des Wurzelkanals mit Größe 30 oder höher ab.

Falldarstellung

A Diagnostisches Röntgenbild.

B Beginn der koronalen Erweiterung mit der roten Sequenz (06/25) bei mittelgroßem Kanal. Die Instrumente sind am Schaft längenmarkiert (18, 19, 20 und 22 mm), sodass in der 1. Phase stopperunabhängig gearbeitet werden kann.

C Tieferes Eindringen mit der 2. Feile 06/20.

D Blaue Crown-down-Sequenz bei großem Wurzelkanal-Querschnitt beginnend mit 06/30, endend bei 04/30.

E Apikale Erweiterung mit Instrumenten mit 2%iger Konizität beginnend mit 02/20.

F 3. Schritt der Crown-down-Sequenz. Der 2-mm-Punkt ist bereits erreicht.

G Apikale Erweiterung beginnend mit 02/20.

H Kontrollröntgenbild nach Behandlung.

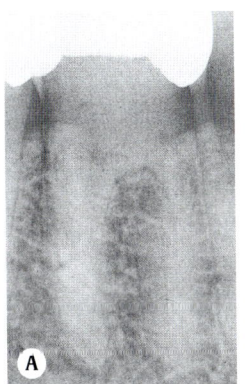

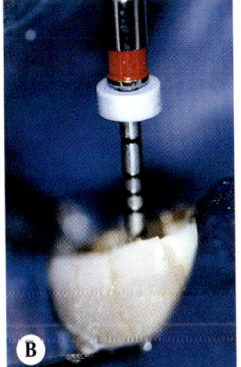

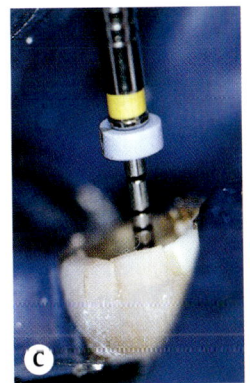

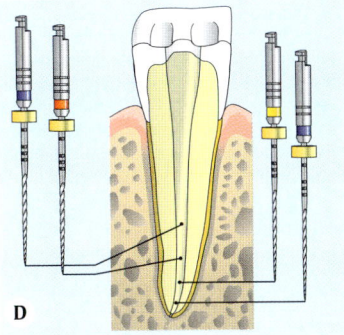

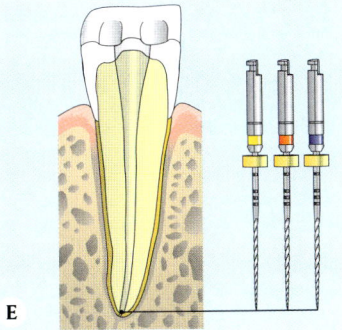

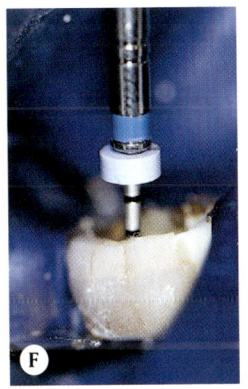

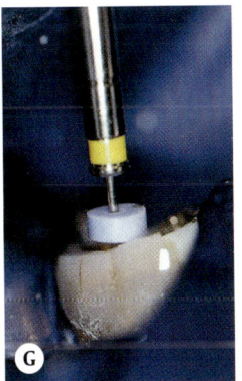

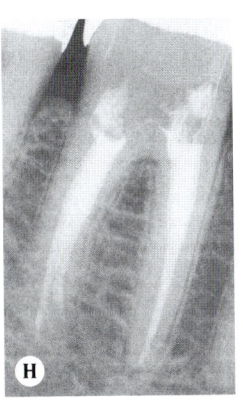

Die K3-Endo-Instrumente sind NiTi-Feilen der ISO Größe 15–60 mit den Konizitäten 4, 6, 8 und 10 %. Die Feilen mit 8- bzw. 10 %iger Konizität dienen als Eingangserweiterer.

Die Instrumente zeichneten sich als einzige durch einen **asymmetrischen Querschnitt** aus. Die Schneideflächen der Instrumente besitzen einen positiven Spanwinkel.

Der **Spanwinkel** gibt an, in welchem Winkel die Schneidefläche zur Rotationsachse steht und sagt etwas darüber aus, wie der Materialabtrag während der Wurzelkanalaufbereitung erfolgt. Man unterscheidet neutrale, positive und negative Spanwinkel:

- Bei positivem Spanwinkel wird die Schneide direkt in Richtung der aufgewendeten Kraft eingesetzt und schneidet aktiv.
- Bei neutralem Spanwinkel trifft die Schneide senkrecht auf die Kanalwand.
- Eine nicht aktiv schneidende Wirkung wird bei einem negativen Spanwinkel ausgeübt.

Die Schneidleistungen der K3-Feilen sind durchschnittlich größer als die der GT Rotary. Die Höhe der Schneidleistung wird vermutlich im Wesentlichen durch die Gestaltung der Schneidekanten bestimmt.

Eine Studie von Stelzner (2003) konnte den vom Hersteller angegebenen Effekt eines positiven Schneidewinkels auf die Effizienz der K3-Instrumente nicht untermauern. Zwar drangen die K3-Feilen gegenüber den Instrumenten der GT-Rotary-Gruppe durchschnittlich tiefer ein, dennoch waren diese Unterschiede statistisch nicht signifikant. In dieser Studie zeigten die Instrumente der GT-Rotary- und der K3-Gruppe die geringsten Schneidleistungen.

Neben den ProTaper-Instrumenten erzielen die Flexmaster-Feilen die besten Schneidleistungen. Bei diesen Instrumenten steigen die Schneidleistungen mit zunehmender Größe. Eine Gemeinsamkeit der Flexmaster und Pro-Taper-Instrumente, die eventuell die im Vergleich zu K3- und GT-Rotary-Feilen höhere Schneidleistung bedingt, ist die ähnliche Querschnittsform: Beide zeigen einen dreieckigen Instrumenten-Querschnitt mit spitzen Schneidekanten und konvexen Schneideflächen.

Das Abtragen von Dentin aus der Wurzelkanalwand wird dadurch erschwert, dass es den Schneiden der K3-Feilen nicht gelingt, sich in das Dentin einzuschneiden. Die „Schneidleistung" ist hier mehr ein Effekt des Zerreibens. Ein zusätzlich konkaves Profil der Schneideflächen wie bei den GT-Rotary-Feilen verkleinert den Spanwinkel und senkt die Schneidleistung. Durch die relativ große Kontaktfläche des Instruments mit der Kanalwand bei Feilen mit „radial land" ist außerdem der Reibungswiderstand erhöht, was die Frakturgefahr dieser Instrumente erhöht.

Die maschinelle Aufbereitung sollte mit 250–300 rpm erfolgen.

Nach Erstellen einer diagnostischen Eingangsaufnahme wird mit der Feile für die Eingangserweiterung 10 #25 oder 08 #25 der Wurzelkanal bis zur Kanalkrümmung erweitert. Danach kommen nach einer röntgenographischen Messaufnahme Instrumente mit einer Konizität von 6 % in abfallender Größe 35, 30, 25, 20 bis zum Erreichen der Arbeitslänge zum Einsatz. Für schmale und gekrümmte Wurzelkanäle wird zusätzlich der Einsatz von Feilen mit 4 %iger Konizität für den gekrümmten Bereich empfohlen.

Falldarstellung

A Koronale Erweiterung beginnend mit einer Feile mit 10 %iger Konizität. Eine 8er-Feile dringt in mittlere Bereiche und die 6er-Feile bereits bis zum Übergang ins apikale Drittel vor. Alle 3 Instrumente entsprechen apikal der Größe 25.

B Auf Arbeitslänge wird der Kanal mit 4er-Feilen in aufsteigender Größe aufbereitet.

C/D Koronales Eröffnen der Wurzelkanäle in Crown-down-Technik mit 10er- bis 6er-Konizität.

E Längenbestimmung im Röntgenbild.

F/G Apikale Erweiterung mit 4er-Konizität.

H Röntgenkontrollaufnahme.

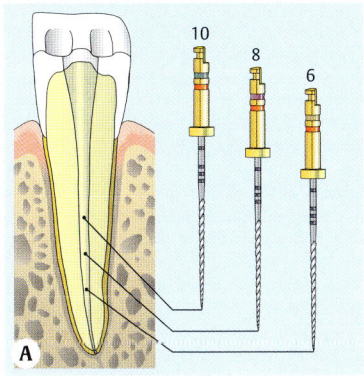

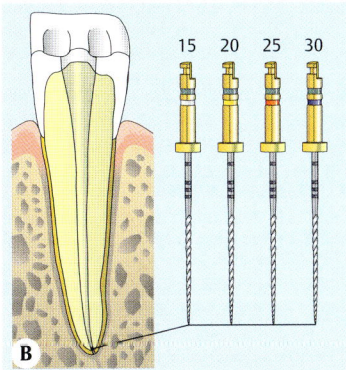

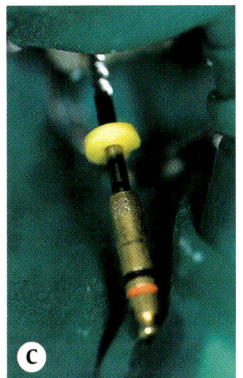

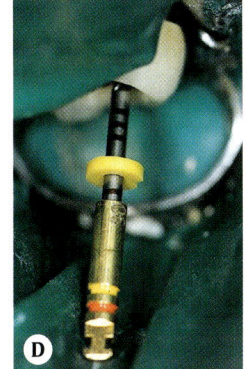

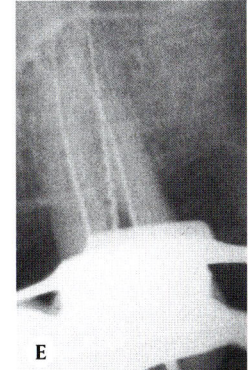

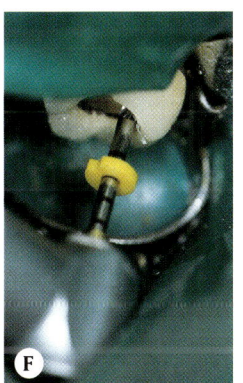

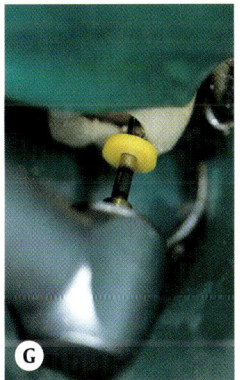

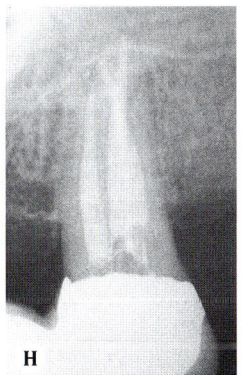

145

ProTaper haben eine sehr ungewöhnliche Form und vereinigen in einer Feile mehrere **(aufsteigende) Konizitäten**. Man unterscheidet 3 Shaping-Feilen zur koronalen Erweiterung und 3 Finishing-Feilen zur apikalen Ausformung.

Der Durchmesser der Instrumente an der Spitze des Arbeitsteils liegt bei den Shaping-Feilen zwischen 0,17/0,19 und 0,20 mm, während er bei den Finishing-Feilen 0,20/0,25/ 0,30 mm beträgt. Im Gegensatz zu anderen Instrumenten weisen die ProTaper-Feilen innerhalb einer Feile Konizitäten zwischen 2 und 19 % auf. Bei den **Shaping-Feilen** ist die Steigung zur Instrumentenspitze abfallend, bei den **Finishing-Feilen** aufsteigend.

Bis auf die Finishing-Feile 3 weisen alle Instrumente einen dreieckigen Querschnitt mit konvexen Schneiden auf. Der Querschnitt der Feile F3 fällt durch eine modifizierte Dreiecksform mit konkaven Flächen auf, die sich jedoch von den anderen Feilen nicht wesentlich unterscheidet. Allen Instrumenten ist eine abgerundete, nichtschneidende Spitze gemeinsam; die Schneiden reichen bis fast an die Spitze. Der Tangentenwinkel schwankt aufgrund der sich ändernden Konizitäten sehr stark, zwischen 20 und 30°. Er nimmt jedoch bei allen Instrumenten von der Instrumentenspitze bis zum Ende des Arbeitsteils zu.

Die Aufbereitung beginnt mit der Shaping-Feile Nr. 1, die gleichzeitig koronal stärker erweitert, mit der man aber bereits bis zur Arbeitslänge vordringen kann. Anschließend wird mit der Shaping-Feile Nr. 2 auch unter elektrischer Längenkontrolle bis apikal aufbereitet und die **Arbeitslänge** röntgenographisch exakt bestimmt. Nun beginnt man mit der Finishing-Feile der Größe 20 den Wurzelkanal auf ganzer Länge zu erweitern und weiter apikal bis Größe 25 und 30 aufzubereiten.

ProTaper-Instrumente haben gegenüber den anderen beiden Nitinol-Instrumenten den entscheidenden Vorteil, dass bereits bei der ersten koronalen Erweiterung bis auf eine Größe der entsprechenden Gates-Glidden-Bohrer 4–5 (Größe 110–130) erweitert werden kann, wodurch das weitere apikale Instrumentieren ebenso erleichtert wird wie das spätere Füllen des Kanals mittels Guttapercha-Kondensation.

Die Feilen werden in einer sanften Auf- und Abbewegung mit einer Amplitude von etwa 1 mm in den Kanal eingeführt und müssen öfters gereinigt werden, da sie in der Anfangsphase sehr viel Dentin abtragen. Dieses kann sich zwischen den Schneiden ansammeln und führt zu einem Verklemmen der Feilen im Kanal. Ein Reinigen in steriler Gaze und häufiges Spülen des Kanals mit NaOCl ist notwendig.

Da die Instrument F2 und F3 in stark gekrümmten Wurzelkanälen deutlich leichter brechen als Feilen geringerer Konizität, kombiniert man in diesen Fällen die koronale Erweiterung mit Shaping-Feilen mit der apikalen Erweiterung durch Profile 04 oder Flexmaster 04 bzw. in stark gekrümmten Kanälen durch Flexmaster 02.

Die Reinigung der Kanaloberfläche bei Instrumenten mit U-förmigem Querschnitt und „radial lands" (Profile, GT-Rotary) zeigt bessere Ergebnisse als bei den Systemen Flex-Master und ProTaper mit konvexem dreieckigem Querschnitt. Der U-förmige Querschnitt könnte Dentinspäne effektiver abtransportieren, weiter ergibt die bessere Zentrierung der Instrumente eine effizientere Reinigung, ohne den Kanal in kritischen apikalen Regionen bauchförmig zu erweitern.

Falldarstellung

A Instrumentenfolge in geraden Wurzelkanälen: Der koronalen Erweiterung mit S1 und S1 folgt die apikale Ausformung mit F1–F3.

B In gekrümmten Kanälen wird apikal mit Profile 04 in den Größen 20–30 aufbereitet.

C Erste Eingangspräparation mit der SX-Feile.

D Die Spitze wird mit Gleitmittel benetzt.

E Koronale Erweiterung mit der S1-Feile.

F Apikal wird mit Finishing-Feilen gearbeitet.

G Die F3-Feile bearbeitet gerade Kanalbereiche.

H Kontrolle des Aufbereitungsergebnisses.

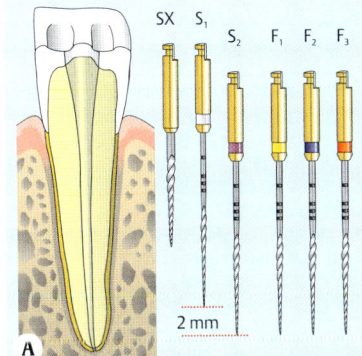

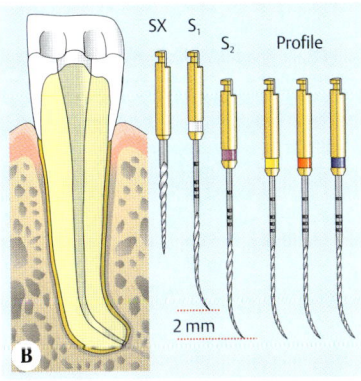

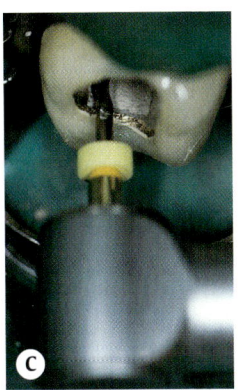

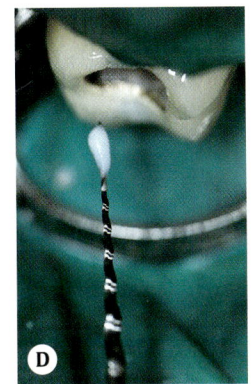

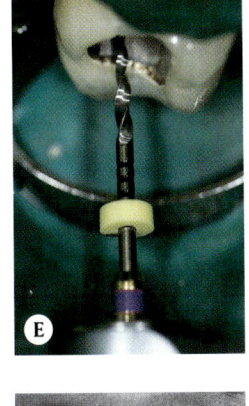

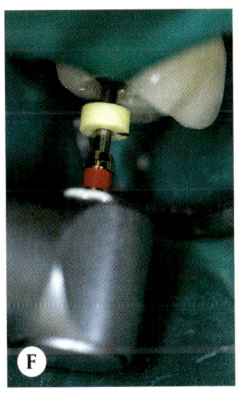

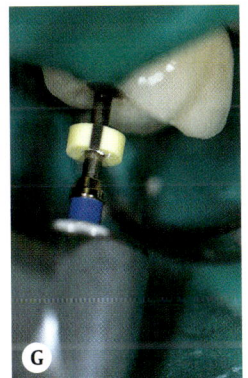

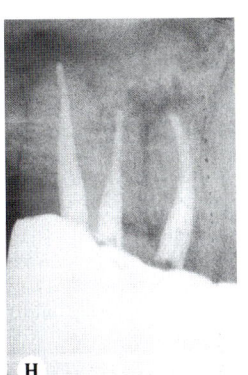

Wurzelkanäle mit einem **geraden Verlauf**, die mit manuellen, schall- oder ultraschallschwingenden Feilen instrumentiert werden, können in der 1. Sitzung vollständig aufbereitet werden. **Gekrümmte Kanäle** werden unabhängig von der eingesetzten Technik nur unvollständig von infizierten Pulpagweberesten befreit. Die **Wurzelkanalanatomie** beeinflusst demzufolge die Effektivität der Kanalaufbereitung mehr als eine spezielle Aufbereitungsmethode.

Die Aufbereitung eines Wurzelkanals bildet die Grundlage für eine suffiziente Füllung.

In einer REM-Studie erreichten weder die Nickel-Titan-Systeme ProFile, GT Rotary Files, FlexMaster noch ProTaper eine vollständige Säuberung des gekrümmten Kanals. Bezüglich der Entfernung des Debris zeigen die Instrumente mit U-förmigem Querschnitt (ProFile, GT Rotary) ein besseres Ergebnis als jene mit dreiseitigem (FlexMaster, ProTaper). Statistisch zeigen sich beim Vergleich der Systeme im apikalen Abschnitt signifikant unterschiedlich starke Ansammlungen von Debris.

Einige Untersuchungen zeigten bei manueller Aufbereitung eine effektivere Säuberung des Kanals mit suffizienterer Entfernung des Debris als bei maschinellen Systemen.

Ein überwiegend homogener „smear layer" auf der gesamten Kanalwand ergibt sich nach der Aufbereitung durch alle oben erwähnten Systeme. ProTaper-Feilen, GT Rotary und die manuelle Aufbereitung zeigen stellenweise eine dünne Schmierschicht. Die Bearbeitung durch GT Rotary Files erzeugt, besonders apikal, eine dickere Schmierschicht mit Verblockung der angrenzenden Dentintubuli.

ProFile-Instrumente hinterlassen bei Spülung mit EDTA- und Natriumhypochloritlösung eine weniger ausgeprägte Schmierschicht. Irrigation mit EDTA-Lösung löst diesen „smear layer" auf.

Die **Schmierschicht** entsteht auf der Kanaloberfläche als Folge der Instrumentierung und führt zum Verschluss der Tubuliöffnungen. Auch die Aufbereitung der Wurzelkanäle mit Schall und Ultraschall kann ihre Bildung nicht verhindern. Man unterscheidet zwischen dem in die Dentintubuli hineingepressten Dentinabrieb und der an der Wurzelkanalwand anliegenden oberflächlichen Schmierschicht. Elektronenmikroskopisch lässt sich die Schmierschicht vom übrigen Wurzeldentin nicht eindeutig differenzieren.

Die Schmierschicht bildet eine Diffusionsbarriere, die die Permeabilität des Dentins um 25–30 % herabsetzt. Wird die Schmierschicht entfernt, können Einlagemedikamente besser in das Kanalwanddentin eindringen, die antibakterielle Wirkung nimmt zu. Der Gebrauch von EDTA als abschließende Spülung entfernt die Schmierschicht vollständig, außerdem werden die Tubuliöffnungen wegen Auflösung peritubulären Dentins größer. An die Schmierschicht können sich Bakterien relativ leicht anheften. Die Entfernung dieser Schicht mit Zitronensäure und anschließender NaOCl-Spülung bewirkte eine um 15 % höhere Bakterienfreiheit auf der gleichzeitig sauberen Wurzelkanaloberfläche.

Die Auflösung der Schmierschicht durch Chelatoren und Säuren birgt aber auch Gefahren. Das Entfernen der Schmierschicht mit Zitronensäure führte in-vitro an extrahierten Zähnen 3 Wochen nach Beimpfen der Wurzelkanäle zu tief in die angrenzenden Dentintubuli eindringenden Bakterien (Str. faecium). In der Kontrollgruppe mit belassenem Schmierbelag wurden Bakterien nur auf der Dentinoberfläche beobachtet. Eine intakte Schmierschicht erschwert also die Anheftung und Penetration von Bakterien.

Abbildungen

A–C Nach der Instrumentation apikaler Wurzelkanalabschnitte findet sich eine unregelmäßige Kanaloberfläche mit Dentinauflagerungen als Zeichen unzureichender Gewebeentfernung. In stärkerer Vergrößerung ist ein gleichmäßiger Schmierschichtbelag erkennbar mit aufgelagerten größeren Weichgeweberesten.

D/E Mittlere Kanalbereiche sind aber gut gesäubert und frei von größeren Gewebeauflagerungen. In stärkerer Vergrößerung sind die fast vollständig verschlossenen Dentintubuli mit gleichmäßigem Schmierschichtbelag erkennbar.

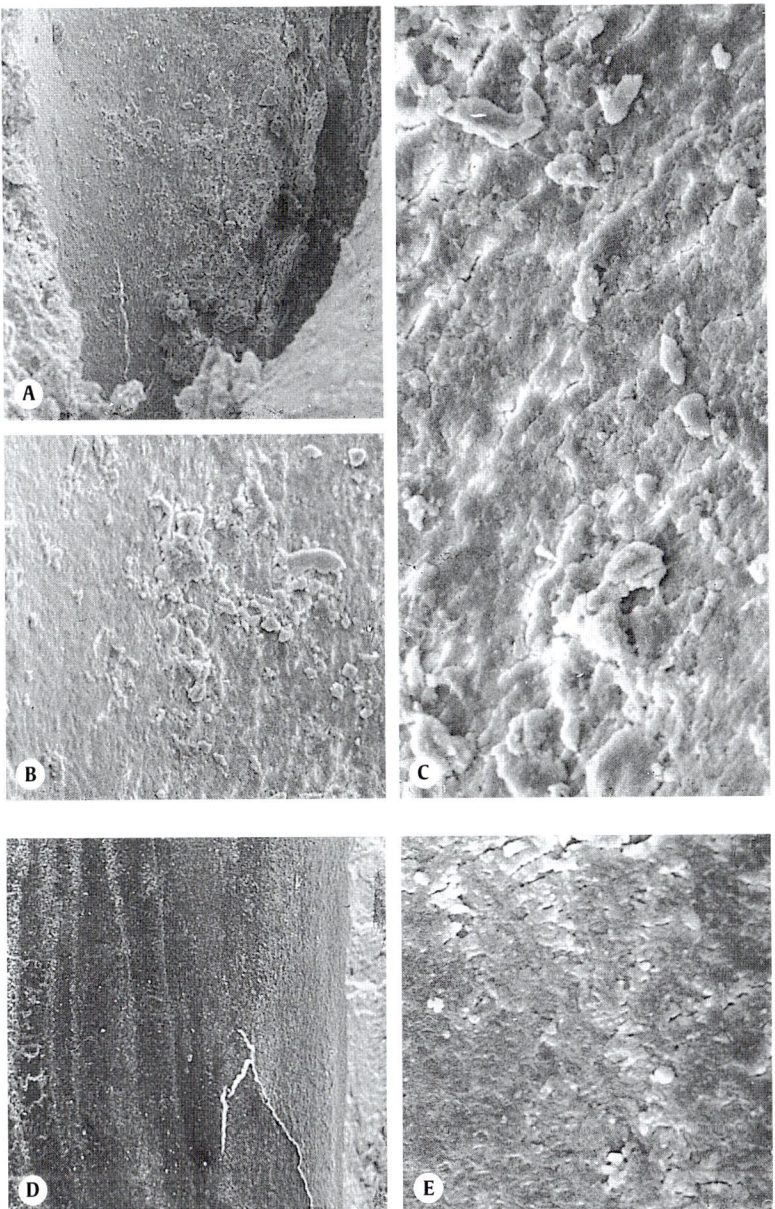

In der Anfangszeit der maschinellen Wurzelkanalaufbereitung stellten die häufigen **Instrumentenfrakturen** ein ernsthaftes Problem dar. Die Mehrzahl der Frakturen ereignete sich, wenn die Instrumente im Kanal klemmten und die einwirkende Kraft die **Torsionsgrenze** überstieg, die für jedes Instrument besonders von der Kanalkrümmung, insbesondere dem Krümmungsradius, abhängig ist. Die Instrumente verfügen nur über einen kleinen Bereich der plastischen Verformung. Nach der initialen elastischen Verformung kommt es relativ schnell, meist ohne vorherige Deformation der Schneiden, zu einer Instrumentenfraktur.

In geraden Wurzelkanälen folgt das Frakturverhalten der Instrumentengröße und der Konizität: Größere Instrumente und solche mit größerer Konizität frakturieren später. In **gekrümmten Kanälen** dagegen folgt das Frakturverhalten anderen Gesetzmäßigkeiten: Hier sind kleine **Konizitäten** am stärksten belastbar – je größer die Konizität, desto früher der Instrumentenbruch. Auch ist die Belastbarkeit stark vom Radius der apikalen Krümmung abhängig. Bei größeren Krümmungsradien frakturieren die Instrumente wesentlich später als bei kleinen, hier hat der Krümmungswinkel eine eher untergeordnete Bedeutung. Auch die Drehzahl beeinflusst das Frakturverhalten. Reduziert man sie von 300 auf 150 rpm, sinkt die Frakturgefahr.

Ein speziell für die Anwendung von NiTi-Feilen konstruierter Mikromotor soll dieses Frakturrisiko ausschließen.

Abbildungen

A *TCM Endo (Nouvag AG):*
Dieser Motor mit wählbarem Drehmoment und Drehzahl ist für alle NiTi-Systeme mit Einschränkungen geeignet. Bei Erreichen eines von 5 gewählten Drehmoments (2) schaltet der Motor in den Rückwärtslauf, genaue Angaben zu Drehmoment oder Torsion fehlen allerdings.

B *Endostepper (SET):*
Der chipgesteuerte Schrittmotor vollzieht 1600 Einzelschritte pro Umdrehung. Bei Er-

reichen des kritischen Drehmoments stoppt der Motor sofort. Die Feile kann dann mit dem Fußpedal auf Links- oder Rechts-links-Lauf eingestellt und aus dem Kanal entfernt werden. Über die Funktionstaste F1 wird die zu verwendende Feile gewählt, über F2 die Feilensequenz eingestellt.

C *ATR Tecnika (ATR Pistoia):*
Der ATR-Motor ist für alle Systeme programmierbar. Über die Systemtaste wird das Feilensystem gewählt, mit den Programmtasten die zu verwendenden Feilen. Torque und Drehzahl lassen sich der klinischen Situation angepasst frei wählen. 2 Schnelltasten Tmin und Tmax reduzieren bzw. erhöhen den einprogrammierten Torquewert um 25 % und werden im gekrümmten bzw. geraden Kanal gewählt. Die werksseitige Einstellung ist generell für gering gekrümmte Kanäle verwendbar.

D *ATR Tecnika Vision:*
Dieser weiterentwickelte ATR-Motor enthält 2 Programmkarten, auf die die eigenen geänderten Einstellungen gespeichert werden, sodass mehrere Zahnärzte diesen Motor mit eigener Smart-Card nutzen können.

E *E-Master (VDW):*
Kleiner und sehr leichter Motor, der nur bei FlexMasterfeilen eingesetzt wird. Das Display entspricht dem Aufbau der Systembox, in der die Feilen so sortiert sind, dass sie für große, mittlere oder kleine Kanäle verwendet werden. Übersteigt die Belastung des Instruments den zu erwartenden Torquewert, so ändert der Motor die Laufrichtung. Der Motor ist gut auch am Schwebetisch montierbar.

F *Endo IT control (VDW):*
Motor mit individueller Drehmoment-Programmierung: Bei Erreichen der Drehmomentgrenze wechselt der Motor automatisch in den Linkslauf. Bei Erreichen von 75 % des programmierten Wertes ertönt ein Warnsignal. In der „file library" sind alle gängigen Feilensysteme einprogrammiert mit 2 unterschiedlichen Arbeitslevels für Einsteiger und Fortgeschrittene. Sowohl Torque als auch Geschwindigkeit können verändert und der Kanalgeometrie angepasst werden. Wird jedoch eine neue Feile angepasst, so ist (im Gegensatz zum ATR-Motor) automatisch die werksseitige Einstellung programmiert.

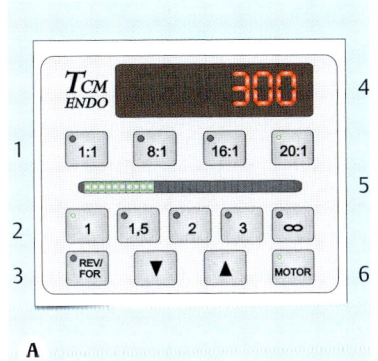

A

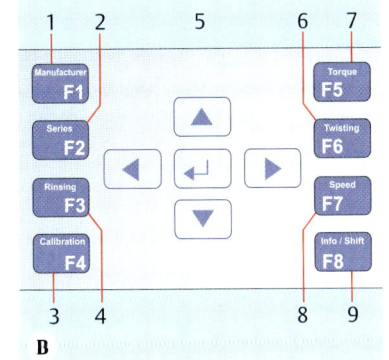

B

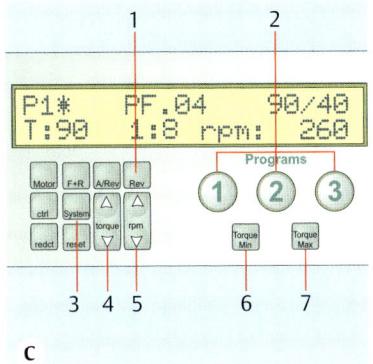

C

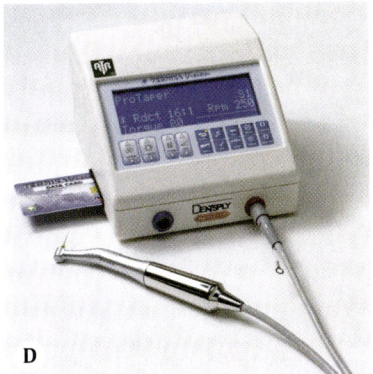

D

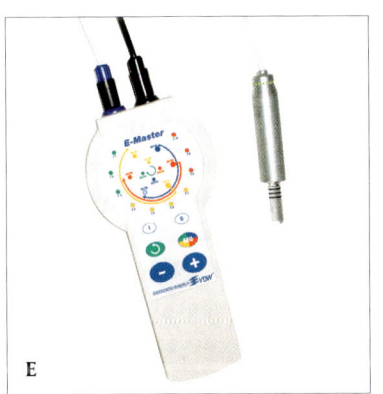

E

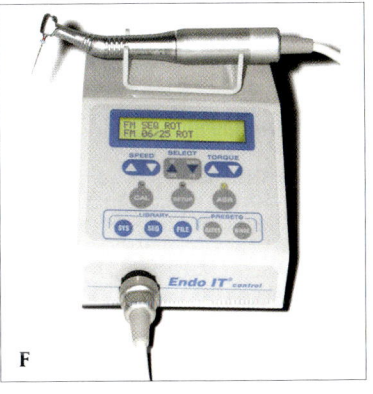

F

Wie zahlreiche Studien untermauern, ist ein steriler Wurzelkanal auch nach gründlicher Säuberung, Präparation und Spülung nicht zu erreichen. Daraus leiten sich die Überlegungen zu den im Wurzelkanal belassenen Mikroorganismen und die möglichen Folgen ab. Bakterien vermehren sich im Kanal nachweislich stark, wenn dieser zwischen 2 Sitzungen nicht gefüllt oder mit einem Desinfiziens ausgekleidet wird.

Bakterien werden innerhalb des nekrotischen Pulpagewebes, auf der Wurzelkanaloberfläche und innerhalb von Dentinkanälchen nachgewiesen. Bei einer apikalen Parodontitis sind immer Bakterien im Endodont zu finden.

Bei periapikalen Läsionen tritt eine **Mischinfektion** mit 2–12 Bakterienarten auf. Zwischen der Größe der periapikalen Läsion und der Anzahl der Keime im Wurzelkanal besteht eine direkte Beziehung. Nach misslungener endodontischer Behandlung dominieren dagegen nur 1 oder 2 Bakterienarten, vorwiegend Grampositive. **Enterococcus faecalis** ist der dominierende Einzelkeim.

Primär auftretende periapikale Läsionen mit Symptomen sind an das Vorhandensein bestimmter Keime im Endodont geknüpft. Prevotella buccae, Porphyromonas endodontalis sowie Porphyromonas gingivalis sind bei Zähnen mit Schmerzen, Perkussion und Fistelung nachweisbar. Zwischen schwarz pigmentierten Keimen und klinisch akuten Läsionen mit Spontanschmerz konnte eine Beziehung aufgezeigt werden. Der Nachweis dieser Keime wird auch mit einer Schmerzpersistenz nach Wurzelkanalbehandlung in Verbindung gebracht.

Bakterien befinden sich nicht nur auf der Wurzelkanaloberfläche oder im infizierten und nekrotischen Pulpagewebe. Lebensfähige Bakterien wurden auch in Dentinproben aufgespürt, die man 0,5–2 mm von der Kanaloberfläche entfernt im Wurzeldentin gewonnen hat. In histologischen Schnitten ließen sich sogar Bakterien nachweisen, die die Hälfte der Strecke bis zur Dentin-Zement-Grenze zurückgelegt hatten.

Auch **Endotoxin** fand man innerhalb des Dentins infizierter Wurzelkanäle.

Inokuliert man das pulpaseitige Dentin experimentell mit Bakterien, penetrieren diese in angrenzende Dentintubuli und sind bis zu 10 Tage lebensfähig.

Bestimmte Faktoren scheinen die Eindringtiefe zu beeinflussen: Bevor die Schmierschicht nach Instrumentation des Wurzelkanals mit **Zitronensäure** oder **EDTA-Lösung** aufgelöst wird, tritt keine Penetration ein.

Enterococcus faecalis und Streptococcus sanguis dringen innerhalb von 2 Wochen bis zu 400 μm in Dentinkanälchen ein, während Pseudomonas aeruginosa und Bacteroides melaninogenicus die Tubuli auch nach 4-wöchiger Inkubationszeit kaum penetrieren. Bakterien dringen von der Pulpa tiefer ins Dentin ein, wenn das Zement von der Wurzeloberfläche entfernt wurde. Ist die Wurzeloberfläche exponiert und nicht mehr von Zement bedeckt, sind Bakterien in der Lage, die Tubuli auch von peripher her zu kolonisieren. Jedoch ist die Geschwindigkeit der Penetration von dieser Seite aus geringer.

Sind Zähne von einer marginalen Parodontitis mit tiefer Taschenbildung befallen, so stellen Bakterien auf der äußeren Wurzeloberfläche eine potenzielle Gefahr für die Pulpa dar. Bei parodontal erkrankten, aber kariesfreien Zähnen ließen sich in 27 % im pulpaseitigen Dentin mehr als 100 Kolonien bildende Einheiten nachweisen. Die gesamte Pulpa wird aber erst dann nekrotisch, wenn die Plaque das apikale Foramen erfasst hat.

Abbildungen

A Bakterien auf der pulpaseitigen Dentinoberfläche können angrenzende Dentintubuli in Anwesenheit einer Schmierschicht schlechter penetrieren. Entfernt man die Schmierschicht, so können bestimmte Keime eindringen.

B Dentintubuli im Querschnitt mit Bakterien.

C Länger einwirkende bakterielle Demineralisation aus koronalen Kanalabschnitten.

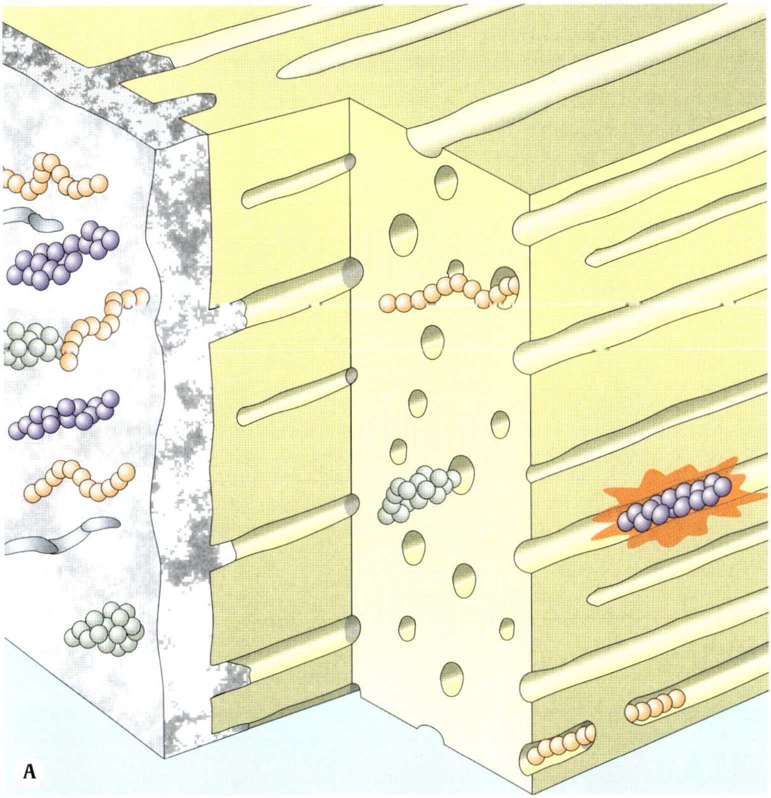

A

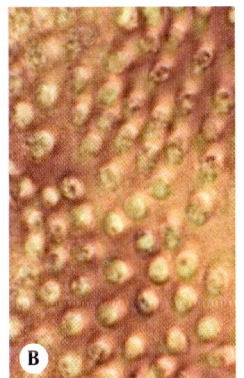

B

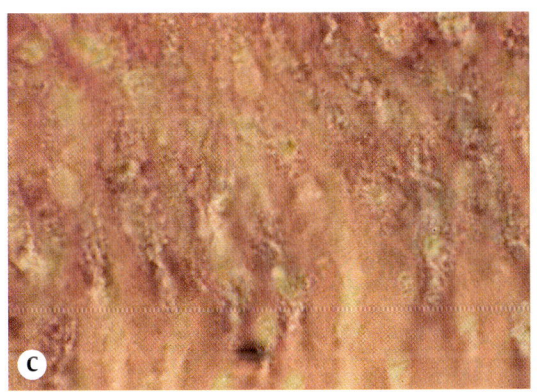

C

Die Spülung soll:

- Dentinspäne aus dem Kanal herausschwemmen und dadurch eine Blockade verhindern
- vitales, aber auch nekrotisches Restgewebe in den Bereichen auflösen, die der manuellen Bearbeitung nicht zugänglich sind
- eine Gleitwirkung für die Instrumente erzeugen
- antibakteriell wirken
- bleichen.

Für die Spülung ist eine Substanz zu wählen, die bei möglichst großer antibakterieller Wirkung eine geringe Gewebetoxizität aufweist.

Die derzeit wichtigste Spüllösung ist **Natriumhypochlorit**. Dieses wurde in abgewandelter Form bereits von Semmelweis als Händedesinfektionsmittel verwendet. NaOCl-Lösung ist farblos bzw. grüngelb und mit schwachem Chlorgeruch, der pH-Wert liegt zwischen 10,7 und 12,2. Bei Licht- und Wärmezutritt ist es instabil. Bei einer Untersuchung an autoklavierten und mit unterschiedlichen Keimen inkubierten Zähnen reduzierte nur Natriumhypochlorit die Keimzahl. Gegenüber einer 0,5 %igen Lösung war die antibakterielle Aktivität einer 2,5 %igen Lösung 3,5fach und der einer 5,25 %igen Lösung 5,5fach erhöht.

Die Auflösung nekrotischer Pulpagewebereste ist eine der wichtigsten Aufgaben der Spüllösung. Bei der Prüfung der Reinigungswirkung zeigten aufbereitete Wurzelkanäle nach Spülung mit einer 2 %igen NaOCl-Lösung eine saubere Oberfläche. Bereits in den ersten 15 min löst eine 2 %ige NaOCl-Lösung 15 % des Pulpagewebes auf, nach 60 min sind 45 % und nach 2 Stunden Einwirkzeit ist das gesamte Pulpagewebe aufgelöst. Dies unterstreicht die Bedeutung der Behandlungsdauer. Je höher die Konzentration, desto schneller die Auflösung. Bei einer 6 %igen Lösung sind bereits nach 20 min 98 % der Kanaloberfläche sauber und frei von Gewebe. Die empfohlene Maximalkonzentration beträgt 5,25 %, da mit der Konzentration auch die Gewebetoxizität zunimmt.

Wasserstoffperoxid (H_2O_2) entfernt Gewebereste und Dentinspäne aus dem Kanal, die Gewebe auflösende Wirkung ist jedoch sehr gering. Empfohlen wird eine 3 %ige Lösung. Da bereits die Gleitmittel Peroxid enthalten, ist eine zusätzliche Spülung verzichtbar.

EDTA-Lösung (Ethylendiamintetraacetat) bindet als Chelatbildner oder Chelator effektiv 2-wertige Ionen, hat einen pH-Wert von 7,3 und übt nur eine geringe antibakterielle Wirkung aus. In 10- bis 15 %iger Konzentration löst es aber sehr gut Gewebereste und die Schmierschicht auf. Daher wird es ebenso wie eine **Zitronensäurespülung** vor Einbringen von Calciumhydroxid empfohlen. Zitronensäure als 15 %ige Lösung erweist sich als sehr effektiv gegen anaerobe Bakterien.

Solvidont, ein Bisdequaliumacetat, zeigt eine gute antibakterielle Wirkung, aber bei ungünstiger Relation zwischen Zytotoxizität und antibakterieller Wirkung.

Kochsalzlösung (NaCl) ist zwar die gewebefreundlichste Spüllösung, der antibakterielle Effekt ist jedoch gering.

Iod-Iodkali gilt als gutes Antiseptikum bei guter Biokompatibilität.

Bei **paraformaldehyd- oder phenolhaltigen Lösungen** ist dagegen die Toxizität höher als die antibakterielle Wirksamkeit.

Falldarstellung

A Spülkanülen sollten über ein Schraubgewinde mit der Einwegspritze verbunden sein.

B Die dünnen Spülkanülen müssen gleichmäßig gebogen und dürfen nicht geknickt werden. Man kann dazu ein Biegeinstrument für Feilen (Endobent) verwenden.

C Nach jedem Feilenwechsel muss der Kanal gespült werden, insgesamt sollte jeder Wurzelkanal mit 20 ml NaOCl gespült werden.

D Wichtig für eine effektive antibakterielle und Gewebe auflösende Wirkung ist das tiefe Eindringen der Spülkanüle in den Kanal. Dies ist besonders bei der Crown-down-Technik gewährleistet.

E/F Die kleinste Spülkanüle hat einen Durchmesser von 0,35 mm und begleitet den letzten Gates-Glidden-Bohrer bis zur Kanalkrümmung.

G/H Wurzelkanalaufbereitung unter Zuhilfenahme von 5 %iger NaOCl- und Zitronensäurelösung.

I Zustand 2 Jahre nach Wurzelkanalfüllung.

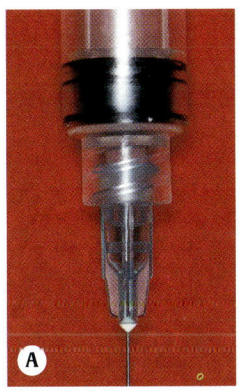

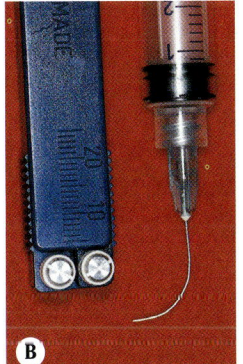

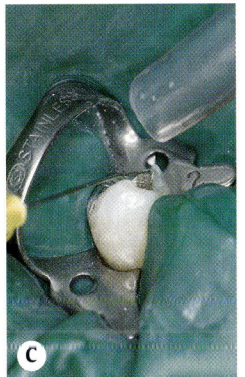

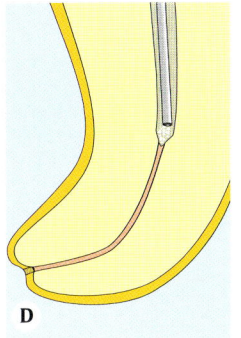

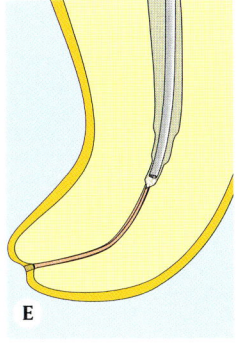

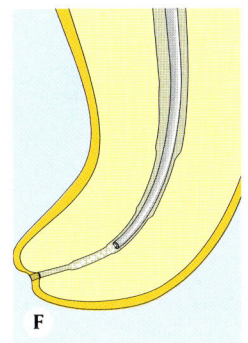

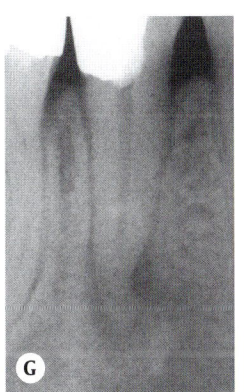

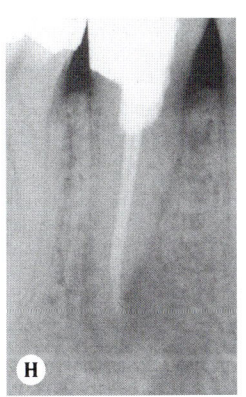

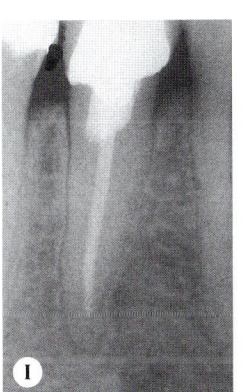

Wirkung und Effektivität der Wurzelkanalspülung lässt sich durch gleichzeitige Anwendung von **Ultraschallfeilen** steigern. Dies ist wohl auf mehrere Faktoren zurückzuführen:

- Die hochfrequent schwingende Feile transportiert das Spülmittel Natriumhypochlorit effektiv bis in die apikale Region des Wurzelkanals.
- Die Flüssigkeit im Kanal wird besser durchmischt und das Spülmittel erwärmt.

Die Ultraschallfrequenzen der eingesetzten Geräte liegen zwischen 25 und 40 kHz. Während der Instrumentation wird die Energie hauptsächlich **longitudinal** ausgekoppelt, nur ein geringer Teil wird in **transversale Schwingungen** umgesetzt. Bereits eine kleine Last verhindert das Oszillieren.

Wichtige Ultraschallphänomene sind Kavitation und sog. Microstreaming. Während **Kavitationseffekte** an der Spitze eines Ultraschallscalers nachweisbar sind, treten sie innerhalb des Wurzelkanals nicht auf. **Microstreaming** ist deshalb wahrscheinlich der einzige endodontisch nutzbare Vorteil. Man versteht darunter die Erzeugung ständig in einer Richtung verlaufender Flüssigkeitszirkulationen in unmittelbarer Nachbarschaft eines kleinen schwingenden Objekts. Zahlreiche Wirbel treten auf, die schnellsten an der Spitze des Wurzelkanalinstruments. Dieser durch Wirbel erzeugte Effekt bewirkt einen gerichteten Flüssigkeitsstrom. Akustisches Microstreaming zersetzt Bakterien und Enzyme.

Wie in Modellversuchen nachgewiesen wurde, dringt die **Spüllösung** während der Ultraschallanwendung nur dann entlang der gesamten Länge des Wurzelkanals ein, wenn die Feile frei schwingt. Dagegen gelangt das Spülmittel nicht über den ersten Schwingungsknoten, wenn Interferenzen mit der Kanalwand die Schwingungen durch behindern. Der Wurzelkanal muss demzufolge erst mittels Crown-down-Technik und Gates-Glidden-Bohrern oder Feilen einer größeren Konizität koronal so stark erweitert werden, dass die Ultraschallfeile frei schwingen kann. Der Einsatz von Ultraschall während der Wurzelkanalaufbereitung ist nicht sinnvoll, erst die abschließende Spülung erlaubt eine ausreichende Wirkung der aktivierten NaOCl-Lösung.

Nur K-Feilen der Größe 15 sind empfehlenswert und durch Vorbiegen dem Kanalverlauf anzupassen, um eine Begradigung des Kanals mit Stufenbildung zu vermeiden.

Mithilfe von Ultraschall wurde bei 70 % der Zähne mit apikaler Parodontitis Keimfreiheit bereits in der 1. Sitzung erzielt. Bei Spülung nur mit NaOCl waren 50 % der Kanäle bakterienfrei, eine Spülung mit NaCl erzielte nur 20%ige Keimfreiheit.

Wird NaOCl als ultraschallgestütztes Spülmittel verwendet, steigert dies die gewebeauflösende Wirkung im gekrümmten Wurzelkanal. Das ist umso wichtiger, da gekrümmte Kanäle nach der 1. Sitzung mit keiner Aufbereitungsmethode in allen Bereichen frei von Geweberesten sind. Auch Debris und Teile der Schmierschicht werden von Ultraschall aufgelöst. Teilweise werden sogar nichtinstrumentierte Kanalanteile auf diesem Wege von Auflagerungen und Debris befreit, sodass histologisch bei stärkeren Vergrößerungen Prädentinstrukturen erkennbar waren.

Die ultraschallgestützte Spülung des Wurzelkanals ist aber nur bei jenen Zähnen sinnvoll, die in einer Sitzung behandelt werden, da eine Einlage mit Calciumhydroxid die antibakterielle und gewebeauflösende Wirkung bereits nach 1-wöchiger Dauer auf über 90 % steigert.

Falldarstellung

A Schmerzfreier Prämolar mit periapikaler Aufhellung, der in einer Sitzung behandelt wird.

B 5 %ige NaOCl-Spülung löst Gewebe, wirkt antibakteriell und unterstützt die Aufbereitung.

C Die Schwingung besteht aus Knoten mit minimaler und Schwingungsbäuchen mit maximaler Amplitude, die Feilenspitze schwingt frei mit der größten Amplitude.

D Die abschließende Ultraschallspülung mit NaOCl erzeugt in 70 % Bakterienfreiheit.

E/F/G Kontrolle des Behandlungserfolgs nach 3 Monaten, 1 Jahr und 2 Jahren.

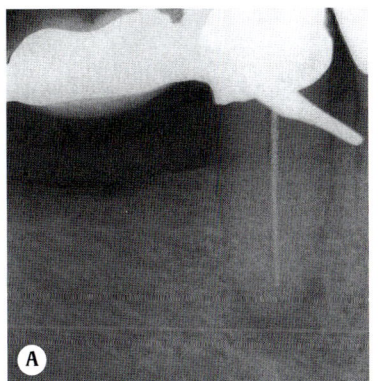

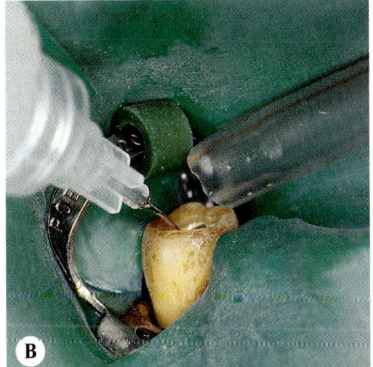

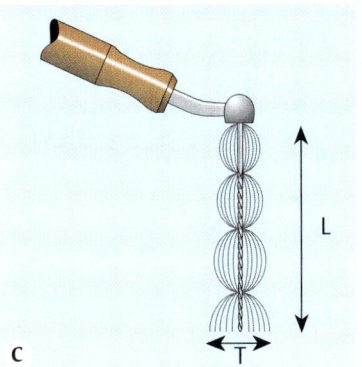

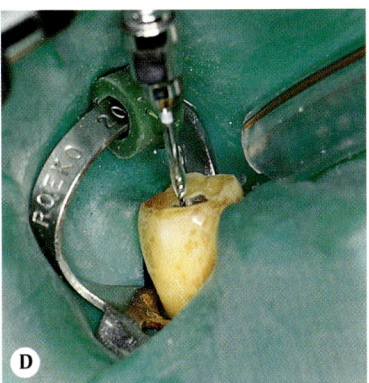

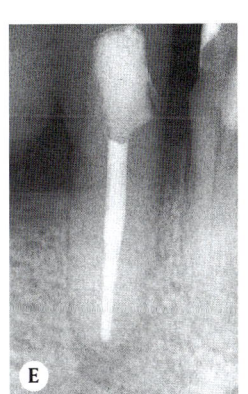

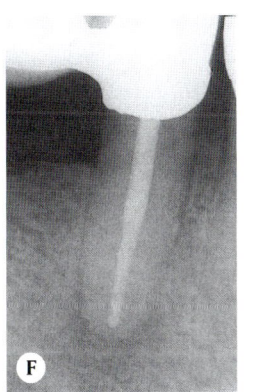

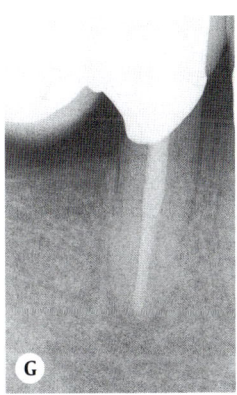

Bei infizierten und nekrotischen Wurzelkanälen wird eine **Zwischeneinlage** empfohlen, um alle nach der Kanalaufbereitung verbliebenen Bakterien zu eliminieren, die endotoxinvermittelte Entzündung im periapikalen Gewebe zu unterbinden oder zu reduzieren, Gewebereste im Wurzelkanal aufzulösen sowie ein Neubesiedelung (leakage) von koronal zu verhindern.

Bakterien, die die Wurzelkanalaufbereitung und -spülung überleben, nehmen nachgewiesenermaßen zwischen 2 Behandlungssitzungen zahlenmäßig schnell wieder zu, wenn der Kanal ungefüllt bleibt. Kontrollierte **Asepsis** und effektive **Wurzelkanaldesinfektion** sind für eine erfolgreiche Ausheilung periapikaler Läsionen essenziell. In einem infizierten Wurzelkanal können sich pro ml Kanalinhalt mehr als 10^8 Bakterien, mikrobiologisch schwer nachweisbare Anaerobier, befinden. Die Instrumentation des Wurzelkanals reduziert allein auf mechanischem Weg die Bakterienanzahl um den Faktor 1000, NaOCl-Spülungen nochmals um 50 %.

Medikamentöse Zwischeneinlagen sind nur in der Lage, die nach sorgfältiger Instrumentation und Spülung verbliebenen Mikroorganismen zu bekämpfen und einen Reinfekt zu verhindern.

Die antibakteriellen Eigenschaften von **Zwischeneinlage-Medikamenten** werden bis heute kontrovers diskutiert. Gerechtfertigt ist der Einsatz nur dann, wenn die antibakterielle Aktivität signifikant größer ist als die damit verbundene Zytotoxizität. Um wirksam zu sein, muss das Medikament direkten Kontakt zu den Bakterien haben. Flüssige Substanzen werden mit einer Papierspitze in den Kanal eingebracht, pastenförmige Einlagen mittels Füllspirale einrotiert. Da Bakterien in Dentinkanälchen nachweisbar sind, müssen Zwischeneinlagen direkten Wandkontakt aufweisen.

In einer Studie an infizierten Wurzelkanälen wurden Einlagemedikamente nach 1, 3, 7 bzw. 45 Tagen aus dem Wurzelkanal entfernt und die antibakterielle Wirkung bestimmt. Flüssige Einlagemedikamente entwickelten bereits nach 1 Tag keine antibakterielle Wirkung mehr.

Von Phenolpräparaten wie Kresol, Thymol und Chlorphenol versprach man sich eine keimreduzierende und z. T. auch schmerzlindernde Wirkung. In einem Nutzen-Risiko-Vergleich stehen einem nur kurzfristigen keimreduzierenden Effekt die langfristigen toxischen Eigenschaften gegenüber. Formaldehyd und dessen Derivate üben eine mutagene, karzinogene Wirkung aus und können sich im gesamten Organismus verteilen. Beim Glutaraldehyd sind die gleichen Nebenwirkungen zu erwarten. Kontakt mit Gewebeflüssigkeit macht Phenolpräparate innerhalb kurzer Zeit wirkungslos.

Bei symptomlosen Zähnen gibt es **keine Indikation** für kortison-/antibiotikahaltige Einlagen. Kortisonpräparate können die körpereigene Abwehr beeinträchtigen und unerwünschte systemische Nebenwirkungen haben. In einer klinischen Studie mit intrakanalär applizierten Kortikosteroiden erwiesen sich diese nur bei der Reduktion postoperativer Schmerzen in Zähnen mit vitaler Pulpa als wirksam, bei nekrotischer Pulpa waren sie wirkungslos. Ein Vergleich der Einlagemedikamente Formokresol, Ledermix und reines Calciumhydroxid zeigte keinen Unterschied in der Flare-up-Rate. Eine Mischung von Calciumhydroxid und Kortikoiden setzt die antimikrobielle Wirkung auf Streptococcus sanguis und aureus deutlich herab.

Eine antibakterielle Zwischeneinlage bei infizierten Wurzelkanälen sollte nur im Rahmen einer umfassenden Antisepsis eingesetzt werden. Ohne mechanische Bearbeitung sowie ausreichende Spülung des Kanals kann auch mit einem antibakteriellen Medikament keine ausreichende Asepsis erzielt werden. Calciumhydroxid empfiehlt sich als Einlagemedikament, allerdings ist es nicht in der Lage, alle Bakterien zu eliminieren.

Falldarstellung

A Röntgenographisch sichtbare apikale Parodontitis.

B–E Nach Instrumentation und Spülung mit 5 % NaOCl und 2 %iger Zitronensäure wird Calxyl mit Papierspitzen eingebracht und kondensiert.

F Zustand 3 Monate nach Kanalaufbereitung mit deutlicher Reduktion der periapikalen Läsion.

G–I Kontrollen nach 3, 8 und 18 Monaten.

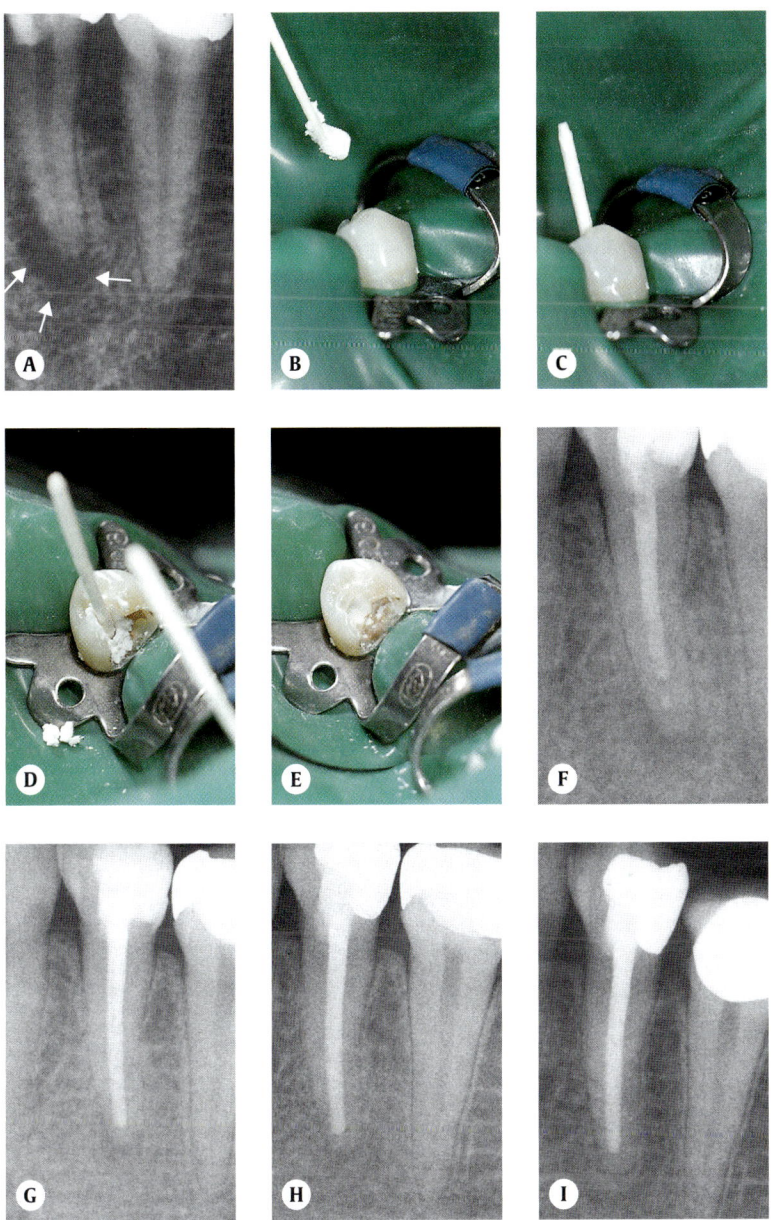

Calciumhydroxid wurde von Herrmann 1920 in die Zahnheilkunde eingeführt. Es ist eine stark alkalische Substanz mit einem pH-Wert von 12,5. In wässriger Lösung dissoziiert $Ca(OH)_2$ in Calcium- und Hydroxylionen. Ihm werden verschiedene biologische Eigenschaften zugesprochen, darunter antimikrobielle und gewebeauflösende Wirkung, Hemmung der Wurzelresorption und Induktion reparatorischer Hartgewebeleistungen. Die Mehrzahl der endodontisch relevanten Pathogene (außer E. faecalis) kann in stark alkalischem Milieu nicht überleben. Sie werden nach kurzer Zeit in direktem Kontakt eliminiert. Sundquist fand nach Applikation einer phenolhaltigen Zwischeneinlage in 66 % der Fälle einen bakterienfreien Wurzelkanal, nach Calciumhydroxideinlage waren dagegen 97 % der Kanäle bakterienfrei.

Die **antimikrobielle Wirkung** von Calciumhydroxid beruht auf der Freisetzung von Hydroxylionen in wässriger Umgebung, die als stark oxidierend wirkende Radikale mit zahlreichen organischen Stoffen reagieren. Diese Reaktion ist unspezifisch und intensiv, sodass die Radikale nur selten vom Applikationsort wegdiffundieren können, da sie bereits vorher schnell gebunden werden. Die letalen Effekte beruhen auf der Zerstörung der Zellmembran, der Denaturierung struktureller Proteine und Enzyme sowie einer Schädigung der DNA.

Die mikrobielle Zellmembran spielt eine wichtige Rolle für das Überleben der Zelle. Hydroxylionen induzieren die Lipoxidation und zerstören so die Phospholipide, den Hauptbestandteil der Zellmembran. Freie Fettsäureradikale reagieren mit Sauerstoff und bilden Lipid-Peroxid-Radikale, die eine autokatalytische Kettenreaktion initiieren und ausgedehnte Membranschäden bewirken.

Darüber hinaus kann Calciumhydroxid seine antimikrobielle Wirkung auch indirekt entfalten. Eine Zwischeneinlage im gesamten Kanalbereich kann als Diffusionsbarriere wirken, die die Proliferation überlebender Bakterien und die Reinfektion mit Keimen aus der Mundhöhle verhindert. Temporäre Füllungen mit Calciumhydroxid können verbliebene Mikroorganismen abtöten, indem sie die Substratzufuhr unterbinden und den Raum zur Vermehrung begrenzen.

Der Auswahl der Trägersubstanz bzw. des Lösungsmittels für Calciumhydroxidpulver hat bei der antimikrobiellen und periapikal regenerativen Wirkung besondere Bedeutung. Die Mischung mit dem Phenolpräparat CMCP und mit Glycerin führt zu verbesserter Wirkung. Die toxische Wirkung von CMCP war interessanterweise in dieser Mischung nur sehr gering. Geeignetes Lösungsmittel neben Wasser war Propylenglykol mit langfristiger Freisetzung von OH^-- und Ca^{2+}-Ionen sowie Kontrolle der pH-Änderung.

Calciumhydroxidpulver allein ist in stark gekrümmte Wurzelkanäle nur schwer und unvollständig einzubringen und muss deshalb mit einer Flüssigkeit angemischt werden. Wird eine Paste aus Calciumhydroxid, gelöst in synthetischem **Glycerin**, mittels Lentulo in gekrümmte Wurzelkanäle einrotiert, so ließen sich im Vergleich zu $Ca(OH)_2$-Mischungen mit sterilem Wasser homogenere und bessere Füllungen erzielen. Im apikalen Drittel waren 50 % der Kanäle mit dieser Glycerinpaste dicht gefüllt, dagegen kein Kanal mit der wässrigen Mischung. Für bis Größe 25 aufbereitete und stark gekrümmte Wurzelkanäle empfehlen sich flexible McSpadden-Kompaktoren sowie Lentulo-Förderspiralen, mit denen sich in 87 % die Zwischeneinlage bis in den apikalen Bereich befördern lässt. Die Calasept-Injektionstechnik führt nur zu 48 % zu ausreichend gefüllten Wurzelkanälen, nur in 22 % wurde mit links drehenden K-Feilen die Zwischeneinlage exakt platziert.

Falldarstellung

A–C Einbringen von Calciumhydroxid in einer sahnigen Mischungskonsistenz für 4 Wochen. Dazu werden Lentulospiralen verwendet.

D–F Auch McSpadden-Kompaktoren als NiTi-Instrumente platzieren Calciumhydroxid gut im Wurzelkanal. Im Kontrollröntgenbild 1 Jahr nach Behandlung ist eine komplette Remission der periapikalen Aufhellung sichtbar.

G Calciumhydroxid in Spritzenapplikation.

H Fertige Calciumhydroxidmischung, auch röntgenopak, und Suspension zum Verdünnen.

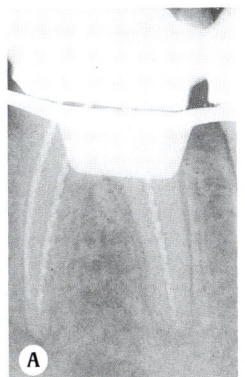

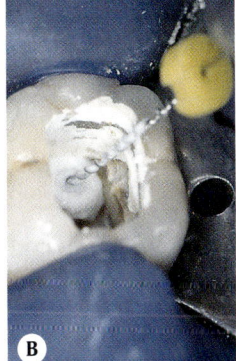

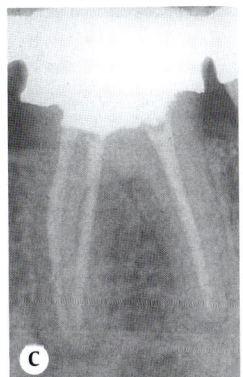

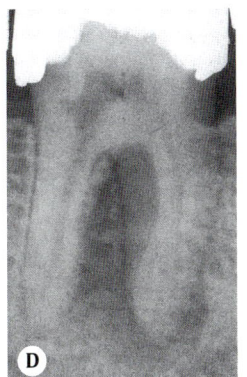

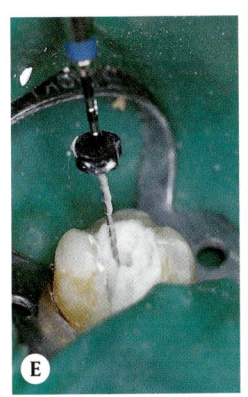

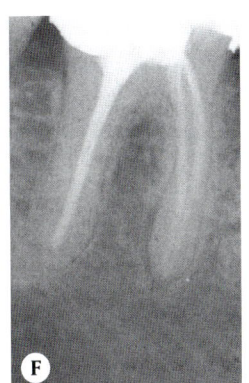

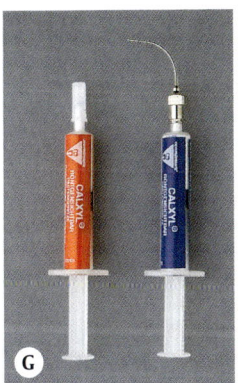

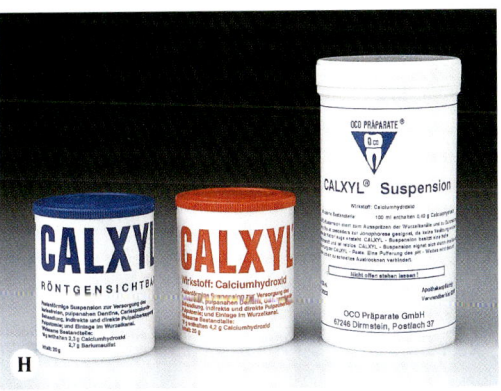

Die **Ionophorese** wurde bereits Anfang des 20. Jahrhunderts in die Zahnheilkunde eingeführt und in den 40er- und 50er-Jahren kontrovers und heftig diskutiert. In letzter Zeit wird die **Depotphorese** mit Kupfer-Calciumhydroxid wieder in stärkerem Maße propagiert.

Die Technik des Transports geladener Teilchen im menschlichen Organismus mithilfe von Strom ist in der Medizin seit langem bekannt. Für die Zahnheilkunde wurde die Ionophorese zur Behandlung von Osteoradionekrosen, Zahnhals-Hypersensibilität, Herpes labialis, Stomatitis aphthosa, Anästhesie von Haut und Schleimhaut, fazialen Schmersyndromen, Kiefergelenkproblemen, Kieferklemmen u. a. vorgeschlagen.

1888 versuchte McGrath das endodontische System durch Einleitung galvanischer Ströme zu desinfizieren. Vor ca. 80 Jahren wurde die Methode durch die Beschreibung der Hydroxyl-Ionophorese wieder belebt und in den 50er-Jahren füllten teilweise heftige Debatten über die Möglichkeit einer Sterilisation des Kanalsystems die Fachzeitschriften.

Bei der Depotphorese vermutet man komplexe, miteinander verknüpfte elektrische, physikalische und chemische Prozesse im Wurzelkanal. Von einem **Kupfer-Calciumhydroxid-Depot** im Wurzelkanal soll ein von einer Nadelelektrode ausgehendes elektrisches Feld Hydroxyl- und Kupferkomplexionen schnell apikalwärts treiben. Ein alkalischer pH-Wert und erhöhte Temperatur sollen vitale und nekrotische Pulpagewebereste sowie Bakterien auflösen (alkalische Proteolyse). Diese Proteolyseprodukte wandern ebenfalls nach apikal und werden laut Herstellerangaben als sterile Stoffe vom Körper „assimiliert". Bei ihrem Austritt aus dem Foramendelta setzen sich Hydroxocuprat-Ionen dort fest und reagieren zu Kupferhydroxid, das in den apikalen Öffnungen liegen bleibt: „Das gesamte Kanalsystem wird leergefegt." Lang wirkendes Kupferhydroxid setzt sich im Kanalsystem fest und soll dort eine Reinfektion verhindern. Wie ausdrücklich betont wird, kommen „im Sinne der Ganzheitsmedizin beim Depotphoreseverfahren keine körperfremden Elemente zur Anwendung".

Bei Durchsicht der Literatur findet man jedoch keinen wissenschaftlichen Nachweis für diese Hypothesen. Dies gilt insbesondere für die dauerhafte Versiegelung und Sterilität.

Eine Anästhesie vor Anwendung des Verfahrens wird ausdrücklich empfohlen, da dadurch viel wirksamere Stromstärken von bis zu 2,5 mA verwendbar sind. Allerdings ist ab 5 mA mit Verätzungen oder Schmerzen zu rechnen. Nach Erfahrungen des Herstellers treten in etwa 10 % stärkere Schmerzen, unter Umständen sogar eine „dicke Backe", d. h. Infiltrat- oder Abszessbildung, auf! Dies steht wiederum im Gegensatz zur obigen Behauptung vollständiger Assimilierung der Bakterien und von deren Toxinen.

Für die konventionelle Wurzelkanalbehandlung liegt der Bereich von postoperativen Beschwerden bei 5 %. Den Nachweis niedrigerer Quoten ist die Depotphorese bis heute schuldig geblieben.

In einer klinischen Studie von Arnold et al. (1998) über 2519 Wurzelkanalbehandlungen wurde für die konventionelle Aufbereitung eine Erfolgsquote von 91,6 % gegenüber 8,4 % Misserfolgen ermittelt. Für die Depotphoresegruppe lag die Erfolgsquote bei 89,8 (Misserfolgsquote 10,2 %). Die Autoren schlussfolgern, dass die Depotphorese kein Verfahren zur Optimierung der Wurzelkanalbehandlung darstellt.

Falldarstellung

A Fisteln an 2 oberen, schmerzfreien Frontzähnen mit nekrotischem Pulpagewebe.

B Es erfolgt eine konventionelle Aufbereitung und Spülung mit 5 %iger NaOCl-Lösung.

C–E Nach erster Längenmessung erfolgt die koronale Reinigung, Längenkorrektur sowie apikale Erweiterung bis Größe 30.

F–H Nach 3-monatiger Calciumhydroxid-Einlage werden die Kanäle gefüllt, die Fisteln haben sich verschlossen und die röntgenographische Aufhellung beginnt sich zurückzubilden.

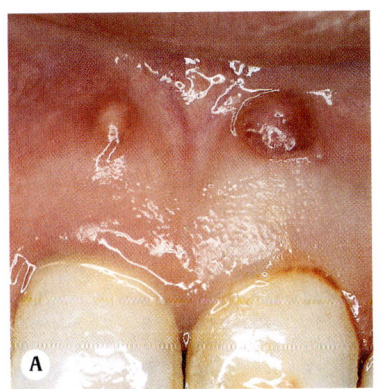

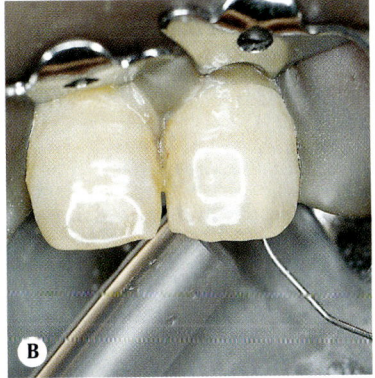

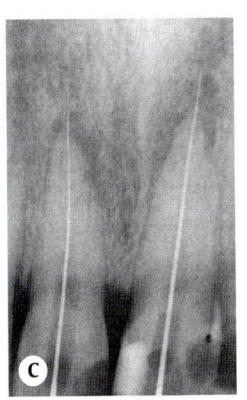

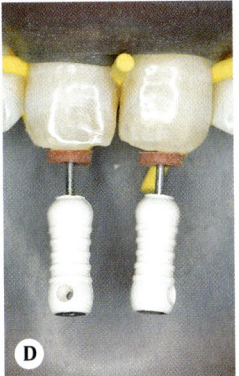

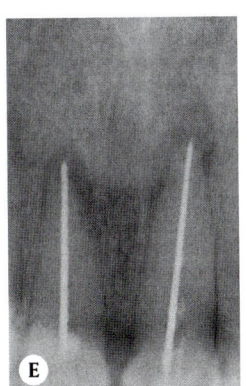

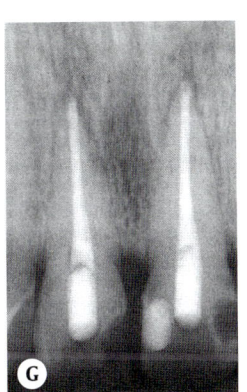

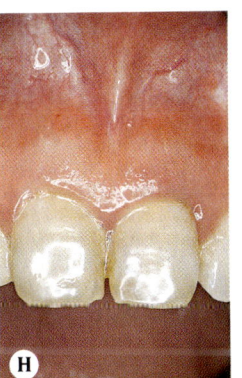

Ausmaß der periapikalen Läsion und Anzahl der **Bakterienstämme** und der einzelnen Bakterien im Wurzelkanal korrelieren miteinander: Zähne mit großen periapikalen Läsionen weisen mehr Bakterienarten und eine höhere Bakteriendichte auf.

Eine periapikale Läsion ist das Ergebnis einer **unspezifischen Infektion**. Untersuchungen lassen darauf schließen, dass verschiedene Bakterien in unterschiedlicher Weise dazu fähig sind, periapikale Läsionen zu verursachen. Nachgewiesenermaßen spielen Kombinationen oder bestimmte Bakterien bei der Entwicklung periapikaler Abszesse eine Rolle, zu diesen gehören schwarz pigmentierte, gramnegative Anaerobier.

Wie lassen sich diese Bakterien am wirksamsten eliminieren? Die Antwort kann nur heißen: mittels mechanischer Reinigung, unterstützt durch antibakterielle Lösungen sowie eine antibakterielle Zwischeneinlage.

Einer der irrigsten Vorstellungen zur Behandlung akuter apikaler Parodontitiden zufolge muss der **Zahn nach Trepanation** zwischen 2 Sitzungen **offen bleiben**, unabhängig davon, wie viel purulentes Material sich entleert hat. Es sprechen jedoch verschiedene Gründe gegen ein Offenlassen: Die Kanäle werden zusätzlich kontaminiert, es kommt zur Impaktion von Speiseresten und vermeidbare Sitzungen zur Behandlung des Zahns müssen eingeplant werden. Die Zeitdauer, während der ein Zahn offen ist, und die Zahl der Versuche, diesen beschwerdefrei zu verschließen, korrelieren positiv miteinander.

Ziel einer erfolgreichen Behandlung ist, die für die Entstehung der periapikalen Läsion verantwortlichen Bakterien und ihre Stoffwechselprodukte aus dem Kanal zu entfernen und einen Zustand herzustellen, der eine Reinfektion verhindert. Dies erfolgt durch mechanische Reinigung, antibakterielle Spülung, eine effiziente Zwischeneinlage für die Zeit zwischen den Behandlungssitzungen.

Bei akuter apikaler Parodontitis sollte sich **Pus über den Wurzelkanal** entleeren.

Dies wird in der Mehrzahl der Fälle gelingen, eher in Ausnahmefällen, z. B. bei verblocktem Kanal oder bei reduziertem Allgemeinzustand, ist eine **Inzision** erforderlich. Entschließt man sich zum Offenlassen des Zahns, sollte die Arbeitslänge bestimmt und

der Kanal vollständig instrumentiert worden sein. Der Patient muss öfters mit Kochsalzlösung spülen, damit die Trepanationsöffnung nicht blockiert. Spätestens nach 48 Stunden ist eine Wiedervorstellung mit koronalem Verschluss zu planen.

Ist die **Drainage über den Wurzelkanal** möglich, wird die koronale Pulpa nach Trepanation ausgeräumt, der Bereich großzügig erweitert, reichlich mit NaOCl gespült und mit einer 15er-Hedström-Feile bis in den apikalen Bereich aufbereitet.

Fließt jedoch kein Pus ab, kann 1 mm über den Apex erweitert werden. Nach weiterer Spülung lässt man den Zahn für etwa 20 min offen, erweitert noch bis Größe 25 und spült abschließend mit Zitronensäure. Mit einer Förderspirale wird Calciumhydroxid eingebracht, der Zahn verschlossen und der Patient nach 5 Tagen zur kompletten Aufbereitung wiederbestellt. Erst jetzt erfolgt die Instrumentation bis zur Konstriktion auf Größe 30 (oder größer) und der Verschluss mit fest gestopfter Calciumhydroxid-Suspension, die für 4–12 Wochen im Kanal verbleiben kann. Bei Symptomlosigkeit kann der Kanal in der 3. Sitzung abgefüllt werden.

Wenn die intraorale Schwellung klein ist, wird diese Behandlung ausreichen, ist die Schwellung im Bereich des Zahns groß und fluktuierend, ist eine zusätzliche **Inzision** empfehlenswert. Für eine antibiotische Abschirmung besteht normalerweise keine Notwendigkeit.

Falldarstellung

A/B Extra- und intraorale Schwellung in der Oberkieferfront mit ausstrahlenden Schmerzen.

C Nach Trepanation und vorsichtiger koronaler Erweiterung entleert sich nach Tiefenpräparation Pus über den Wurzelkanal.

D Nach Spülung mit NaOCl und abschließend mit Zitronensäure wird Calxyl eingebracht.

E Ausgangszustand mit periapikalen Läsionen.

F Zustand 3 Monate nach Calxylapplikation.

G Kontrollaufnahme 1,5 Jahre später ohne apikale Aufhellung.

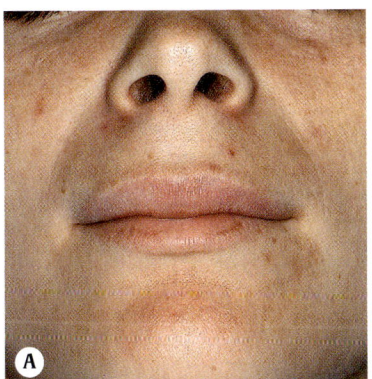

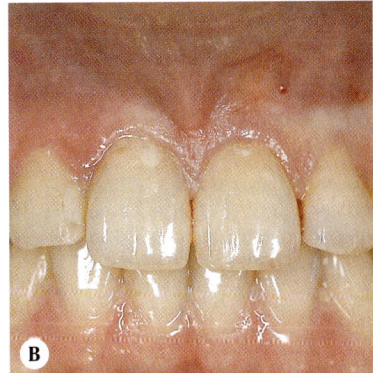

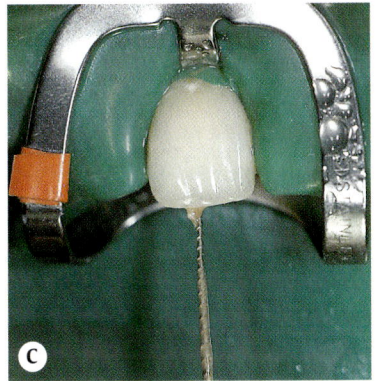

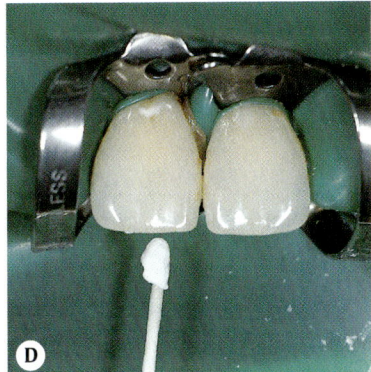

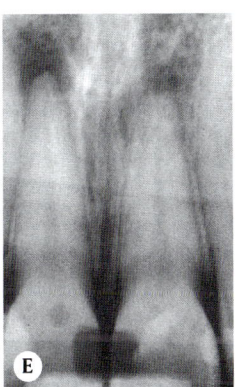

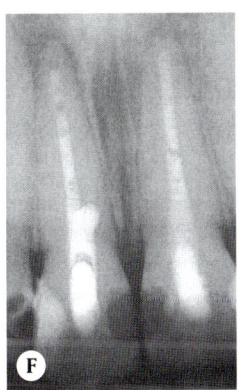

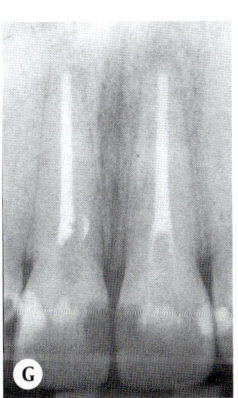

Da gekrümmte Wurzelkanäle allein durch die chemomechanische Instrumentation nicht vollständig frei von Gewebe sind, kommt der Zwischeneinlage eine ebenso wichtige Bedeutung zu wie der Wurzelkanalspülung. Die anaeroben Bedingungen innerhalb verschlossener Wurzelkanäle hemmen die gewebeauflösenden Eigenschaften nicht. Nach 7 Tagen weist Calciumhydroxid eine sehr gute **Gewebeauflösung** auf, die im Gegensatz zur initial schnellen Auflösung bei Natriumhypochlorit kontinuierlich und langsamer verläuft.

Pulpagewebe löst sich nach 3 Stunden in 0,5%iger NaOCl auf, wenn die Lösung alle 30 min erneuert wird. In Ca(OH)$_2$-Suspension löste sich das Gewebe nach 12 Tagen vollständig auf. Wird das Gewebe für 7 Tage in Ca(OH)$_2$ vorbehandelt, löst NaOCl Pulpagewebe schon nach 60 min vollständig auf. Eine nur 1-wöchige Calciumhydroxid-Einlage löst die nichtinstrumentierte Odontoblastenschicht auf, eine 4-wöchige Einlage erodiert die Prädentinschicht.

Wie lichtmikroskopische Untersuchungen nachweisen, reinigt eine 1-wöchige Zwischeneinlage und die anschließende Spülung während der Instrumentation mit NaOCl den Isthmus mesialer Unterkiefer-Wurzelkanäle vollständig, der zusätzliche Ultraschalleinsatz verbesserte die Reinigungswirkung nicht.

Hydroxylionen diffundieren durch Dentin mit einem pH-Maximum, wenn die Zwischeneinlage wenigstens 3 Wochen liegt. An der inneren Dentinkanalwand wurde bereits nach 24 Stunden mit 10,8 ein Maximum erreicht. Je länger die Zwischeneinlage im Wurzelkanal wirken kann, desto günstiger ist die Regeneration des periapikal entzündeten Gewebes. In einer histologisch kontrollierten Studie zur kurz- und langfristigen Wirkung von Calciumhydroxid bei experimentell induzierter apikaler Parodontitis fand sich nach 1-wöchiger Einlage nur in 50% der Fälle eine knöcherne Regeneration. Wurde das Medikament über 12 Wochen wöchentlich erneuert, so wurde in allen Fällen vollständige Regeneration mit Zementapposition festgestellt.

Wird Calciumhydroxid als Zwischeneinlage verwendet, so zeigen auch größere periapikale Läsionen in 82% nach 3 Jahren vollständige **Regeneration**, in 18% ist röntgenographisch nur eine geringe Reduktion oder Persistenz der apikalen Parodontitis sichtbar. Die größte Reduktion der periapikalen Läsion tritt bereits innerhalb des 1. Jahres auf. Erste Regenerationszeichen sind im Röntgenbild frühestens nach 12 Wochen erkennbar, in digitalisierten Bildern bereits nach 3–6 Wochen.

Schmerzen treten weit häufiger bei kleineren als bei größeren periapikalen Läsionen auf. Die prophylaktische Gabe eines Antibiotikums verringert die Schmerzen nach endodontischer Behandlung im Vergleich mit einem Placebo nicht.

Es gibt Hinweise, dass die **Dentinmatrix** und einige Gewebekomponenten die antimikrobiellen Eigenschaften von Calciumhydroxid neutralisieren können. In einer vergleichenden Untersuchung zur Hemmung der antibakteriellen Wirkung von 3 Medikamenten wurde Calciumhydroxid in Gegenwart von Dentin, Hydroxylapatit und Rinderserumalbumin inaktiviert. Auch in Anwesenheit von Dentinpulver zeigte Calciumhydroxid keinerlei Wirkung gegen Enterococcus faecalis mehr. Erst die abschließende Spülung mit einer **EDTA**-Lösung oder mit **Zitronensäure** inaktiviert die Dentinmatrix und führt zu einer ausreichenden antibakteriellen Wirkung gegen diesen Testkeim.

Falldarstellung

A Darstellung eines Fistelkanals, in den ein Guttaperchastift eingeführt wurde.

B Im Röntgenbild ist eine pflaumengroße periapikale Aufhellung zu erkennen.

C Aufbereitung der Wurzelkanäle bis apikal.

D Nach NaOCl-Spülung, Instrumentation und abschließender Spülung mit Zitronensäure wird Calciumhydroxid fest in die Kanäle eingestopft.

E Bereits 3 Wochen nach Instrumentation der Wurzelkanäle ist der Fistelgang geschlossen.

F Röntgenkontrolle 3 Monate später.

G/H Röntgenkontrolle nach 1 Jahr und weitgehende periapikale Regeneration nach 2 Jahren.

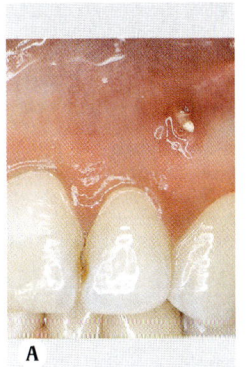

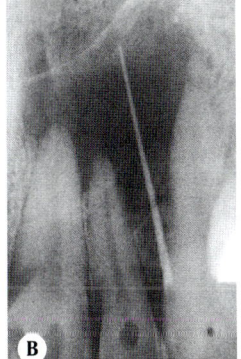

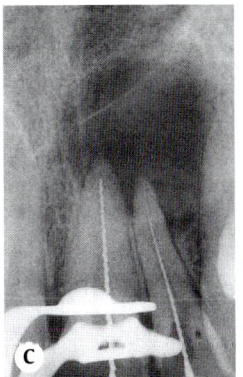

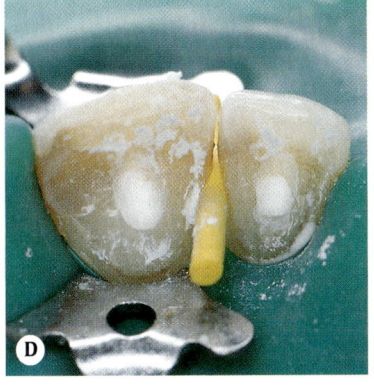

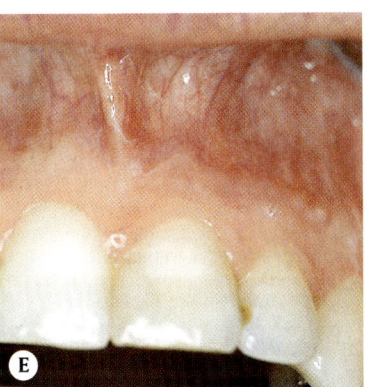

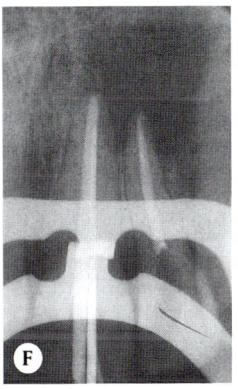

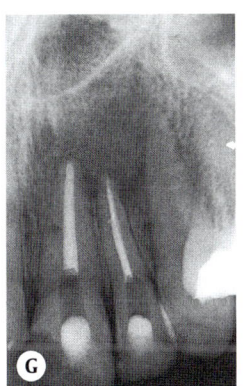

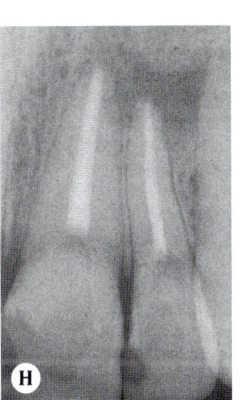

Desinfektion des Wurzelkanals

Bei Zähnen mit periapikalen Läsionen unterscheidet man:

- eine Primärinfektion mit nekrotischem Pulpagewebe
- eine Sekundärinfektion bei endodontischem Misserfolg.

In Fällen einer **endodontischen Primärinfektion** besteht die Mikroflora vorwiegend aus obligat anaeroben Keimen. In diesen Fällen ist **Calciumhydroxid** als Einlagemedikament geeignet, alle relevanten Bakterien abzutöten.

Allerdings unterscheidet sich die Mikroflora in Fällen eines **endodontischen Misserfolgs** von der bei Primärinfektion – es dominieren fakultativ anaerobe Keime. In einer Studie an 54 endodontischen Misserfolgen erfolgte eine Revision der Wurzelkanalbehandlung. Die Keimbestimmung ergab bei endodontischen Misserfolgen deutlich weniger Bakterienspezies als bei einem Primärinfekt. In mehr als $1/3$ der Fälle war nur ein Einzelkeim nachweisbar. Durchschnittlich zeigten sich 1,7 Keimarten pro Wurzelkanal. Grampositive Keime dominieren auch in Fällen einer persistierenden periapikalen Läsion. Enterococcus faecalis war der häufigste Keim beim Misserfolg, ein Keim, der mit herkömmlichen Mitteln nur schwer zu eliminieren ist.

Die **mechanische Instrumentation** kombiniert mit **NaOCl** bewirkt bei endodontischen Misserfolgen keine Bakterienfreiheit. Auch Calciumhydroxid als Zwischeneinlage übt keine ausreichende antibakterielle Wirkung gegenüber E. faecalis im Wurzelkanal aus.

Einigen Meinungen zufolge soll die Zwischeneinlage mit Calciumhydroxid erst die Grundlage für das Überleben dieses Einzelkeims schaffen, da alle anderen endodontiespezifischen Keime abgetötet werden. Enterokokken können im Gegensatz zu anderen Keimen auch als Einzelspezies im Kanal überleben.

Calciumhydroxid erwies sich dagegen als effizient, wenn es nicht mit Kochsalzlösung oder sterilem Wasser, sondern mit **Chlorhexidin** oder **Kampfer-Paramonochlorphenol** (CMCP) angemischt wurde. Als Spüllösungen wirken sowohl Chlorhexidin 0,2 % als auch 5 %iges NaOCl bei einer Einwirkzeit von 5 min gegen E. faecalis gleich gut antibakteriell. Chlorhexidingel war als Einlagemedikament dagegen bei 7-tägiger Einwirkzeit deutlich überlegen. Wurde nach abschließender Chlorhexidinspülung abgefüllt, so wurden nur in diesen Proben auch nach 35 Tagen keimfreie Kanäle festgestellt, während die NaOCl-behandelten Wurzelkanäle bereits nach 24 Stunden bakterielle Passage aufwiesen.

Die meisten Studien ermittelten keinen Unterschied der antimikrobiellen Wirkung beim Einsatz von 0,2- oder 2 %igen Lösungen, allerdings scheint eine 2 %ige Lösung die Keime schneller zu eliminieren. Bei mehr als 1-stündiger Einwirkzeit wurde sogar ein fungizider Effekt beobachtet.

Chlorhexidin ist Natriumhypochlorit zwar nicht überlegen, hat ebenfalls keine gewebeauflösende Wirkung, ist aber bei Revisionen endodontischer Misserfolge neben NaOCl einzusetzen. Die Zwischeneinlagen kann man in diesen Fällen auch mit Chlorhexidin anmischen, allerdings liegen teils widersprüchliche Angaben zur Steigerung der antibakteriellen Wirkung vor. Eine Studie wies für die **Mischung von Calciumhydroxid und Chlorhexidin** einen pH-Wert von 12,0 nach, identisch mit dem von wässrigem Calciumhydroxid.

Den besten antibakteriellen Effekt gegen E. faecalis übte eine **Mischung aus Calciumhydroxid mit Glycerin und CMCP** aus.

Achtung: Vor Calciumhydroxideinlagen (nicht vor der Wurzelkanalfüllung!) ist zur Inaktivierung der Dentinmatrix mit Zitronensäure zu spülen.

Falldarstellung

A Molar mit abgebrochenem Instrument, insuffizienter Füllung und periapikaler Läsion.

B Mit Ultraschall wird das Frakturstück entfernt.

C Nach Anlösen der Guttapercha-Restfüllung mit Eukalyptol wird die Durchgängigkeit geprüft.

D Die Kanäle werden mit 5 %iger NaOCl- und 0,2 %iger Chlorhexidinlösung gespült.

E/F Die Ca(OH)$_2$-CHX-Einlage wird mit einer H-Feile entfernt

G/H 3 Monate nach Einlage wird abgefüllt. Die apikale Regeneration ist deutlich sichtbar.

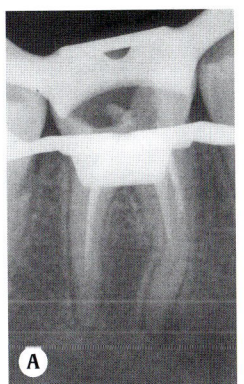

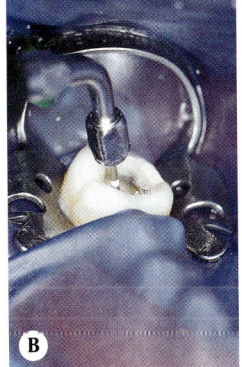

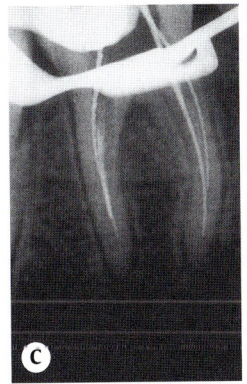

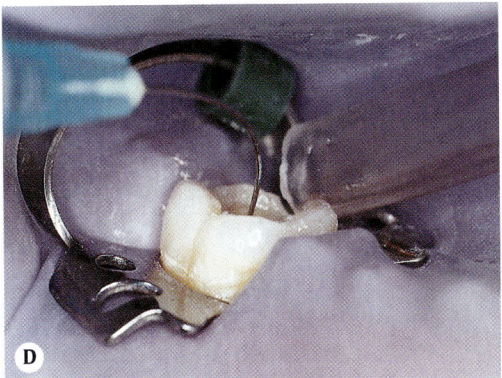

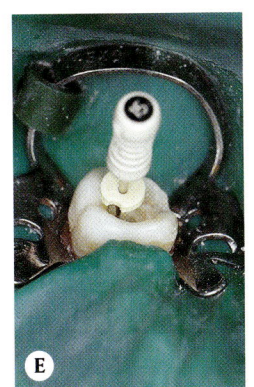

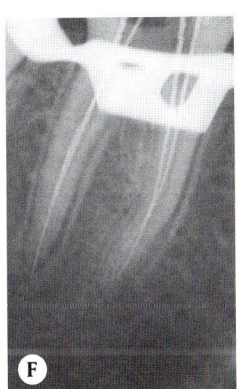

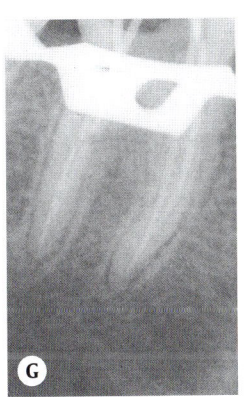

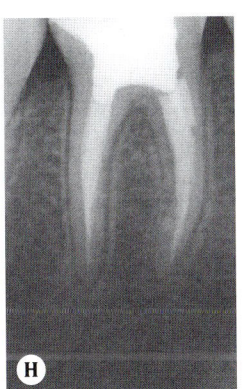

Hinsichtlich der Applikation von Calciumhydroxid in den Wurzelkanal stellen mit Calciumhydroxid versetzte Guttaperchastifte eine Neuerung dar. Diese Stifte enthalten etwa 50 % Calciumhydroxid, 40–45 % Guttapercha sowie 4–10 % Bariumsulfat, Titandioxid, Wachse und Öle. Anwendungsgebiet ist die **temporäre medikamentöse Versorgung** des Wurzelkanals.

Im wässrigen Milieu scheinen diese Stifte Hydroxylionen abzugeben, sodass innerhalb von Minuten der pH ansteigt. In isotonischer Kochsalzlösung erreicht er den Wert 11. Das Problem der In-vitro-Messungen ist, dass sich daraus kaum Rückschlüsse auf die klinische Situation ziehen lassen. Zum einen können die intrakanalär angewendeten Substanzen Kontakt zu Gewebeflüssigkeiten haben, die physiologisch gepuffert sind, zum anderen wird auch Dentin eine nicht unerhebliche Pufferkapazität aufweisen. Die Freisetzung von Hydroxylionen in Tris-HCl-Puffer war demzufolge sehr gering. Es kam im Gegensatz zu gelöstem Kaliumhydroxidpulver zu keiner nennenswerten Erhöhung des pH-Werts.

Auch in bidestilliertem Wasser war die Alkalisierung geringer als für andere calciumhydroxidhaltige Substanzen. Für Guttaperchastifte wurde nach 2 Stunden ein maximaler pH-Wert von 9,5 gemessen, der nach 24 Stunden auf 8,1 abfiel. Die Vergleichswerte für Rheogan lagen immer bei 12,0. Auch in anderen Lösungsmitteln wie künstlichem Speichel und Rinderserum war der pH-Wertanstieg (auf 8,5) nur gering.

Bei der Messung der **Alkalisierung** des Wurzelkanaldentins zeigte die Einlage calciumhydroxidhaltiger Guttaperchastifte gar keinen bzw. nur einen geringgradigen Anstieg des pH-Werts im Dentin. Im Vergleich zur Kontrolle war nach 24 Stunden nur in unmittelbarer Nähe des Wurzelkanals eine signifikante Erhöhung des pH-Werts messbar, nach 3 Tagen aber nicht mehr nachweisbar. Die Guttaperchastifte setzen im Wurzelkanal offensichtlich so wenig Hydroxylionen frei, dass diese aufgrund der **Puffereigenschaften** der Dentinmatrix neutralisiert werden.

Auch zwischen Kanälen mit Schmierschicht bzw. solchen, deren „smear layer" vor Einlage entfernt worden war, zeigten sich nach mehrtägiger Einlage keine signifikanten Unterschiede bezüglich des pH-Wertanstiegs.

Somit lassen im Wurzelkanal unter der Voraussetzung ähnlicher Puffersysteme nur flüssige Calciumhydroxid-Suspensionen einen pH-Wertanstieg und damit nennenswerte antibakterielle Wirkung erwarten. Wie sich zeigte, geht nicht die gesamte im Guttaperchastift vorhandene Calciumhydroxidmenge in Lösung, sondern nur der Teil, der sich an der Oberfläche befindet. Dabei scheint der Stift aber seine Konsistenz deutlich zu verändern und teilweise an der Kanaloberfläche anzuhaften, sodass er nach längerer Liegezeit nur schwer aus dem Kanal zu entfernen ist.

Eine Erfolg versprechende Anwendung ist die Applikation in Verbindung mit einer wässrigen Calciumhydroxid-Suspension. Dabei kann diese nach lockerem Einbringen über Lentulo oder McSpadden-Kompaktor durch Nachschieben eines calciumhydroxidhaltigen Guttaperchastifts an die Kanalwand sowie etwas nach apikal gepresst und verdichtet werden. Dadurch ist ein guter Kontakt zur Dentinoberfläche hergestellt und das Calciumhydroxid kann seine antibakterielle Wirkung besser entfalten.

Falldarstellung

A Unterer 1. Molar mit akuter Pulpitis und periapikaler Aufhellung. Nach Trepanation floss Pus über die eröffneten Kanäle ab.

B Die Kanäle wurden nach der Crown-down-Technik aufbereitet sowie mit 5%iger NaOCl- und mit Zitronensäurelösung gespült.

C Da beim Trocknen der Kanäle kein weiterer Pusabfluss an der Papierspitze sichtbar war, wurde eine Calciumhydroxid-Suspension einrotiert.

D/E Die lockere Einlage wird durch das Nachschieben von calciumhydroxidhaltigen Guttaperchapoints an die Kanalwand verdichtet.

F Wurzelkanalfüllung 3 Monate später.

G Nach 2 Jahren ist eine komplette Remission der periapikalen Aufhellung erkennbar.

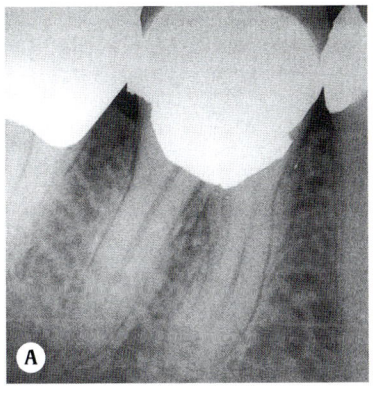

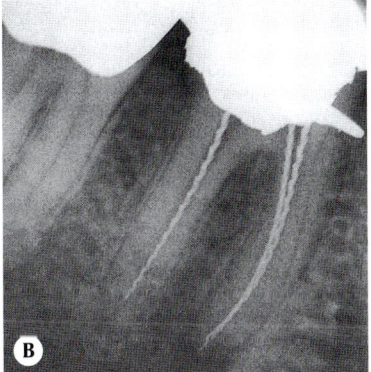

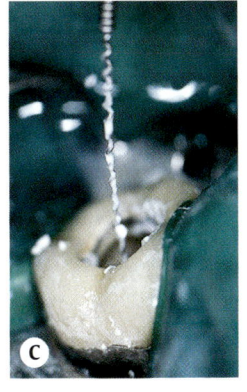

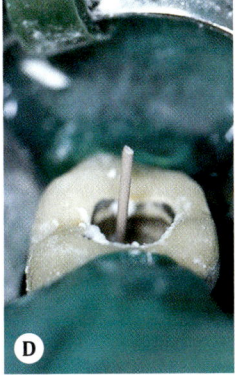

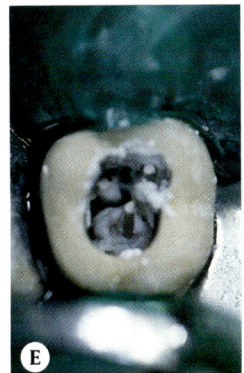

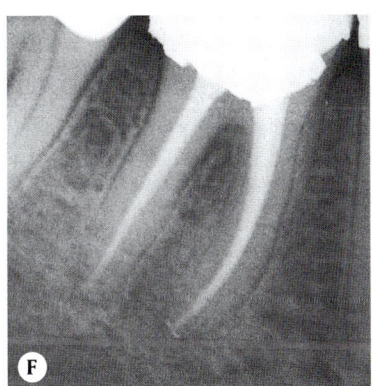

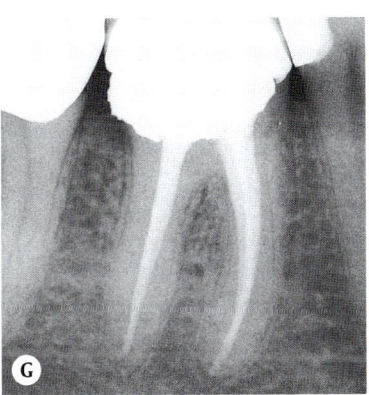

Es ist nach wie vor nicht bekannt, wie lange eine Calciumhydroxid-Einlage benötigt, um den Wurzelkanal ausreichend zu desinfizieren. Klinische Studien mit aus dem Wurzelkanal entnommenen Kulturen erbrachten unterschiedliche Ergebnisse: Nach 3-monatiger Calciumhydroxid-Einlage waren 90 % der untersuchten Kanäle bakterienfrei, in einer 2. Studie waren 97 % der Kanäle bereits nach 4-wöchiger Zwischeneinlage bakterienfrei. Dagegen wurde in 26 % der untersuchten Fälle nach 2-wöchiger Einlage noch eine persistierende Infektion festgestellt. 2 weitere Untersuchungen ermittelten bereits nach 1-wöchiger Applikation eine 92,5 bzw. 100 %ige Keimelimination, eine dritte fand nach der gleichen Dauer noch in 22,6 % Bakterien im Kanal.

Alle erwähnten Untersuchungen weisen nach, dass **Calciumhydroxid** zwar die Anzahl der Bakterien in infizierten Wurzelkanälen reduziert, aber nicht in der Lage ist, alle Keime immer vollständig zu eliminieren. Eine sehr wahrscheinliche Erklärung ist das teilweise sehr unterschiedliche antibakterielle Gesamtregime. Dieses wird definiert durch:
- Art und Dauer der mechanischen Reinigung
- Art, Menge und Konzentration der verwendeten Spülmittel
- die jeweilige zur Mischung von Calciumhydroxid-Pulver verwendete Substanz.

Eine kürzlich erschiene Studie zeigte die beste antibakterielle Wirkung von Calciumhydroxid, wenn dieses mit **CHKM** (einem Phenol) und **Glycerin** angemischt wird.

Auch Fälle, in denen bakteriologische Abstriche keine Kulturen nachwiesen, können sich zu endodontischen Misserfolgen entwickeln. Dies kann dadurch bedingt sein, dass verbliebene Bakterien in Isthmi, Dentinkanälchen oder Ramifikationen nicht lokalisiert oder durch die Einlagematerialien nicht bekämpft werden konnten. Zudem ist bereits mehrfach experimentell festgestellt worden, dass Calciumhydroxid gegen Enterococcus faecalis unwirksam ist. Diese Spezies verdankt ihre Fähigkeit, auch in stark alkalischer Umgebung zu überleben, offenbar einer Protonenpumpe, die Protonen in das Zellinnere pumpt und das Zellplasma in einem sauren Bereich hält. In einer aktuellen klinischen Studie fanden Peters und Wesselink (2002) nach Wurzelkanalbehandlungen von asymptomatischen Zähnen mit nekrotischer Pulpa und periapikaler Aufhellung kein besseres Abschneiden nach Verwendung einer Calciumhydroxid-Einlage. Bei insgesamt 39 Behandlungen kam es in der Gruppe, bei der der Wurzelkanal gleich in der 1. Sitzung ohne Einlage abgefüllt worden war, in einem Kontrollzeitraum von 4 1/2 Jahren in 81 % zur kompletten Remission der periapikalen Aufhellung. Dagegen war die Behandlung in der Gruppe mit 4-wöchiger Calciumhydroxid-Einlage nur in 71 % erfolgreich. Interessanterweise kam es in 87,5 % der bakteriologisch positiv getesteten Kanäle trotzdem zum Erfolg.

Kritisch anzumerken ist, dass in dieser klinischen Studie zusätzliche Spülungen mit **EDTA- oder Zitronensäure-Lösung** unterblieben.

Wurde der Kanal dagegen vor der Einlage mit einer dieser Lösungen gespült, so war der Behandlungserfolg deutlich besser als in der einzeitigen Behandlungsgruppe. Diese in einem histologisch kontrollierten Tierexperiment gewonnenen Erkenntnisse zeigen noch günstigere Ergebnisse bei längerer Zeitdauer der Zwischeneinlage (Holland et al. 2003).

Insgesamt reduziert Calciumhydroxid tatsächlich die Zahl der Keime, aber nur dann erfolgreich, wenn vor der Applikation die Dentinmatrix inaktiviert wird.

Eine einzeitige Behandlung ist aber bei allen **symptomlosen Zähnen** durchaus sinnvoll.

Falldarstellung

A Zähne 46/47 mit zeitweise pulpitischen Beschwerden, aber ohne periapikalen Befund.

B Blut aus den Kanälen weist auf eine noch weitgehend vitale Pulpa ohne Infektion hin.

C–E Aufbereitung und Füllen des Wurzelkanals von Zahn 47 in der gleichen Sitzung.

F/G In einer 2. Sitzung wurde Zahn 46 aufbereitet und sofort abgefüllt. Beide Zähne sind anschließend beschwerdefrei.

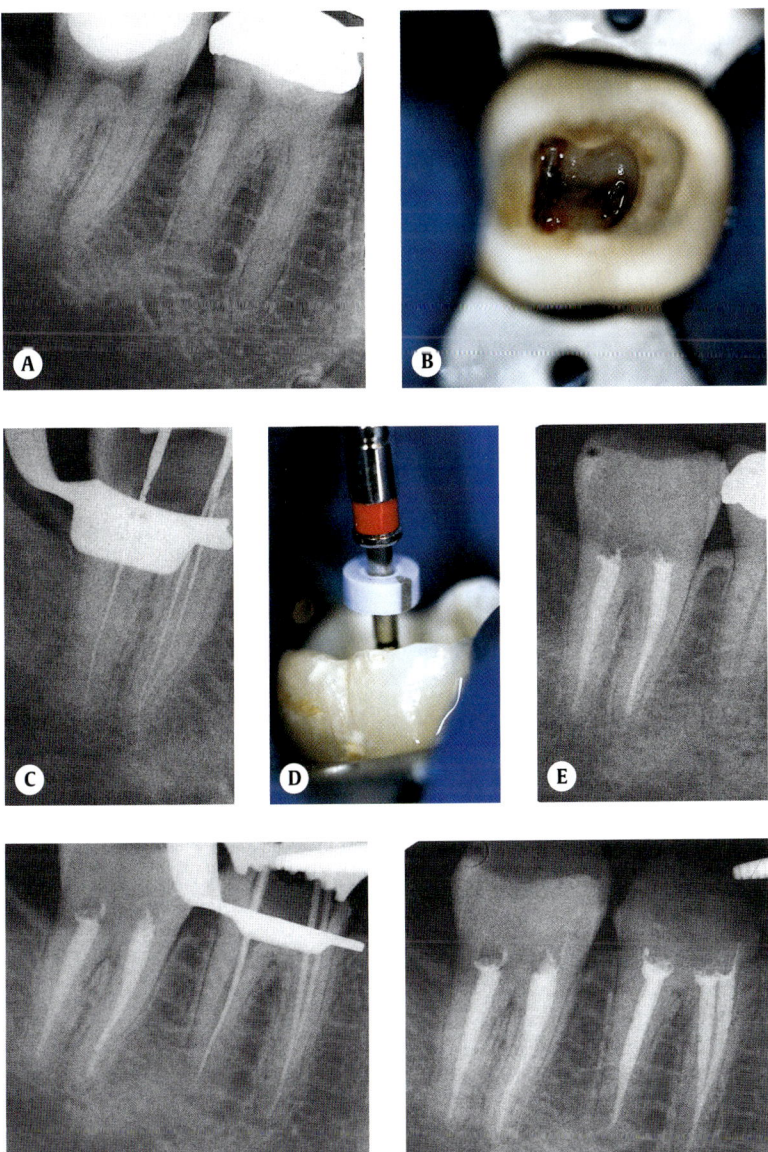

Der provisorische Verschluss soll die **koronale Trepanationsöffnung** zwischen den Sitzungen dicht verschließen, um eine Bakterienpenetration in das Wurzelkanalsystem zu vermeiden. Zwei der am häufigsten verwendeten Verschlussmittel sind Cavit und IRM-Zement:

• In einer Untersuchung zum Abdichtungsverhalten ließ Cavit eine Penetration durch das Füllmaterial bis zu einer Tiefe von 4,3 mm und eine marginale Penetration von 4,4 mm zu.
• Durch IRM penetrierte Farbstoff nur 0,5 mm, marginal aber ebenfalls auf einer Länge von 4,9 mm.

Eine Dicke von 3,5 mm ist demzufolge nicht ausreichend. Auch die Applikation eines Wattepellets auf die medikamentös versorgten Kanäle unter der provisorischen Füllung muss abgelehnt werden. Eine **Dicke von über 4 mm** ist anzustreben, was nur durch direkte Applikation auf die Wurzelkanaleingänge zu erzielen ist. Sowohl bei wurzelkanalgefüllten Zähnen mit einer etwa 3 mm dicken IRM-Füllung als auch bei koronal offenen Zähnen tritt nach 3 Monaten eine gleich schwere Speichelpenetration auf. Diese Füllungen sollten bereits nach 1 Monat erneuert werden, da die Undichtigkeit sich verstärkt.

Bei IRM-Zementfüllungen fanden sich doppelt so häufig wie bei Cavit Verfärbung eines Wattepellets, das direkt unterhalb der 5 mm dicken Füllung am Kavitätenboden lag. Werden auch die Kanaleingänge durch das provisorische Verschlussmittel abgedichtet, so ist eine Auflösung der Zwischeneinlage durch Speichel, der über undichte Kronen- bzw. Füllungsränder eindringen kann, eher unwahrscheinlich.

Die Art des provisorischen Verschlussmaterials kann die Dichtheit der definitiven Restauration negativ beeinflussen. IRM-Zement, Cavit, Dycal, aber auch Grossman-Zement verringern die Haftfestigkeit eines Kompositmaterial am Dentin auf die Hälfte des Kontrollwerts.

Dagegen beeinflusst die Art der Zwischeneinlage im Wurzelkanal das Dichtungsverhalten des Füllungsmaterials nicht wesentlich. Weder Eugenol und Formokresol noch Chlorphenol bewirkten eine höhere Penetration durch die Füllung.

Wie seit langem bekannt ist, kann eine **Rekontamination** des bereits versorgten Wurzelkanals vor allem von koronal erfolgen und eine undichte Deckfüllung oder Sekundärkaries trotz optimaler Aufbereitung und Füllung auch nach längerer Zeit einen Misserfolg bewirken. In einer Studie zur Speichelkontamination wurden Kanäle in vitro aufbereitet und abgefüllt, aber nicht koronal verschlossen. Eine Gruppe von Kontrollzähnen wurden koronal mit Wachs verschlossen. Nach dem Abbinden des Sealers wurden diese Zähne apikal in eine Nährlösung eingebettet und die Zugangskavität menschlichem Speichel ausgesetzt. In den nur mit Guttapercha ohne Sealer gefüllten Zähnen war bereits nach 48 Stunden apikales Bakterienwachstum nachweisbar. In der Kontrollgruppe gelangten in keinem Fall Bakterien nach apikal. Nach lateraler oder vertikaler Kondensation mit Sealer betrug der Zeitraum bis zur vollständigen Penetration maximal 48 Tage.

Wird der Zahn koronal verschlossen, so hat nach maximal 3 Monaten weniger als die Hälfte der Zähne noch eine dichte Füllung. Langfristig am besten schneiden erwartungsgemäß adhäsiv gelegte Kompositfüllung ab, gefolgt von Glasionomerzementfüllungen. Bei nur 1-monatiger Zwischeneinlage sind immerhin $^2/_3$ koronal dicht, d. h. entlang der Füllung ist keine Penetration erkennbar. Demzufolge sollte die Zwischeneinlage auch wegen einer möglichen koronalen Undichtigkeit der provisorischen Versorgung nicht länger als **4 Wochen** appliziert werden.

Falldarstellung

A/B Nach Aufbereitung, Spülung und Trocknen wird Calciumhydroxid kondensiert.

C/D Der koronale Verschluss erfolgt mit einer über 4 mm dicken Schicht Glasionomerzement. Nach 4 Wochen wird die Füllung entfernt und die Zwischeneinlage kontrolliert.

E/F Anfangs- und Messaufnahme.

G Nach 6 Monaten ist die periapikale Läsion bereits deutlich zurückgegangen.

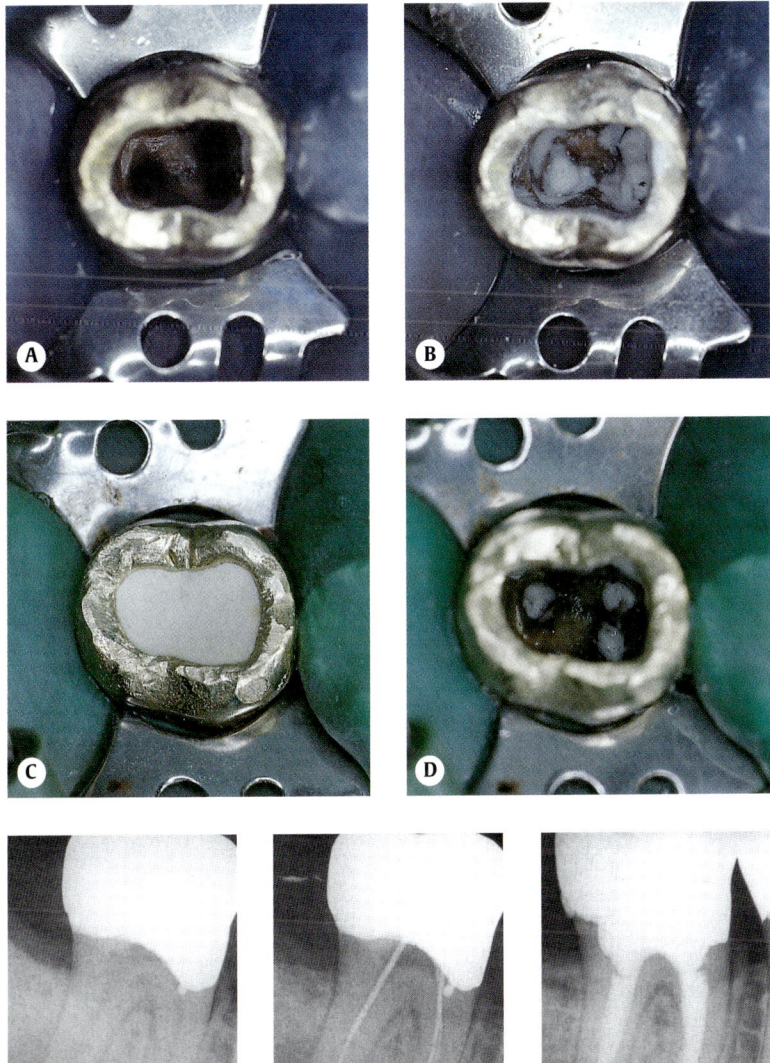

Abschließende Maßnahme der Wurzelkanalbehandlung ist der möglichst hermetische Verschluss mit einem das Gewebe nicht irritierenden Füllmaterial.

Die gründliche mechanische Aufbereitung und Formgebung des Kanals sind die wichtigsten Voraussetzungen für den endodontischen Erfolg. Durch die Wurzelkanalfüllung soll der Zahn in einen für den Gesamtorganismus möglichst inerten Zustand versetzt sowie eine Reinfektion und das Wachstum von im Kanal verbliebenen Mikroorganismen unterbunden werden.

Resorbierbare Pasten führen beim Überpressen in den Periapikalraum zur akuten Entzündung, zur Resorption des angrenzenden Alveolarknochens und in wenigen Fällen zur Abszedierung. Bei Füllung des Kanals mit einem **Kunstharzzement auf Polyketonbasis** zeigt das periapikale Gewebe eine Entzündung mit Vorherrschen von Makrophagen und Fremdkörper-Riesenzellen, in wenigen Fällen wird auch hier eine akute Entzündungsreaktion beobachtet. Die Überfüllung mit diesem Zement ruft Nekrosen und Zement- sowie Knochenresorption unterschiedlichen Ausmaßes hervor. Nach 80 Tagen hat sich eine Kapsel um das überstopfte Material gebildet, eine Resorption des Zements tritt nicht ein, dagegen eine deutliche Fremdkörperreaktion.

Die Wurzelkanalfüllung mit dem **formaldehydhaltigen Wurzelkanalzement N2** bewirkt eine Fremdkörperreaktion und an fixiertes Gewebe angrenzend werden Nekrosebezirke und Ansammlungen von Leukozyten beobachtet. Dieser Füllwerkstoff unterliegt einer Resorption und wird über das periapikale Gewebe im ganzen Körper verteilt.

Ein **ideales Wurzelkanalfüllmittel** sollte das periapikale Gewebe nicht reizen, den Wurzelkanal lateral und vertikal dicht verschließen, volumenbeständig sein, also im Wurzelkanal nicht schrumpfen, das Bakterienwachstum nicht begünstigen, sogar möglichst bakteriostatisch sein, dabei aber biologisch kompatibel und nicht toxisch; es sollte vor Einführen in den Kanal schnell und leicht sterilisierbar sein, den Zahn nicht verfärben und radioopak sein. Ein **Wurzelkanalsealer** sollte darüber hinaus nicht zu schnell abbinden, nach dem Abbindevorgang gut an Dentin und Füllstift haften, in Gewebeflüssigkeit unlöslich sein

sowie möglichst gering expandieren. Diese Idealforderungen in einer einzigen Formulierung sind jedoch nicht zu erzielen, was sich in der Vielfalt der Wurzelkanal-Füllmaterialien und Füllungstechniken niederschlägt.

Die Wurzelkanalfüllung mit **Guttaperchastiften** und einem Sealer ist die biologisch günstigste und langfristig sicherste Methode. Weit verbreitete **Applikationsmethoden** sind:
- die laterale Kondensation
- die vertikale Kondensation
- thermomechanische Kondensationen.

Guttaperchapoints setzen sich zusammen aus:
- 19–45 % Guttapercha
- 33–61 % Zinkoxid
- 1–4,1 % Wachse
- 1,5–31 % Schwermetallsalze. Die meisten Guttaperchastifte sind **Betaformen**, die sich von den Alphaformen durch einen **vorbestimmten Schmelzpunkt** unterscheiden. Dieser ist abhängig von der Zusammensetzung. Alpha-Guttapercha beginnt ab 93 °C zu erweichen und ab 160 °C zu fließen, ohne dass es zur chemischen Dekompensation kommt. Diese Eigenschaft macht sich das Obtura-System zunutze. Die durch das anschließende Erkalten bedingte Schrumpfung beträgt 2–2,6 %, was sich durch ein manuelles Nachkondensieren ausgleichen lässt (vgl. vertikale Kondensation).

Der Wurzelkanal kann obturiert werden, wenn der Zahn weder Schmerzen, Schwellung, Perkussion noch Fistelung aufweist und der aufbereitete Kanal trocken und geruchlos ist.

Abbildungen

A ISO-normierte und farbkodierte Guttapercha.

B Guttapercha verschiedener Hersteller.

C Ungenormte Guttapercha und Fingerspreader zur lateralen Kondensation.

D Handspreader in aufsteigender Größe.

E Fingerplugger mit abgeflachtem Ende.

F Handplugger mit 5-mm-Längenmarkierung für die vertikale Kondensation.

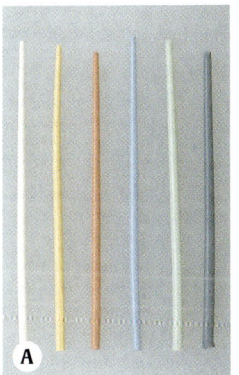

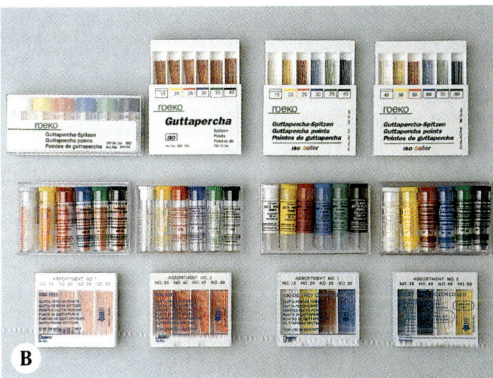

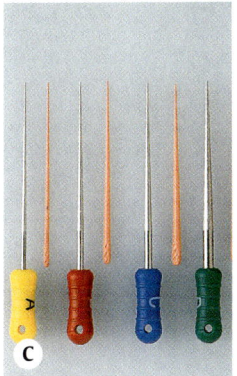

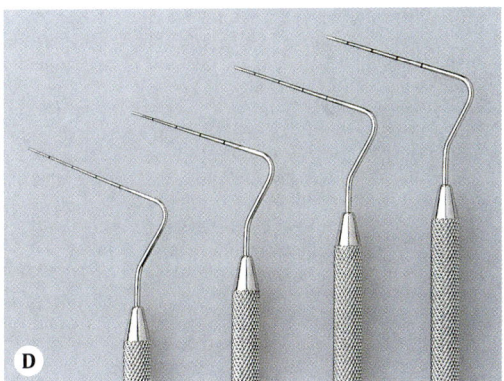

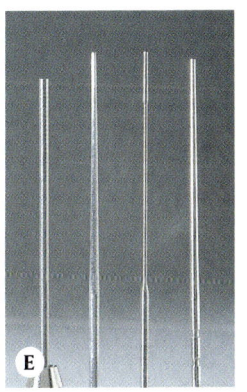

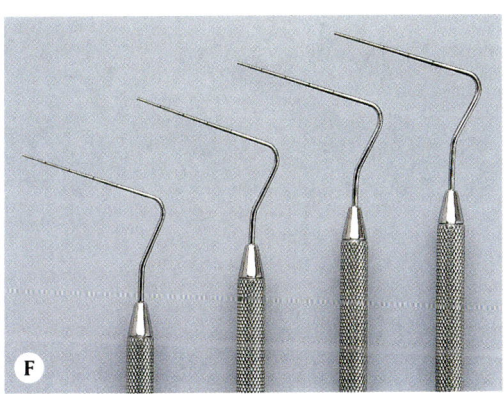

Nach vollständigen Aufbereitung des Wurzelkanals erfolgt eine abschließende Spülung, aber noch nicht vollständiges Trocknen, um die Spreader- und Guttapercha-Einprobe zu erleichtern. Ein geeigneter **Fingerspreader** wird ausgewählt, der 1 mm vor Erreichen der Arbeitslänge Wandkontakt haben soll. Die Länge kann mittels Stopper markiert werden. Entsprechend der Größe der apikalen Meisterfeilen werden die Guttapercha-Hauptstifte ausgesucht und die Länge und Lage in den Wurzelkanälen mittels Röntgenmessaufnahme bestimmt.

Die Länge der **Guttaperchastifte** wird mit einem Pinzetteneindruck übertragen. Anschließend schiebt man den mit **Sealer** (AHplus, 2-Seal) bestrichenen Guttaperchastift langsam in den Wurzelkanal bis zum koronalen Referenzpunkt ein. Der Nitinol-Spreader wird anschließend mit höherem Kraftaufwand bis zur Stoppermarkierung in den Wurzelkanal eingeführt, für wenigstens 15 s belassen und leicht drehend entfernt.

Dringt der Spreader während des Einprobierens nicht tief genug in den Wurzelkanal ein, liegt meist eine falsche Gestaltung des Wurzelkanals vor. Des Weiteren kann die Ursache in einer falschen Spreadergröße liegen. Klemmt das Kondensierinstrument in mittleren Kanalbereichen, sollte koronal mit Gates-Glidden-Bohrern stärker erweitert oder ein kleinerer Spreader ausgewählt werden. Keilförmige Spreader sind auch wegen der Gefahr einer vertikalen Zahnfraktur nicht indiziert.

Während der Kondensation kommt es beim Einführen des Spreaders nicht nur zur **Lateralverformung**, sondern auch zu einer Apikalverschiebung der Guttapercha. Die gesamte Elongation ist allerdings mit durchschnittlich 0,29 mm gering, an der Spitze des Guttaperchastifts treten Verschiebungen von 0,69 mm auf.

In den entstandenen Hohlraum schiebt man einen genormten Guttaperchazusatzstift der Größe 20 ein. Alle Zusatzstifte werden an der Spitze kurz durch den Sealer gezogen und erst dann in den Kanal eingeführt. Zwischen Guttaperchastift und Dentinkanalwand wird wiederum der gleiche Fingerspreader in den Kanal eingeführt, mit Kraft nach apikal möglichst bis in die ausgemessene Tiefe eingeführt

und anschließend durch Drehbewegungen entfernt – die Guttapercha ist nun an Kanalwand und ersten Stift gepresst.

Auch der 3. Guttaperchastift wird durch einen erneuten Kondensationsvorgang mit dem Spreader verformt und an die beiden ersten Stifte gepresst. Der Fingerspreader kondensiert so lange, bis er nur noch in das koronale Drittel eingeführt werden kann, bis die Wurzelkanalfüllung homogen ist. Bevor die Guttapercha koronal abgetrennt wird, lässt sich mittels Röntgenbild bei eingeführtem Fingerspreader die Lage und Tiefe kontrollieren. Dadurch sind noch Korrekturen möglich.

Um Verfärbungen der Zahnkrone durch Inhaltsstoffe aus dem Wurzelkanalfüllmaterial zu vermeiden, muss die Füllung 2 mm unterhalb der Schmelz-Zement-Grenze heiß abgetrennt werden. Hilfreich zum Stopfen ist ein längenmarkierter Plugger. Da die Guttapercha nach dem **Abtrennen** auf einer Länge von 4 mm plastisch verformbar ist, kann die Restguttapercha gut in den Kanaleingang hineinkondensiert werden. Die Wurzelkanalfüllung wird zum Schluss nach Legen einer Deckfüllung im Röntgenbild kontrolliert.

Abbildungen

A Der Spreader wird entlang des Hauptstifts bis 1 mm vor das apikale Foramen eingeschoben.

B/C Einführen und anschließendes laterales Verdichten des Guttapercha-Zusatzstifts.

D Der Guttaperchastift füllt den Kanal wegen der unregelmäßigen Form nicht vollständig aus.

E Nach der 1. Kondensation kommt es zur Verformung der Guttapercha an die Kanalwand.

F In den entstandenen Hohlraum wird ein mit Sealer bestrichener Zusatzstift eingeschoben.

G Das Schema zeigt die lateral kondensierten Guttaperchastifte und den Spreader.

H Im Querschnitt erkennt man den 3. Guttaperchastift (rot) nach der Lateralverformung.

I Die Verformung der einzelnen Guttaperchastifte führt zu einer homogenen Masse, sodass der Anteil an Sealer unter 5 % liegt.

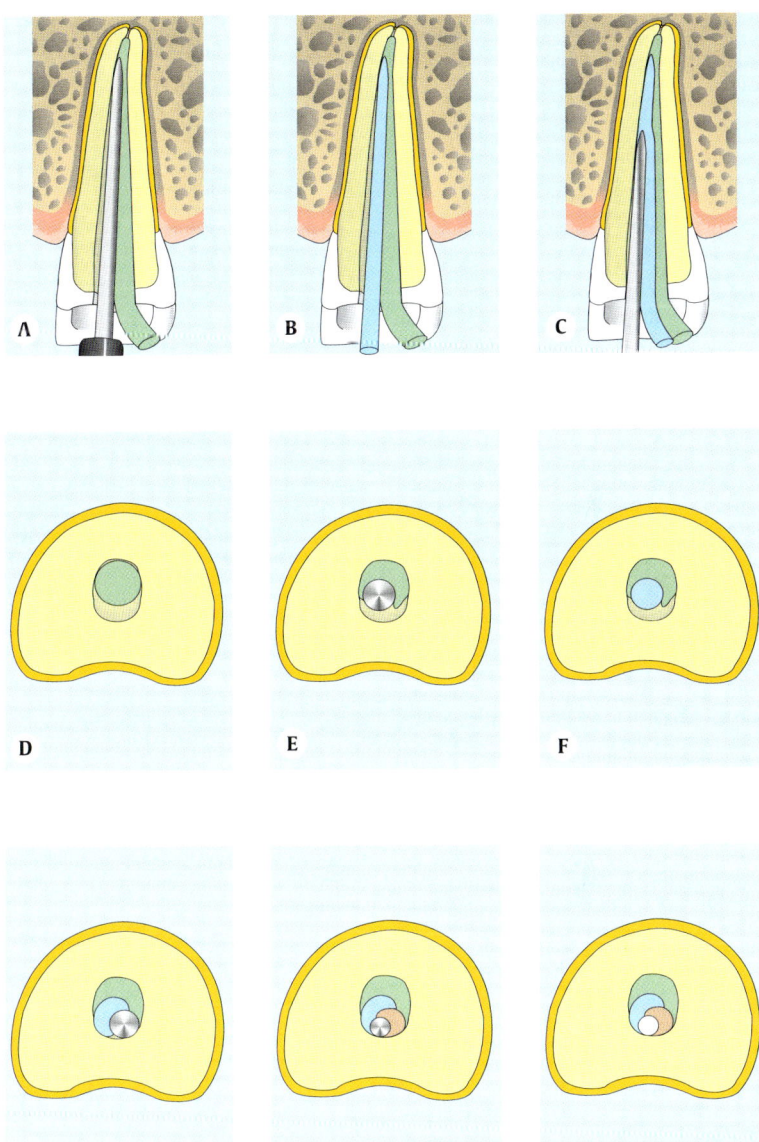

Die Wurzelkanalfüllung beginnt mit der Auswahl des Guttapercha-Hauptstifts (Masterpoints). Guttapercha soll nicht überlagert sein, da sie sonst spröde und brüchig wird und sich nicht mehr ausreichend gut kondensieren lässt. Dies wird auf die durch Licht und Wärme beschleunigte Veränderung im kristallinen Gefüge zurückgeführt. Nicht ausgetrocknete Guttapercha lässt sich besser verformen. Weichere Guttaperchastifte lassen sich besser kondensieren.

Vor dem Einpassen des **Guttapercha-Masterpoints** wird ein geeigneter Spreader ausgesucht. Das Abdichtungsvermögen der Wurzelkanalfüllung hängt von der Eindringtiefe und der Form des **Spreaders** ab. Der Abstand zwischen der Spitze des Guttaperchastifts und dem D11-Spreader mit konischer, keilförmiger Form beträgt im Wurzelkanal mehr als 2 mm. Dagegen lässt sich der ISO-standardisierte Fingerspreader bis 1 mm an die Guttaperchaspitze heranführen. Daraus resultiert eine homogenere Wurzelkanalfüllung.

Ist der Masterpoint röntgenographisch eingemessen worden, wird er wieder aus dem Kanal entfernt, dieser wird gespült und getrocknet.

Mit Lentulo lässt sich der Sealer in der Hälfte der Fälle ausreichend gut applizieren. Wird der Guttaperchastift jedoch direkt mit Sealer bestrichen und danach langsam in den Kanal eingeschoben, ist das optimale Abdichtungsergebnis erzielbar.

In leicht gekrümmten Wurzelkanälen bewirken **Nickel-Titan-Fingerspreader** im Gegensatz zu Handspreadern eine bessere Abdichtung. Die Gefahr einer Vertikalfraktur ist beim Kondensieren zwar relativ gering, aber vom Spreader-Design abhängig. Konische Spreader bewirken 4-mal häufiger Dentindeformation mit Expansion als standardisierte Fingerspreader. **Vertikalfrakturen** traten bei 5 % der obturierten Zähne auf.

Bei der Kondensation in gekrümmten Wurzelkanälen scheinen Nitinol-Spreader, die im Vergleich mit Stahlspreadern geringere Belastungskräfte induzieren, Vorteile zu besitzten. In geraden Kanälen wurde dagegen kein Unterschied in der Kraftentfaltung und damit Abdichtung festgestellt.

Nach der 1. Kondensation des Guttapercha-Hauptstifts werden weitere Zusatzstifte an die Kanalwand kondensiert. Werden die Wurzelkanäle mit ISO-normierten Zusatzstiften Größe 20 mit Fingerspreadern obturiert, ist die Füllung deutlich homogener, Überfüllung oder Faltenbildung treten nicht auf. Ungenormte fine-fine-Zusatzstifte bewirken in 30 % eine Überfüllung, die Füllungen weisen sehr häufig Falten, Hohlräume und Inhomogenitäten auf.

Bei der lateralen Kondensation ist ein Sealer zwingend notwendig, ohne diesen verschlechtert sich die Abdichtung deutlich. Für die biologische Bewertung der Wurzelkanalfüllung ist es von großer Bedeutung, wie viel Sealer mit dem periapikalen Gewebe in Kontakt kommt. Zu fordern ist ein Verhältnis von etwa 95 % biologisch inerter Guttapercha zu 5 % resorbierbarem Sealer.

Unter Verwendung von Proco-Seal als Sealer bei Eintauchen des Guttaperchastifts in Chloroform ergab eine Untersuchung für die laterale Kondensation 94,5 % Guttapercha 1 mm von der Wurzelspitze entfernt. Allerdings tritt nach Füllung vermehrt Schrumpfung auf. Auch die Filmdicke des Sealers beeinflusst die Abdichtung. AH-26 und Sealapex dichten besser in Schichtstärken von 0,3 mm, Kerr-Sealer besser in einer Schichtdicke von 0,05 mm ab.

Falldarstellung

A–C Nach der Masterpoint-Aufnahme wird der mit Sealer bestrichene Point in Auf- und Abwärtsbewegungen in den Kanal eingeschoben.

D Mit einem Fingerspreader Größe 30 kondensiert man die Guttaperchastifte aneinander.

E Jeder Zusatzstift wird an der Spitze in Sealer eingetaucht und in den Kanal eingeschoben.

F Die Kondensation der Guttapercha erfolgt solange, bis der Spreader nur noch in mittlere Wurzelkanalbereiche eingeführt werden kann.

G Nach heißem Abtrennen der überschüssigen Guttapercha wird diese vertikal kondensiert.

H/I Visuelle und anschließend Röntgenkontrolle der fertigen Wurzelkanalfüllung.

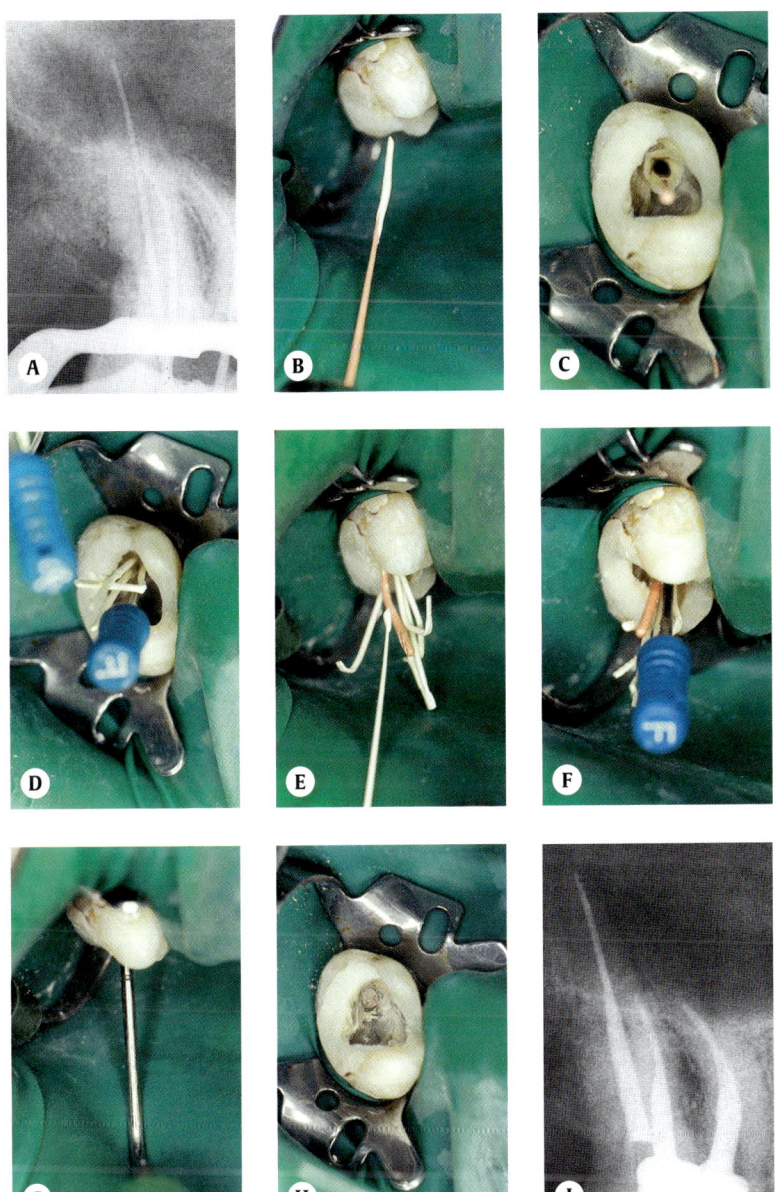

Ursachen des Überpressens der Guttapercha-Füllung sind meist:

- zu exzessives Instrumentieren über die apikale Konstriktion hinaus
- unerwartete resorptive Defekte
- iatrogen bedingte Defekte wie Perforation, Schlitzung oder apikale Trichterbildungen
- zu starker Krafteinsatz bei der Kondensation
- die Verwendung eines zu kleinen Guttaperchastifts.

Zur Vermeidung und Kontrolle ist eine **Masterpoint-Röntgenaufnahme** essenziell. Während des Kondensationsvorgangs kann eine weitere Röntgenkontrollaufnahme erstellt werden. Wurzelkanalfüllzemente sind gewebereizend und können resorbiert werden, nur Guttapercha ist biologisch inert. Da Guttapercha allein den Wurzelkanal nicht hermetisch abdichtet und nicht an der Wand haftet, ist ein Sealer erforderlich. Wird Guttapercha und Zement überpresst, so ist die Gewebereaktion meistens gering. Eine umschriebene Entzündungsreaktion umgibt überpresste Sealer-Partikel, um den Guttaperchastift herum kommt es zur Bildung einer dünnen Bindegewebekapsel mit Fibroblasten und einzelnen Lymphozyten.

Ist es zu einer **Überinstrumentation** mit Erweiterung der apikalen Konstriktion gekommen, muss der Einprobe des Guttapercha-Masterpoints besondere Bedeutung beigemessen werden. Vorteil der lateralen Kondensationstechnik sind mögliche Korrekturen noch während des Füllvorgangs. Dagegen ist die Gefahr, Pasten mittels Füllspirale in das periapikale Gewebe zu überpressen, relativ hoch.

Ist der **Masterpoint** zu lang, so wird er mit einem Skalpell auf einer Glasplatte millimeterweise gekürzt, wobei sich sein Durchmesser erhöht. Anschließend ist das Schnittende durch leichtes Rollen zu glätten. Der Guttaperchastift wird dann durch **Eintauchen in ein Lösungsmittel** der individuellen Wurzelkanalform angepasst. Die apikalen 5 mm des Guttaperchastifts werden entweder 5 s in Chloroform, 15 s in Halothan oder 25 s in Eukalyptol getaucht. Bereits nach 1 s absorbiert Guttapercha 0,35 mg Lösungsmittel, von dem nach 3 min bereits 62 % verdampft sind. Allerdings verbleibt 20 % Chloroform auf der Stiftoberfläche. Der Wurzelkanal darf bei der Einprobe nicht vollständig trocken sein, da der Guttaperchastift sonst an der Kanalwand klebt. Der Stift wird bis zur Längenmarkierung in den Kanal eingeschoben und nach etwa 15 s wieder entfernt. Nach Trocknen des Kanals kann der mit Sealer bestrichene Stift kondensiert und eine gut adaptierte Füllung erzielt werden.

Erreicht der Guttapercha-Masterpoint nicht die **volle Arbeitslänge**, so haben sich meist Dentinspäne im apikalen Drittel des Wurzelkanals angesammelt und diesen verblockt. Eine Verblockung kann mit RC-Prep und Hedström-Feile #20 durch drehende Bewegung überwunden werden. Zur Überwindung von Obliterationen und Verblockungen eignen sich Chelatoren. Das Spülen des Wurzelkanals mit Zitronensäure oder einem Chelator begünstigt das Eindringen des Sealers in angrenzende Dentintubuli. Injizierte Guttapercha fließt nach Entfernen der Schmierschicht besser in die Tubuli ein. Interessanterweise wird Sealer auch bei belassener Schmierschicht bis zu 300 µm in angrenzende Dentintubuli eingepresst. Die Schmierschicht verhindert das Eindringen des Sealers in die Tubuli nicht.

Die Ansammlung von Dentinspänen ist Folge des fehlerhafte Drehens der K-Feilen und mangelnder Spülung mit NaOCl-Lösung. Hat man die Dentinspäne mit der kleinen Hedström-Feile und Chelatoren gelockert und durch reichliche Spülung entfernt, muss erneut mit der apikalen Meisterfeile bis zur vollen Arbeitslänge aufbereitet werden. Mit der kleinen H-Feile wird der Kanal ein weiteres Mal rekapituliert und der Guttaperchastift anschließend eingemessen.

Falldarstellung

A–C Ist der Stift zu lang, wird ein größerer Stift in Eukalyptol angelöst und erneut einprobiert.

D–F Es kann aber auch der eingemessene Stift um 2 mm gekürzt und anschließend angelöst werden. Während der Kondensation kann ein zusätzliches Röntgenbild die Lage sichern.

G–I Ist der Stift zu kurz, muss der Kanal mit EDTA gespült und erneut instrumentiert werden.

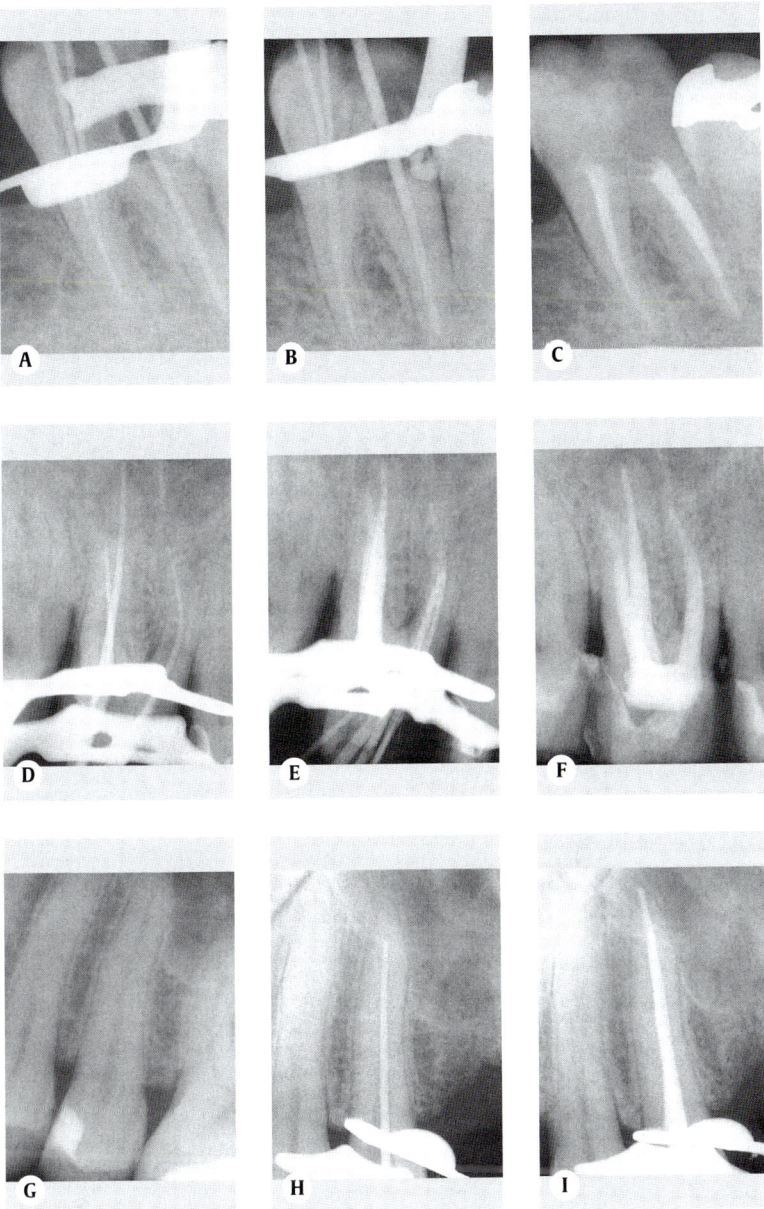

Thermafil in seiner Ursprungsform wurde 1978 von Johnson entwickelt und von Tulsa USA auf den Markt gebracht. Als Lizenzprodukt entstanden DensFil (Dentsply-Caulk) und die Weiterentwicklungen Thermafil (Maillefer) und Soft-Core (Loser).

Die neuen **Thermafil-plus-Stifte** sind auf die neuen Nickel-Titan-Feilen abgestimmt und liegen in Konizitäten von 4–10 % (im NiTi-GT-System neu) vor. Trägersubstanz für die Guttapercha-Ummantelung ist nur noch Kunststoff, der eine kleine Kerbe erhalten hat, damit das spätere Entfernen zur Vorbereitung eines Stiftaufbaus erleichtert ist.

Mit dem Thermafil-System können Wurzelkanäle bei stark reduziertem Zeit- und Arbeitsaufwand mit Guttapercha abgefüllt werden. Es handelt sich um genormte Kunststoffstifte, die mit **Alpha-Guttapercha** ummantelt sind. Durch Erwärmung wird die Guttapercha erweicht und der Wurzelkanal kann in einem Arbeitsgang verschlossen werden. Nach Aufbereitung bis Größe 25 zeigen sich aber häufig Unterfüllungen. Nach Aufbereitung bis Größe 35 erreichen die Stifte fast immer den Apex, es kommt jedoch zu einigen Überfüllungen. In der Studie von Clark und El-Deeb war die Häufigkeit der Überfüllung bei Thermafil-Füllungen größer als bei der lateralen Kondensation.

Guttapercha wird teilweise während des Einbringens vom Stift abgestreift, sodass der Trägerstift apikal direkt mit dem Periapikalgewebe in Kontakt tritt. Unzureichende Eindringtiefe in dünne und gekrümmte Wurzelkanäle oder teilweise massive Überfüllung lassen zur Vorsicht in der klinischen Routine raten.

Bei der Thermafil-Technik kann im Gegensatz zur lateralen oder vertikalen Guttapercha-Kondensation keine Masterpoint-Aufnahme erstellt werden. Alternativ wird ein Messstift (Verifier) eingepasst, der „auf Länge satt" sitzen sollte. In der gleichen Größe wird der Thermafil-Stift ausgewählt, der selbst nicht einprobiert wird.

Empfohlen wird, die Schmierschicht durch Spülung mit EDTA oder Zitronensäure vor der Wurzelkanalfüllung zu entfernen, damit die erweichte Guttapercha besser in die Mikroretentionen einfließen kann. Nach dem Trocknen des Wurzelkanals wird mit einer Papierspitze wenig Sealer (AH plus, 2-Seal) an der koronalen Wurzelkanalwand appliziert. Wird dieser mit einem Lentulo zu tief in den Kanal eingebracht, ist die Gefahr des Überpressens beim Einführen des Thermafil-Stifts sehr hoch.

Der Thermafil-Stift wird in den **Wärmeofen** eingehängt und die Guttapercha entsprechend der Größe des Stifts erwärmt. Der Thermafil-Stift wird anschließend langsam, aber kontiunuierlich in einem Zug ohne Drehung in den Wurzelkanal eingeschoben. Die apikale Abdichtung ist umso besser, je deutlicher die koronale Erweiterung bei der Präparation des Wurzelkanals ausgefallen ist. Anschließend wird mit einem speziellen hochtourig laufenden Bohrer (Thermo-Cut) die aus dem Wurzelkanal koronal herausragende Guttapercha abgetrennt.

Wird der Kanal für einen Stiftaufbau präpariert, kann der Kanaleingang hochtourig mit einem „Post-space bur" aufbereitet und die Thermafilreste aus diesem Bereich können entfernt werden.

Falldarstellung

A Die Aufbereitung des geraden Wurzelkanals erfolgte apikal bis zur Größe 35.

B Kontrolle der Arbeitslänge mittels Röntgenmessaufnahme.

C Applikation einer geringen Sealermenge in den koronalen Wurzelkanalbereich.

D Einbringen von Sealer.

E Der erwärmte Thermafil-Stift wird langsam in den Wurzelkanal eingeschoben.

F Mit einem Thermo-Cut-Bohrer wird koronal herausragende Stiftmasse abgetrennt.

G Spezialofen zur Erwärmung der mit Guttapercha ummantelten Thermafil-Stifte.

H Der Thermafil-Carrier wird nach Erwärmung dem Öfchen entnommen und bis zur Stoppermarkierung in den Wurzelkanal eingeschoben.

I Der Thermafil-Stift wird in Höhe des Kanaleingangs abgetrennt. Die Röntgenkontrolle weist eine kurze, aber homogene Füllung auf.

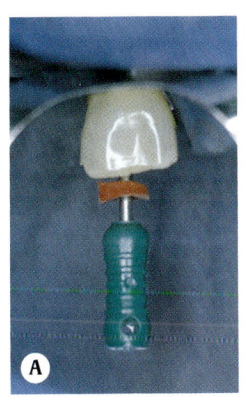

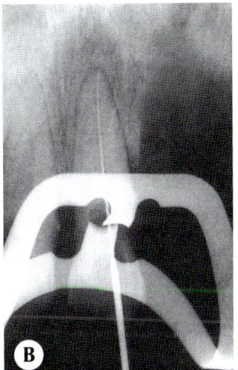

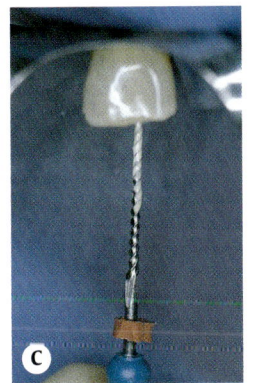

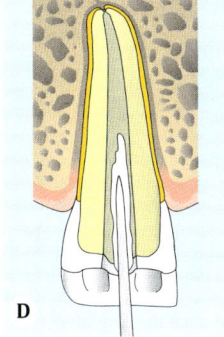

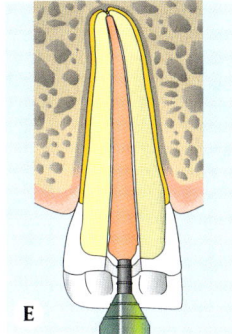

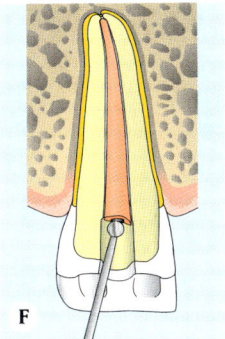

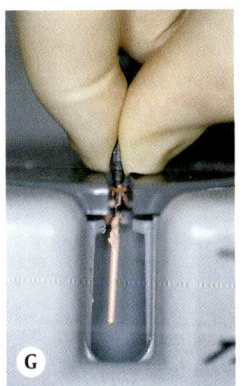

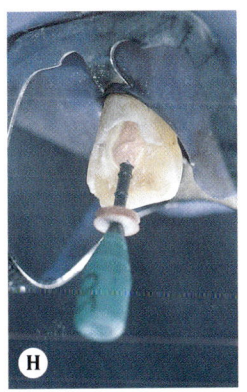

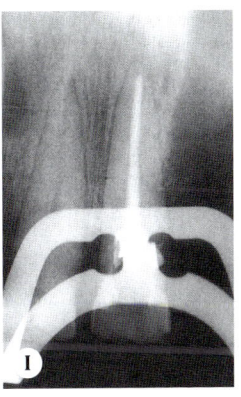

Das Instrumentarium besteht aus einem 9-teiligen **Plugger-Set**. Die Instrumente der Größen 8–12 beginnen mit einem Durchmesser von 0,4 mm, der Durchmesser nimmt pro Instrument um 0,1 mm zu. Die Plugger sind in 5-mm-Intervallen markiert. Dadurch ist eine Längenkontrolle auch innerhalb des Wurzelkanals möglich. 3 Plugger werden verwendet, die geringfügig kleiner als der Durchmesser der Wurzelkanalerweiterung der entsprechenden Tiefe sind.

Der kleinste Plugger sollte bis auf 4–5 mm an das **apikale Foramen** heranreichen. Im koronalen Drittel muss der dickste Plugger ohne Berühren der Kanalwand arbeiten können, ein schmalerer Plugger wird für das mittlere Kanaldrittel ausgewählt. Die Plugger werden vor Einprobe des Masterpointes ausgewählt. Zur Erwärmung der Guttapercha eignet sich ein über der Spiritusflamme **erhitzter Spreader**. Besser sind jedoch Hitzegeräte einzusetzen, beispielweise das Touch'n'heat 5004 (Analytic Technology), das die Guttapercha auf höchstens 45°C erwärmt und diese dadurch abschnittsweise plastifiziert.

Nach der Instrumentation wird ein nicht-standardisierter **Guttaperchastift** der Größe „medium" ausgewählt, der der Form des konisch präparierten Wurzelkanals entspricht und sich durch seine ebenfalls konische Form der Kanalform anpasst. Der Masterpoint wird bis zur vollen Arbeitslänge einprobiert und die Lage mittels Röntgenbild kontrolliert. Danach wird er aus dem Wurzelkanal entfernt und zeigt beim Zurückziehen einen apikalen Widerstand (**tugback**). Bevor der Guttaperchastift anschließend wieder eingesetzt wird, schneidet man noch 0,5 mm von der Spitze ab.

Zur vertikalen Kondensation wird ein **Kerr-Sealer** empfohlen, der innerhalb von 15–30 min aushärtet und im Vergleich zu anderen Sealern die geringste Filmdicke sowie eine sehr gute Fließfähigkeit und Viskosität aufweist. Sind Sealer und Masterpoint eingesetzt, beginnt man in der 1. Phase (**down-pack**) mit dem heißen Abtrennen der Guttapercha in Höhe des Kanaleingangs und der 1. Kondensation mit dem stärksten Plugger. Danach wird die Touch'n'heat-Sonde erwärmt und in die Guttapercha eingeführt, die Hitzezufuhr am Handgriff unterbrochen und nach einem kurzen Moment die Sonde aus der Guttapercha her-

ausgezogen. Der kleinere Plugger dringt anschließend tiefer in den Wurzelkanal ein und kondensiert die erwärmte Guttapercha, die sich dabei dreidimensional 4–5 mm weit auch in laterale Kanäle verteilt.

Während des letzten Erwärmvorgangs erreicht die Hitzesonde den apikalen Bereich. Der dünnste Plugger wird maximal 5 mm an die apikale Konstriktion herangeführt und füllt während der Kondensation feine Verzweigungen des apikalen Deltas. Der Plugger wird mit festem, apikalwärts gerichtetem Druck eingesetzt, bis die Guttapercha abgekühlt ist, um ein Schrumpfen in der Abkühlphase zu verhindern. Die Gefahr des Überpressens ist relativ gering, wenn der Masterpoint um 0,5 mm gekürzt und dem Wurzelkanal exakt angepasst wurde.

Nach Abschluss der 1. Phase der vertikalen Kondensation (down-pack) schließt sich entweder das Einpassen eines Stiftaufbaus an oder der Wurzelkanal wird koronal vollständig mit Guttapercha gefüllt (**back-pack**). Dazu wird die Guttaperchapistole Obtura II eingesetzt, die die Guttapercha auf 160°C erhitzt. Die plastifizierte Guttapercha verlässt die Injektionskanüle mit einer Temperatur von 47 bis maximal 81°C, ohne das angrenzende marginale Parodontalgewebe zu schädigen.

Abbildungen

A Einpassen der 3 Plugger-Größen.

B Einmessen des ungenormten Masterpoints.

C Heißes Abtrennen der koronalen Guttapercha.

D 1. Vertikalkondensieren (down-pack).

E Erneutes Erwärmen des Guttaperchastifts.

F Kondensation der Guttapercha mit einem kleineren Plugger in tieferen Kanalbereichen.

G Nach Abschluss des „down-packs" wird mittels Guttaperchapistole der koronale Anteil gefüllt.

H Anschließend wird durch vertikales Kondensieren das Guttaperchastück ankondensiert.

I Abschluss mit Kontrollaufnahme.

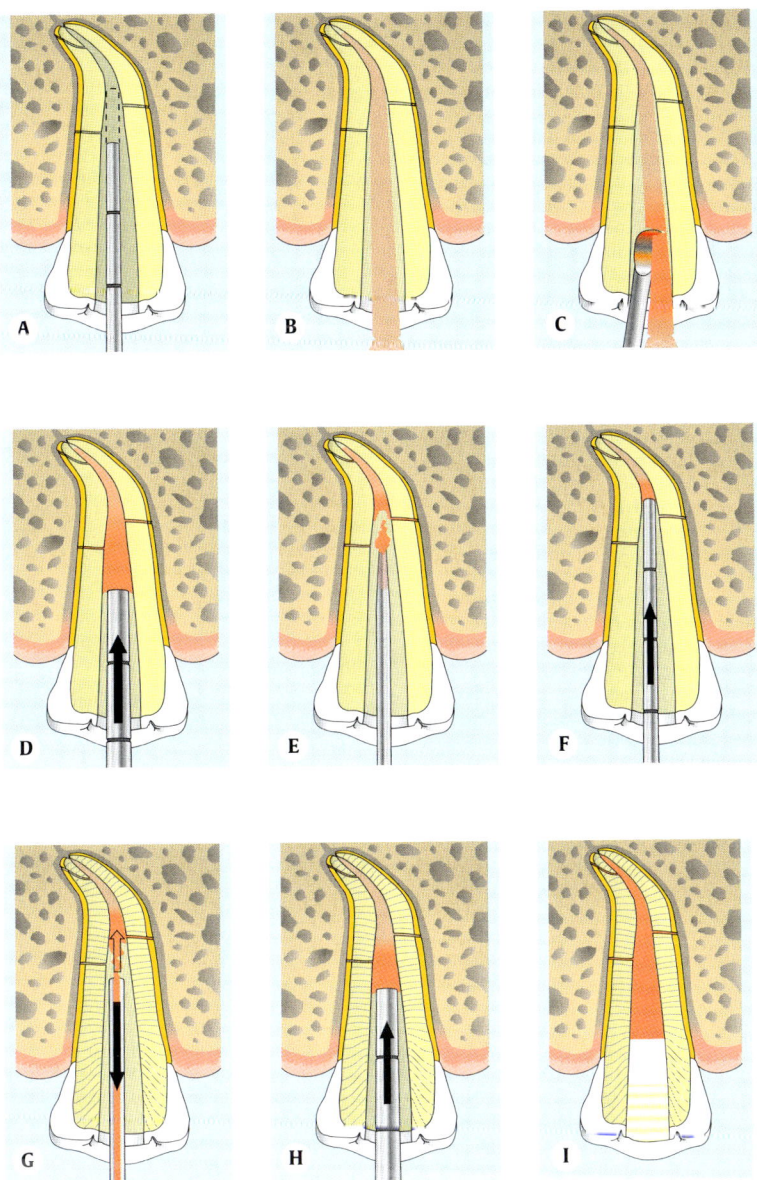

Das Wurzelkanalsystem enthält **Ramifikationen** und **lateral Kanäle**, die im Bereich der Furkation oder apikal mit dem Parodontalgewebe kommunizieren. Jede Ausmündung aus dem Wurzelkanal ist eine mögliche Durchtrittsstelle von Zerfallsprodukten bei nekrotischer Pulpa. Die Regenerationstendenz periapikaler Läsionen endodontischen Ursprungs sind von einer Vielzahl von Parametern abhängig. Einer davon ist eine vollständige „Fülltechnik in 3-Dimensionen", die von Schilder entwickelt wurde.

Durch Erwärmen von Guttapercha ist eine 3-dimensionale Wurzelkanalfüllung mit bioinerter Guttapercha möglich. Guttapercha leitet dabei die Hitze 4–5 mm weit. Über diese Strecke ist eine Kondensation möglich.

Wiederholtes Erwärmen des Guttaperchastifts auf 40–45 °C ermöglicht ein Plastifizieren über die gesamte Länge des Stifts bis nach apikal. Dabei wird die Guttapercha kondensierbar. Während der Abkühlphase von 45 auf 37 °C wird vertikal kondensiert. Dies adaptiert und stabilisiert die Guttapercha in allen 3 Dimensionen.

Obwohl anatomische Besonderheiten wie multiple Kanäle und Ramifikationen mit der Zahl endodontischer Misserfolge korrelieren, ist die häufigste Ursache für einen Misserfolg unvollständige Reinigung, Formgebung und Obturation des Hauptkanals. In einer klinischen Studie zeigte sich, dass bei großen periapikalen Läsionen nach vertikaler Kondensation mit biologisch inerter Guttapercha in 97,9 % eine langfristige Knochenregeneration zu verzeichnen war.

Falldarstellung

A Einprobe des dünnsten Pluggers, der – ohne an der Kanalwand zu schaben – bis zur apikalen Kanalkrümmung eingeführt wird. Der Abstand zur apikalen Konstriktion sollte maximal 4–5 mm betragen. Ein mittelgroßer Plugger sollte das mittlere Kanaldrittel passiv erreichen. Die Länge wird mit einem Gummistopper markiert oder man notiert sich die Längenmarkierung auf der Plugger-Oberfläche. Die Plugger-Auswahl stellt sicher, dass das Instrument beim Kondensiervorgang nur auf die plastifizierte Guttapercha

trifft und nicht an der zu engen Kanalwand hängen bleibt. Sonst ist ein weiteres vertikales Kondensieren nicht möglich.

B Mit einem zusätzlichen Röntgenbild kann die erwartete Eindringtiefe des dünnsten Pluggers kontrolliert werden.

C Der Masterpoint wird apikal um 0,5 mm gekürzt und mit Sealer benetzt in den Wurzelkanal eingeführt. Mit einem erhitzen Exkavator trennt man den Guttapercha-Überschuss ab und mit einer erhitzten Sonde (Touch'n'heat-Ansatz) werden die oberen 4 mm Guttapercha erwärmt. Beim Herausziehen des Spreaders wird etwas Guttapercha entfernt, was ein weiteres apikalwärtiges Eindringen ermöglicht.

D Durch Eintauchen des dicken Spreaders in Zementpulver wird ein Kleben an der plastifizierten Guttapercha vermieden. Anschließend drückt man mit kurzen zirkumferenten Bewegungen in die erwärmte Guttapercha und kondensiert sie dabei. Zum Abschluss wird der Plugger fest nach apikal gedrückt und man spürt ein Festwerden der Guttapercha. Durch den Druck sowie den apikalen Gegendruck der nicht erwärmten Guttapercha wird das plastische Füllmittel auch in laterale Kanäle gepresst.

E Dieser Vorgang des Erwärmens und vertikalen Kondensierens der Guttapercha wird 3- bis 4-mal wiederholt, bis der dünnste Plugger 4–5 mm an die vorher bestimmte Arbeitstiefe herankommt. Eine Gefahr des Überpressens von Guttapercha besteht dann nicht, wenn der Wurzelkanal konisch erweitert und der Masterpoint gut angepasst wurde, die Temperatur 45 °C nicht übersteigt und die Hitzesonde nicht näher als 4 mm an das apikale Foramen gebracht wird. Nach der 1. Phase der vertikalen Kondensation (down-pack) wird im Röntgenbild der abgefüllte Bereich der Wurzelkanäle kontrolliert.

F Die Kanüle der Guttaperchapistole hat Kontakt mit der apikalen Guttaperchafüllung und erweicht die Oberfläche. Unter vorsichtigem Zurückziehen wird eine kleine Menge Guttapercha abgegeben. Der mittlere Plugger drückt die Guttapercha nach apikal, danach wird noch zirkumferent kondensiert, um eine homogene Füllung zu erzielen.

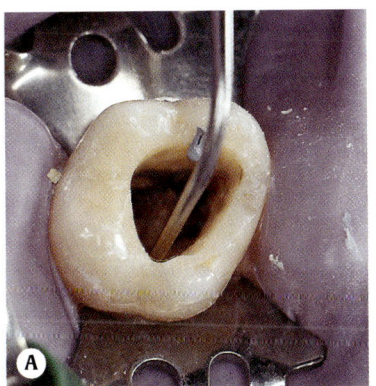

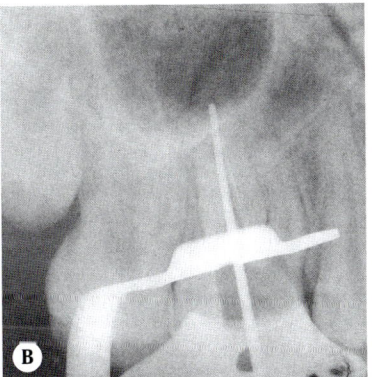

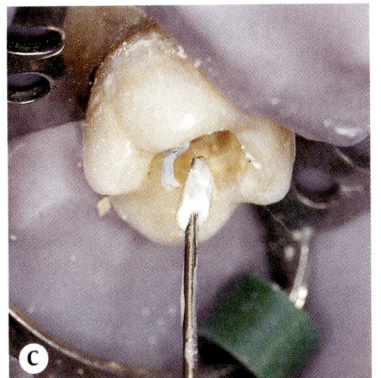

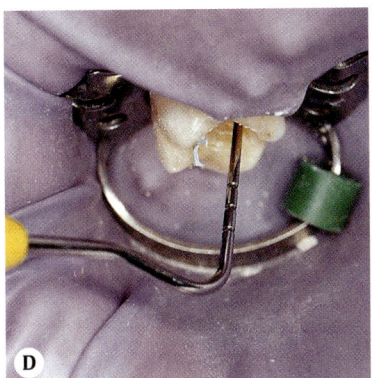

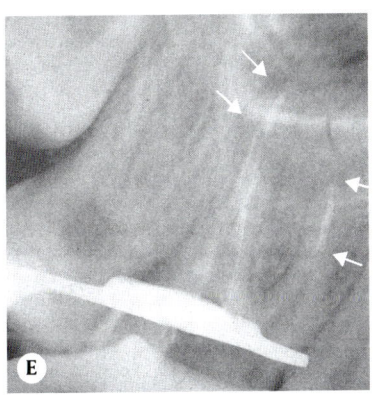

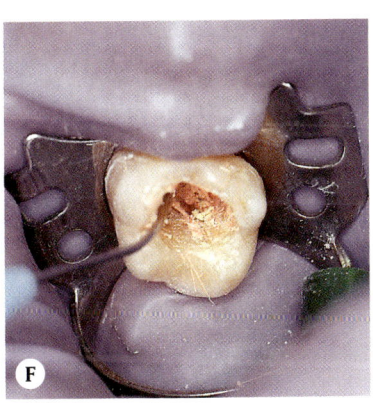

Innerhalb 1 Jahres mussten in einer endodontischen Praxis 116 wurzelkanalbehandelte Zähne extrahiert werden. Die 59,4% der aus prothetischen Gründen entfernten Zähne weisen darauf hin, dass eine endodontische Therapie erst mit der prothetischen Rekonstruktion abgeschlossen ist. 46,5% dieser Misserfolge waren Kronenfrakturen und in 8,6% traten Wurzelfrakturen wegen insuffizient platzierter Stiftaufbauten auf. 32% der Zähne wurden aus parodontalen Gründen extrahiert, nur in 10% waren endodontische Gründe für den Misserfolg verantwortlich.

Häufigkeit und Qualität von Wurzelkanalfüllungen wurden von Klimek et al. (1995) anhand von Röntgenaufnahmen von 500 Patienten aus dem Jahre 1991 bewertet. Die Homogenität der Füllungen war nur in 50% ausreichend. Über 45% der Zähne wiesen eine periapikale Aufhellung auf.

Man unterscheidet **Revisionen** unzureichender Wurzelkanalbehandlungen bei klinischer **Symptomlosigkeit** und ohne röntgenographische Veränderungen bzw. mit klinischen und/oder röntgenographischen **Symptomen**. Indiziert ist die Revision bei klinischen Symptomen wie Fistelung, Schwellung, Schmerzen, Perkussion bzw. Aufbissbeschwerden und wenn sich eine apikale Läsion vergrößert oder nicht rückläufig ist. Die Revision der insuffizienten Wurzelkanalbehandlung soll die Infektion eliminieren und eine Reinfektion verhindern.

Hauptursache für endodontische Misserfolge sind im Wurzelkanalsystem belassene Bakterien. In einer histologisch unterstützten Studie wiesen 6 von 9 Wurzelspitzenbiopsien Mikroorganismen im nichtbehandelten apikalen Wurzelkanalanteil auf, 4 enthielten mehrere Bakterienspezies. In anderen Fällen ohne Bakteriennachweis lag ein Riesenzellgranulom als Fremdkörperreaktion auf das Füllmittel vor.

Bei endodontischem **Misserfolg** finden sich andere Keime im Wurzelkanal als bei Erstbehandlung. Von 60 untersuchten Zähnen fanden sich in einer Studie von Pinheiro et al. (2003) in 51 Fällen Bakterien. In 28 Kanälen war nur 1 Einzelkeim präsent, in 8 Fällen waren 2 und in 15 Zähnen zeigte sich eine polymikrobielle Besiedelung von 3 oder mehr Keimen. 57% der Keime waren fakultative

Anaeobier und 83% grampositiv. Am häufigsten waren Enterococcus, Streptococcus und Actinomyces. **Enterococcus faecalis** war mit 53% der häufigste Keim. Werden Misserfolge revidiert und ist dieser Keim im Kanal präsent gewesen, beträgt die Erfolgsrate 66%, bei Revisionen ohne diesen Keim 75%.

Die Erfolgsrate einer Revision liegt deutlich unter der einer Erstbehandlung, die über 90% betragen kann.

Gründe für eine Revision sind nach Grossman falsche Diagnose, schlechte Prognose, technische Schwierigkeiten und nachlässige Erstbehandlung. In der Washington-Studie werden in 76% der Misserfolge **Behandlungsfehler** als Hauptgrund angegeben, d.h. unvollständige bzw. ungefüllte Wurzelkanäle, Perforationen, starke Überfüllung und abgebrochene Instrumente. In 22% waren Fehler in der Fallauswahl für den Misserfolg verantworlich.

Indikationen für die Revision sind wurzelkanalbehandelte Zähne mit periapikaler Aufhellung, die in einem Zeitraum von 4 Jahren nicht rückläufig ist oder sich neu ausbildet. Mangelhafte Wurzelkanalfüllungen müssen bei prothetischer Neuversorgung auch dann revidiert werden, wenn keine klinischen und röntgenographischen Symptome vorliegen.

Falldarstellung

A/B Molar mit insuffizienter prothetischer Versorgung und koronaler Wurzelkanalfüllung.

C/D Die Karies wird entfernt, die Kronenränder werden abgedichtet und die Wurzelkanäle revidiert, gespült wird mit NaOCl und Chlorhexamed.

E/F Nach Zwischeneinlage mit Calciumhydroxid-CHKM-Glycerin-Mischung wird obturiert. Reizlose Verhältnisse 3 Jahre später.

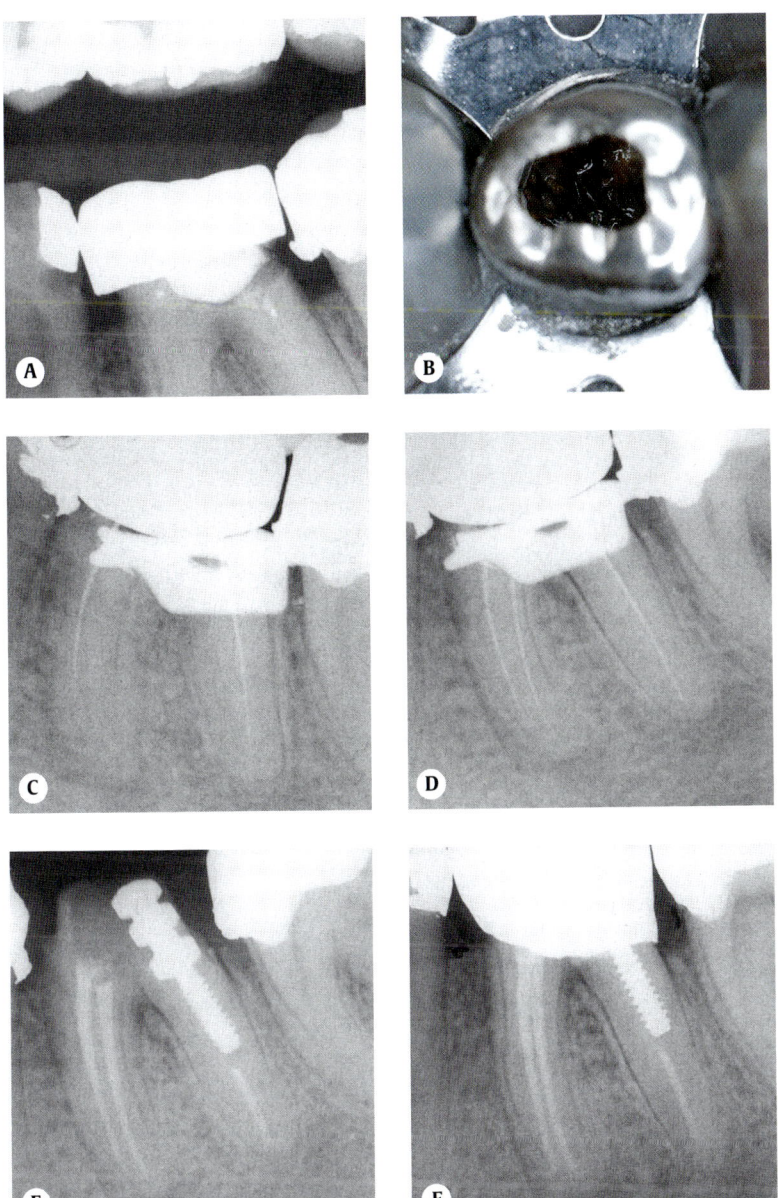

Frakturen wurzelkanalbehandelter Zähne werden häufig mit reduzierten physikalischen Eigenschaften des Dentins in Verbindung gebracht. Dentin vitaler bzw. wurzelkanalbehandelter Zähne weist jedoch keinen Unterschiede in seiner Festigkeit auf. Die Art der **Zugangskavität** und der anschließenden Restauration beeinflusst jedoch die Frakturgefahr. Nach mo-Präparation lag die Belastungsfähigkeit bei 81 %, nach mod-Präparation nur noch bei 61 %. Die endodontische Zugangskavität verringerte die koronale Steifigkeit nochmals auf die Hälfte.

Das Dentin wurzelkanalbehandelter Zähne ist keinesfalls frakturanfälliger als das vitaler Zähne. Weder die Dehydratation noch das Alter der Patienten hatte einen wesentlichen Einfluss auf die Verformbarkeit. Die Entfernung des Pulpakammerdachs und der Randleisten reduziert die Widerstandfähigkeit jedoch erheblich. Molaren frakturieren erst bei einer Belastung von 341 kg, eine mod-Präparation reduziert die Widerstandsfähigkeit auf 222 kg. Zähne mit endodontischer Zugangskavität und mod-Präparation frakturieren bereits bei 121 kg.

Die veränderten **mechanischen Eigenschaften** der präparierten Zähne erhöhen die Frakturanfälligkeit. Die Restauration wurzelkanalbehandelter Zähne mit Amalgam führt über einen Beobachtungszeitraum von 20 Jahren zu eher unbefriedigenden Ergebnissen. Zähne mit einer mod-Füllung weisen weit häufiger Frakturen auf als Zähne mit intakter Randleiste. Nur 30 % der oberen und 40 % der unteren Prämolaren waren am Ende des Beobachtungszeitraums intakt. Zähne mit do- oder mo-Restauration zeigen mit 80 % eine deutlich bessere Überlebensrate.

Eine mod-Restauration mit Amalgam verringert zwar die Frakturgefahr und erhöht die Steifigkeit von 61 auf 82 %, dagegen verbessert sich die Belastung nach Höckerfassung durch eine **gegossene Teilkrone** auf 125 %. Ein Bedecken der Höcker erhöhte die Steifigkeit mesialer Höcker auf 175 %, distal jedoch nur auf 102 %. Endodontisch behandelte Zähne müssen demzufolge wenigstens mit einer gegossenen Teilkrone und Höckerfassung restauriert werden, um einen langfristig sicheren Schutz gegenüber Zahnfraktur zu gewährleisten.

Eine **mangelhafte koronale Restauration** beeinflusst ganz entscheidend das Auftreten eines **endodontischen Misserfolgs**. Während bei guter koronaler Restauration und guter Wurzelkanalbehandlung in 91 % mit einem Behandlungserfolg zu rechnen ist, sinkt die langfristige Erfolgsrate bei mangelhafter koronaler Versorgung, aber gleich guter Wurzelkanalbehandlung auf nur noch 44 %.

Über undichte Stellen in der Krone kommt es zur Speichel- und **Bakterienpenetration** und damit zur Entstehung einer Nekrose des Pulpagewebes. In-vitro-Untersuchungen im Falle insuffizienter provisorischer oder definitiver Deckfüllungen zeigten bereits nach 7 Tagen gravierende Reinfekte des Kanalsystems. Innerhalb von 30 Tagen wurden in einer weiteren Studie alle endodontisch behandelten Wurzelkanäle durch Speichel und damit bakteriell kontaminiert.

Insbesondere temporäre Befestigungen mit Zinkoxid-Eugenol-haltigen Zementen zeigen gegenüber definitiven Versorgungen ein gehäuftes Auftreten von koronalem Leakage. Die Gefahr eines koronalen Leakage steigt mit zunehmendem Zeitabstand zwischen Kanalbehandlung mit temporärer Versorgung und der anschließenden definitiven Versorgung eines endodontisch behandelten Zahns.

Falldarstellung

A Molar mit Fistel. Die Krone war vor 6 Jahren temporär eingesetzt worden. Seitdem ist der Patient nicht mehr zur Behandlung erschienen.

B Röntgenographische große periapikale Läsion bis in die Bifurkation.

C Wurzelkanal-Aufbereitung und Spülung mit 5%iger NaOCl- sowie 0,2%iger Chlorhexidinlösung.

D Nach 3-monatiger Calciumhydroxid-CHKM-Einlage deutlicher Rückgang der Läsion.

E Fistelverschluss bereits nach 3 Wochen.

F Zustand 1 Jahr nach Abschluss der Behandlung mit definitiver Befestigung der Krone.

G/H 1- und 2-Jahres-Kontrolle mit weiterer Remission der periapikalen Läsion.

I Noch nach 4 Jahren ist distal eine geringe periapikale Aufhellung sichtbar.

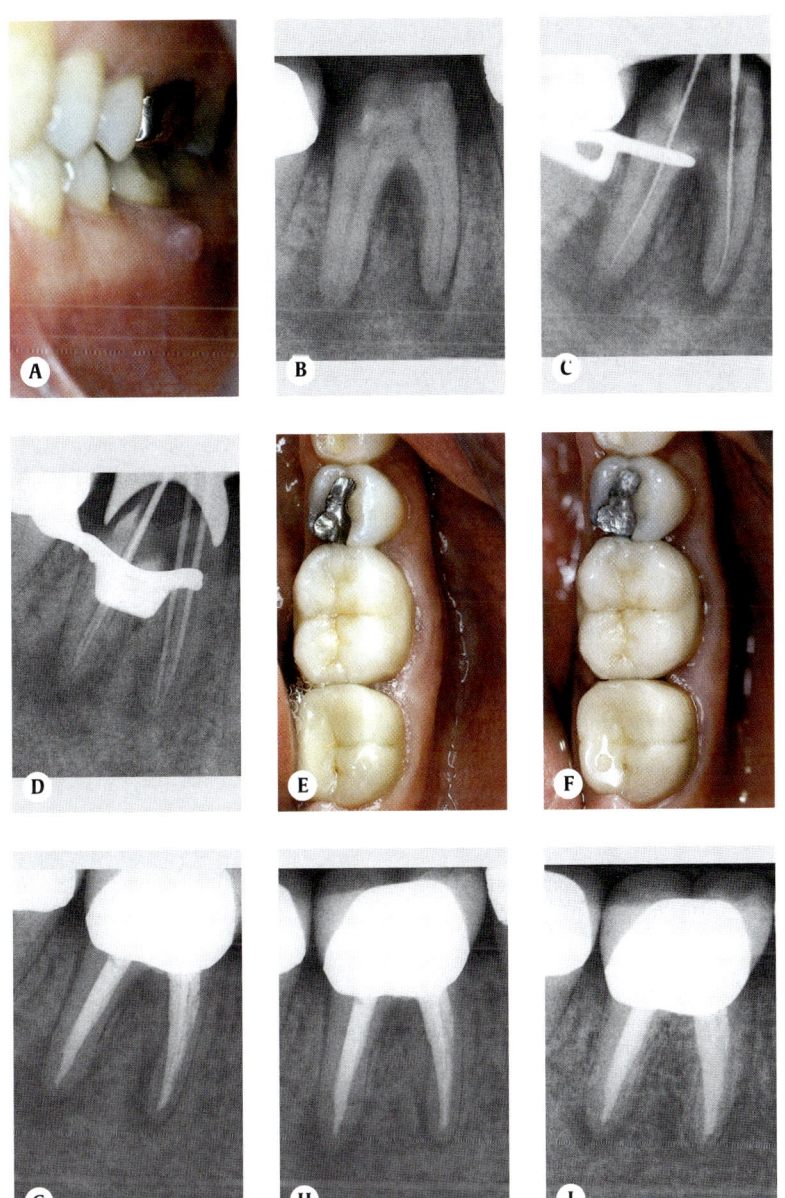

Ist der Zahn mit einer Krone und einem Stiftaufbau versorgt, sollten diese vor der Revision entfernt werden. Die Zahnanatomie lässt sich bei entfernter Krone besser begutachten und eine günstigere Zugangskavität präparieren. Ohne Restauration ist die Auswertung diagnostischer Röntgenbilder hinsichtlich Perforation im Furkationsbereich, Länge einer Silberstiftfüllung und Obliterationen im Kanaleingangsbereich erleichtert. Eine Vertikalfraktur und das Ausmaß kariöser Demineralisation ist ohne Krone besser einschätzbar.

Die **Präparation eines Stiftaufbaus** schwächt die Zahnhartsubstanz. Muss dieser Aufbau entfernt werden, kann der Zahn frakturieren. Das Entfernen eines geschraubten Stifts ist meist weniger gefährlich, wobei das Risiko proportional zur Kontaktfläche zunimmt.

Ultraschall verringt die Haftkraft zur Wurzelkanaloberfläche und vereinfacht das Entfernen des Aufbaus erheblich. Zementreste müssen vor Lösen des Stifts mit einem spitz zulaufenden Ultraschallscaler gelockert werden. In Ausnahmefällen auch können Diamant- oder Hartmetallfräsen eingesetzt werden.

Parallelwandige Parapost-Stifte, die mit Zinkphosphatzement 4 mm innerhalb des Kanals verankert sind, lassen sich am besten mit Ultraschallgeräten innerhalb von 8 min lösen und anschließend mit einer Zange und einem Kraftaufwand von ca. 1 kg entfernen. Dagegen können im **Schallbereich** schwingende Scaler Aufbaustifte innerhalb von 60 min nicht einaml partiell lockern und sind damit zur Stiftentfernung als ungeeignet. Das Herausziehen der Stiftaufbauten aus dem Kanal erfordert nach Ultraschalleinsatz 35 % weniger Kraft.

Nach Entfernung der Stiftaufbauten sollten die **Kanaleingänge** mithilfe einer Lupenbrille oder eines Operationsmikroskops lokalisiert und anschließend die Wurzelkanäle reinstrumentiert werden. Gleichzeitig erfolgt eine optische Kontrolle des Kavitätenbodens auf **Frakturlinien**, die eine Vertikalfraktur infolge der Entfernung des Stiftaufbaus andeuten und die Prognose des Revisionserfolgs verschlechtern. Das Anfärben mit Methylenblau (Canal blue) kann Frakturlinien besser kennzeichnen.

Übersehene Hauptkanäle oder apikale Ramifikationen sind u. a. Ursache endodontischer Misserfolge.

Untere Schneidezähne haben in ca. 40 % 2 Wurzelkanäle, bei nur 1 % findet man aber ein getrenntes apikale Foramen.

Bei der Revision müssen orthoradiale und exzentrische Röntgenaufnahmen angefertigt werden, um anatomische Varianten besser darzustellen.

Obere 1. Prämolaren weisen in ca. 84 %, obere 2. Prämolaren in 58 % einen weiteren Wurzelkanal auf.

Des Weiteren haben 8 % der 1. Prämolaren 3 oder mehr primäre Ramifikationen. Untere Prämolaren besitzen das komplizierteste Wurzelkanalsystem: 31 % der 1. und 11 % der 2. Prämolaren weisen 2 primäre Ramifikationen auf, 3 % einen 3. Hauptkanal. Mehr als 20 % aller Frontzähne und 50 % der Seitenzähne besitzen zahlreiche Ramifikationen. Diese **Verzweigungen** sind kaum instrumentell erfassbar, aber durch ausreichende Spülung mit Natriumhypochlorit effektiv zu reinigen. Bei der Revision sind diese Ramifikationen meist durch Pasten oder Dentinspäne verschlossen, sodass die vollständige Gewebeentfernung nicht möglich ist.

Falldarstellung

A Molar mit Kronenrestauration, Schraubenaufbau und zu kurzer Wurzelkanalfüllung. Schmerzen veranlassten eine Revision, obwohl keine röntgenographischen Veränderungen vorlagen.

B Nach Abtragen der Aufbaufüllung erfolgte die Zementenfernung.

C Anschließend wurde der Stiftaufbau in einer Höhe von etwa 2 mm mit einem breiten Ultraschallansatz umfahren und gelockert.

D/E Die mikroskopgestützte Abtastung des Kavitätenbodens wies keine Frakturlinien auf, neben dem distalen Wurzelkanal konnte ein 4. Kanaleingang lokalisiert werden.

F Kontrolle nach Revisionsbehandlung. Der Patient ist vollkommen beschwerdefrei.

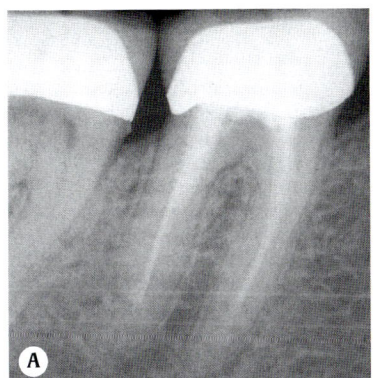

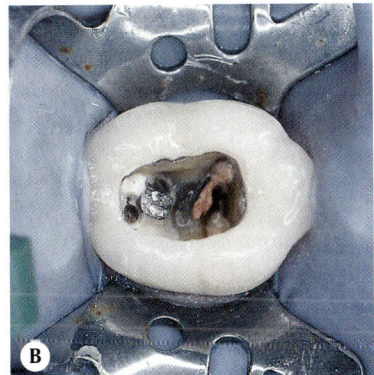

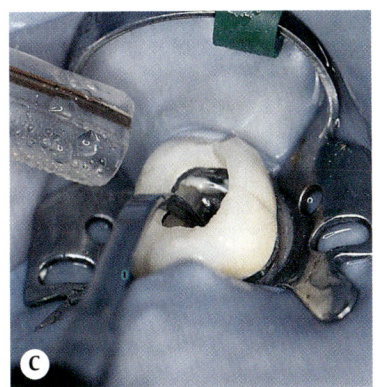

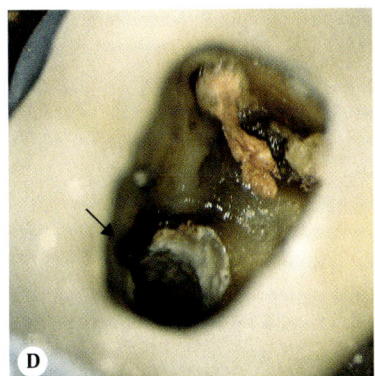

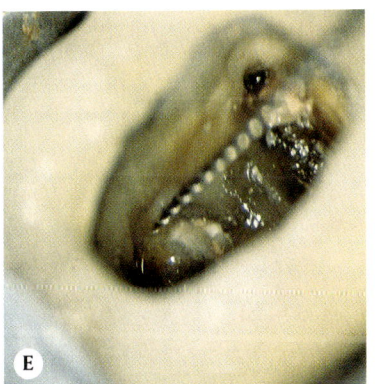

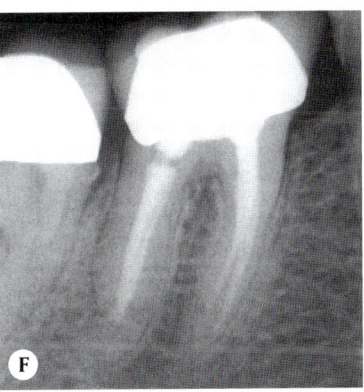

Der **Erfolg der Revision** einer Guttaperchafüllung hängt von der Qualität der Kondensation, der Länge der Füllung und der Krümmung des Kanals ab.

Koronale Anteile werden mit einer heißen Sonde erweicht und entfernt. Anschließend wird ein Guttaperchaanteil von 3–5 mm mit einem Gates-Glidden-Bohrer herausgebohrt, um Platz für die Applikation eines **Lösungsmittels** zu schaffen. Das Anlösen der Guttapercha ist indiziert, wenn die Füllung gut verdichtet und nicht überpresst ist. Anschließend wird das Füllmittel zuerst mit Hedström-Feilen und anschließend mit Nickel-Titan-Feilen mit 6%iger Konizität vorsichtig entfernt.

Als effektivstes Lösungsmittel für Guttapercha gilt **Chloroform**. In den letzten Jahren wurde Chloroform jedoch als mögliches Karzinogen eingestuft. Die Aufbewahrung in einer Spritze reduziert die Belastung für Zahnarzt und Assistenz aber deutlich auf ein als weitgehend ungefährlich eingestuftes Maß. Mittlerweile sind aber Lösungsmittel wie Eukalyptol oder Halothan mit ähnlich guten Lösungseigenschaften bekannt.

Eukalyptol ist weniger irritierend als Chloroform. Das Überpressen ins periapikale Gewebe bewirkt jedoch ebenfalls eine Gewebereaktion. Chloroform löst die Guttaperchafüllung bis zu einer Tiefe von 1,1 mm, Eukalyptol dringt nur bis zu 0,9 und **Halothan** bis 0,8 mm ein. Alle 3 Lösungsmittel ermöglichten innerhalb von 70 s einer Hedström-Feile das Eindringen in die erweichte Guttapercha bis auf eine Tiefe von 10 mm.

Die durchschnittliche **Zeit zur Revision** beträgt je nach verwendetem Sealer bei AHplus 7 min und für Ketac-Endo über 10 min. Guttapercha lässt sich mit verschiedensten maschinenbetriebenen NiTi-Instrumenten entfernen. Im koronalen Drittel werden Gates-Glidden-Bohrer sowie Orifice-Shaper (ProFile-System) Rot oder Gelb bzw. GT-Feilen mit 6- oder 8%iger Konizität eingesetzt. Dies beschleunigt den Vorgang, schafft Raum für das Lösungsmittel und einen besseren Zugang zu apikalen Wurzelkanalanteilen. Die Drehzahl für diese Instrumente liegt höher und kann 500 rpm betragen. Nach Einbringen eines Lösungsmittels wird auf 300 rpm reduziert – die erweichte Guttapercha leistet weniger Widerstand. Die Instrumente müssen häufiger aus

dem Kanal entfernt und mit einem in Eukalyptol getränkten Wattebausch von allen Guttapercharesten befreit werden.

Beim Gebrauch von Handinstrumenten ist besonderer Augenmerk auf die Vermeidung einer Stufenbildung zu richten.

Der Wurzelkanal wird während der Entfernung der Guttapercha ausschließlich mit Eukalyptol gespült. Ist der Bereich 2 mm vor der apikalen Konstriktion erreicht, beginnt man mit der kompletten Ausformung des Wurzelkanals. Dazu werden die Kanäle außer mit 5%iger NaOCl-Lösung abwechselnd auch mit 0,2%igem Chlorhexidin gespült, da mit der Anwesenheit von Enterococcus faecalis zu rechnen ist.

Nach der Längenfestlegung wird der Wurzelkanal komplett instrumentiert und abschließend mit **Zitronensäure** gespült. Der Wurzelkanal sollte bei einer Revision nicht in der gleichen Sitzung verschlossen werden. Calciumhydroxid angemischt mit steriler Kochsalzlösung kann als Zwischeneinlage auch nach 1 Woche weder E. faecalis oder Fusobacterium nucleatum aus den Dentinkanälchen eliminieren. Im Gegensatz dazu tötet eine Mischung aus Calciumhydroxid, CMCP und Glycerin diese Bakterien bereits nach 1-stündiger Einwirkzeit effektiv ab.

Falldarstellung

A Oberer Prämolar mit Aufbissbeschwerden.

B Die Kanaleingänge sind gut einzusehen.

C Mit einem Gates-Glidden-Bohrer wird die Guttapercha etwa 4 mm tief entfernt.

D Eine geringe Menge Eukalyptol wird in den entstandenen Hohlraum injiziert.

E Die Guttapercha wird komplett entfernt …

F … und die Länge im Röntgenbild bestimmt.

G Nach Spülung mit NaOCl und CHX wird Calciumhydroxid-CHKM-Glycerin eingebracht.

H Abschluss bei Schmerzfreiheit 3 Monate später.

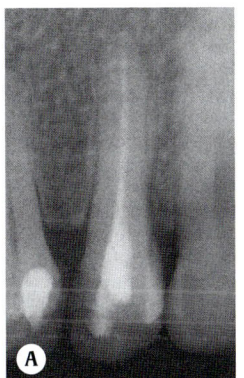

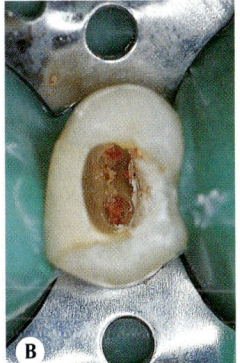

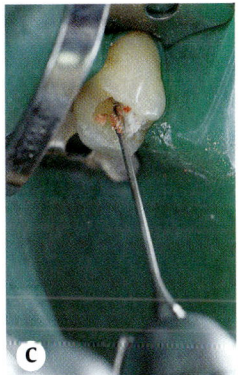

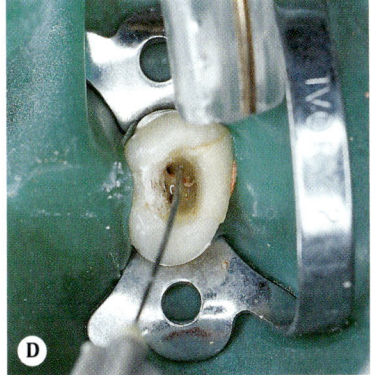

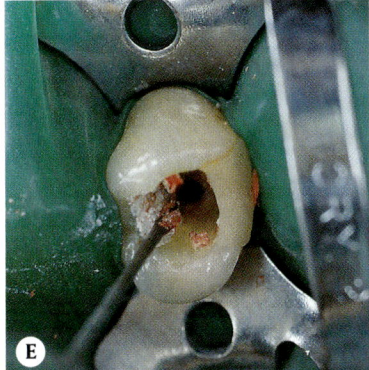

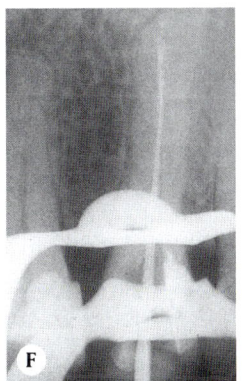

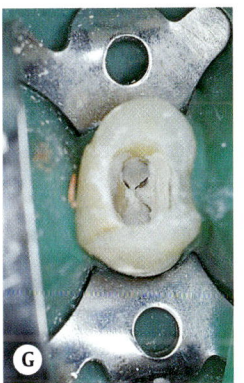

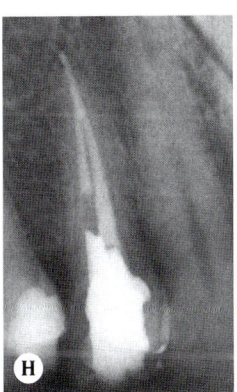

Der Einsatz von Silberstiften in der Endodontie ist seit 100 Jahren bekannt. Eine Grundgedanke bei der Entwicklung der Silberstiftfüllung war die **antibakterielle Wirkung** von Silber. Bereits kleine Mengen Quecksilber oder Silber töten in vitro Bakterien vollständig ab. Daraus leitete sich der Begriff „oligodynamische Wirkung" ab (griech.: **oligos**, wenig; **dynamos**, Kraft). Man vermutete, dass Bakterien lösliche Metallsalze von der Stiftoberfläche freisetzen, die toxisch auf sie wirken.

Bereits 1921 wurde dies durch Beimengung von Silber und Kupfer in eine Wurzelkanal-Füllpaste ausgenutzt, 1929 wurde ein Silberstift mithilfe einer silberhaltigen Füllpaste eingebracht. Wie jedoch Grossman bereits 1936 hinwies, lassen sich In-vitro-Untersuchungen nicht ohne Weiteres auf die Situation im Kanal übertragen, weshalb er die oligodynamische Wirkung im Wurzelkanal bezweifelte. Er favorisierte Silberstifte aus praktischen Gesichtspunkten: Sie lassen sich leicht und auch in engen, gekrümmten Kanälen einsetzen. Die **oligodynamische Wirkung** wurde später in einer Vielzahl von Experimenten bestätigt. Nie wurde aber geklärt, ob diese Wirkung auch unter In-vivo-Bedingungen Bestand hat. Nach initialer Keimreduzierung kam es häufig schon nach kurzer Zeit zur Wiedervermehrung der Bakterien.

In vergleichenden Studien erwies sich die Füllung mit Silberstiften im Vergleich zur lateralen Kondensation von Guttapercha als bis zu 13-mal weniger dichter. Da sich der gekrümmte Wurzelkanal im apikalen Bereich nicht kreisrund aufbereiten lässt, ist mit Silberstiften zwar eine gute Längenkontrolle, aber eine deutlich schlechtere seitliche Abdichtung zu erzielen.

Der Stift muss im apikalen Bereich vollständig von Sealer umgeben sein, da es der Stift bei Kontakt mit Gewebeflüssigkeit sonst unweigerlich korrodiert. Dies kann bis zur vollständigen **Desintegration** des Silberstifts führen. Als Korrosionsprodukte treten Silbersulfide, -chloride, Sulfate und Karbonate sowohl am Stift als auch im Dentin und umgebenden periapikalen Weichgewebe auf.

In vielen Fällen gehen diese Erscheinungen mit klinischen Misserfolgen einher. Bei einer Mindestliegedauer der Füllung von 5 Jahren unterscheiden sich die Erfolgsquoten für Gut-taperchafüllungen (85 %) nicht von denen silberstiftgefüllter (83 %) Zähne. Häufig stellt sich der Misserfolg erst viel später als bei Guttaperchafüllungen heraus. Die Erfolgsquote von Revisisonen liegt mit 69 % für Silberstiftfüllungen im gleichen Bereich wie für Guttapercha.

Bei der **Revision von Silberstiften** ist darauf zu achten, dass bei der Trepanation der koronale Anteil des Stifts nicht abgetrennt wird. Nur mit einem **Ultraschallscaler** wird das Füllmaterial um den Stift in der Tiefe gelockert. Häufig lässt sich der korrodierte Silberstift ohne weitere Lockerungsmaßnahmen mit einer diamantierten Pinzette aus dem Kanal entfernen. Gelingt dies nicht, wird der Stift so weit wie möglich freigelegt. Anschließend umfährt man mit einem breiten Ultraschallscaler das koronale Silberstiftende und versucht es so zu lockern.

Falldarstellung

A Aufgrund der ungenügenden Wandständigkeit werden Hedström-Feilen am Stift entlang bis in den apikalen Kanalbereich eingeschoben und der Stift durch Verdrehen umklammert und anschließend herausgezogen.

B Auch die Verwendung eines Löffelexkavators zur Stiftlockerung ist möglich.

C Mit dem Masseran-Besteck wird das koronale Stiftende fixiert, durch Ultraschall gelockert. Anschließend kann der Stift entfernt werden.

D Deutlich verfärbter und schmerzhafter Frontzahn mit Silberstiftfüllung und ankondensierter Guttapercha ohne periapikale Aufhellung, aber mit geringen seitlichen Resorptionserscheinungen.

E Nach Anlösen der Guttapercha wird eine Hedström-Feile nach apikal geschoben.

F–H 3 Feilen werden eingebracht: Um 90° gegeneinander verdreht lockern sie den Stift.

I Nach Stiftentfernung wird aufbereitet, gespült und im Anschluss an eine 4-wöchige Einlage abgefüllt.

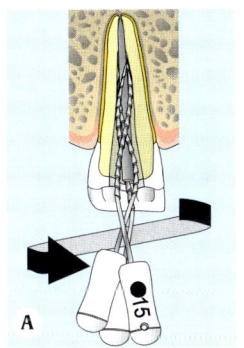

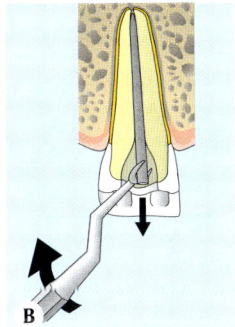

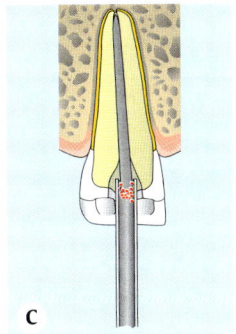

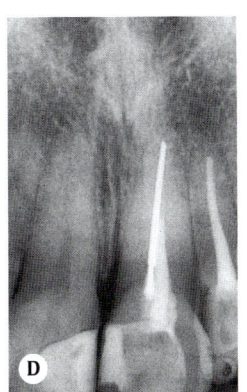

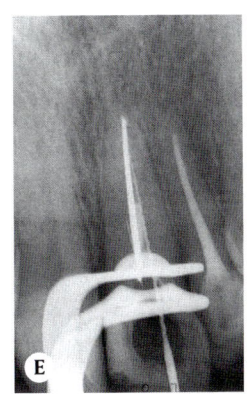

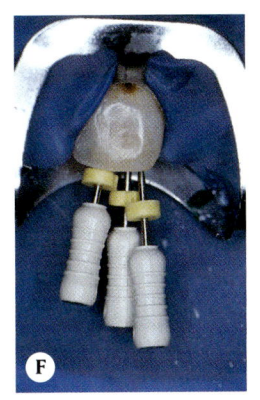

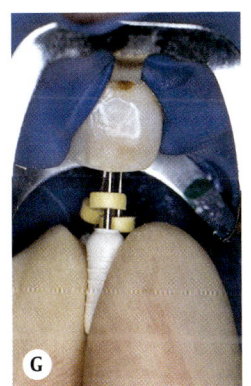

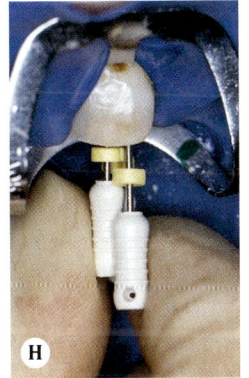

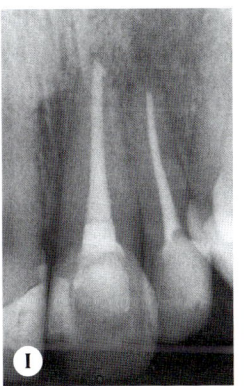

Die Fraktur eines Aufbereitungsinstruments gehört zu den unangenehmsten Zwischenfällen. Röntgenographischen Nachuntersuchungen zufolge treten derartige Zwischenfälle in etwa 6% auf. Die orthograde Revision ist in den meisten Fällen sehr schwierig, zeitaufwändig und bleibt je nach Tiefe der Fraktur in vielen Fällen erfolglos. Es gibt keine für alle Fälle passende Therapie. In-vitro-Studien mit Ultraschall ergaben Erfolgsquoten von 79%, in vivo ließen sich 67% der Fragmente entfernt.

Jeder Revision eines endodontischen Misserfolgs muss eine ausführliche **Patientenaufklärung** vorausgehen. Während der Entfernung der insuffizienten Füllung kann es zur Perforation der Wurzel, zur Instrumentenfraktur und zum Überstopfen von Füllmaterial oder eines Frakturstücks über den Apex kommen. Unter Abwägung möglicher Alternativen muss der Patient selbst entscheiden, ob er sich diesem Versuch der Zahnerhaltung angesichts eines erhöhten Zeitaufwands und der physischen Belastung unterziehen will.

Die Instrumentenfragmente sollten, wann immer möglich, aus dem Wurzelkanal entfernt und dieser sollte anschließend erneut instrumentiert werden.

Anatomische Faktoren können den Erfolg oder Misserfolg einer Entfernung frakturierter Instrumente ebenso beeinflussen wie Typ, Länge und Lage des Fragments. Zu den **weiteren Faktoren** gehören die Frakturart, Routine des Behandlers, Durchmesser und Querschnittsform des Kanals sowie die zur Verfügung stehenden Techniken und Instrumente: **Die Erfolgsquote** bei der Entfernung frakturierter Instrumente war höher, wenn die Instrumente aus Oberkieferzähnen entfernt wurden, das Fragment nur bis in das koronale Kanaldrittel reicht, das Instrument koronal der Kanalkrümmung frakturiert ist, länger als 7 mm war und es sich um einen Reamer oder einen Lentulo handelte.

Die Revision sollte mit einer Analyse der Art des Fragments und seiner Lage im Kanal beginnen. Bei Instrumenten, die mit zu viel Kraft ins Kanaldentin eingedreht wurden, ist von starker Friktion auszugehen und damit minimalen Chancen einer erfolgreichen Revision. Beim Ermüdungsbruch dagegen ist die Friktion gering und die Revisionsmöglichkeit gut. Frakturierte Förderspiralen sind ausreichend flexibel und können gut umgangen und entfernt werden.

Mit Gates-Bohrern der Größe 1 und 2 wird bis zum Instrumenten-Bruchstück erweitert. Anschließend muss der koronal liegende Kanalbereich in aufsteigender Größe mit Gates-Bohrern #3, #4, #5 und evtl. noch #6 für den Kanaleingang so erweitert werden, dass ein Ultraschall-Spreader frei schwingend das Instrumentenstück umfahren und lockern kann.

Kommt es im apikalen Drittel enger und gekrümmter Kanäle zur Instrumentenfraktur oder kann das Instrument aufgrund starker Friktion nicht gelockert werden, versucht man das Fragment zu umfahren und den Kanal nach vorsichtiger Erweiterung mit Guttapercha abzufüllen.

Frakturierte Stahlinstrumente, die innerhalb des Kanals verbleiben, werden als relativ inert eingestuft und weisen auch nach 2 Jahren sowohl rasterelektronenmikroskopisch als auch mikroanalytisch keine Anzeichen einer Korrosion auf. Dagegen korrodieren Silberstiftfragmente und müssen entfernt werden.

Nach Entfernen der insuffizienten Wurzelkanalfüllung kann es auch bei zuvor klinisch schmerzfreien Zähnen in 13% der Fälle zu einer akuten Reaktion kommen. Nach jeder Reinstrumentation muss demzufolge eine Calciumhydroxideinlage für 4 Wochen belassen werden.

Abbildungen

A 2 Instrumentenbruchstücke in der mesialen Wurzel apikal der Kanalkrümmung.

B Mit Gates-Bohrern wird der koronal liegende Wurzelkanalbereich aufsteigend erweitert.

C Gates-Bohrer der Größen #1 und #2 bereiten unter EDTA-Spülung bis zum größeren Instrumentenbruchstück auf.

D/E Unter Ultraschalleinsatz wird das Bruchstück gelockert oder umfahren.

F Nach Zitronensäurespülung wird für 4 Wochen eine Calciumhydroxid-Einlage eingebracht.

G Röntgenkontrolle nach Revision, das kleinere Instrumentenbruchstück konnte nicht entfernt, sondern nur umgangen werden.

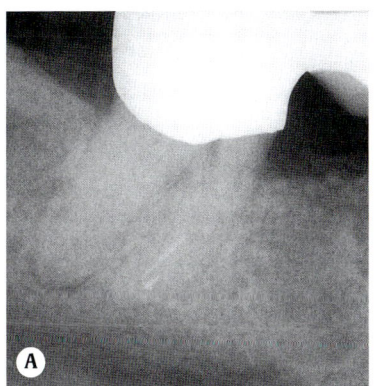

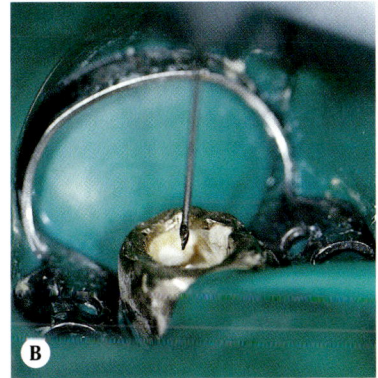

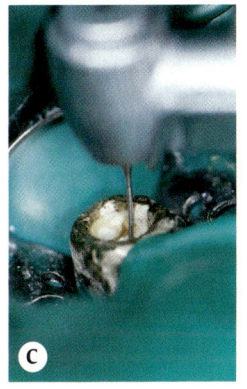

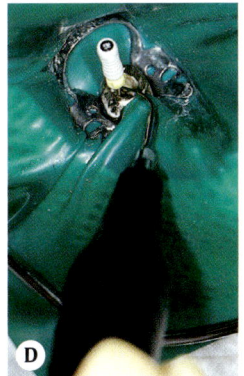

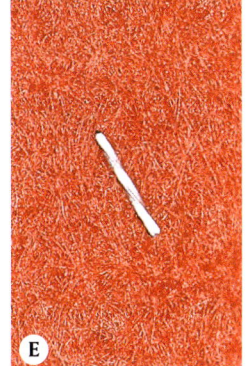

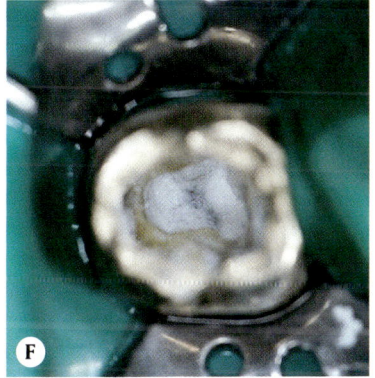

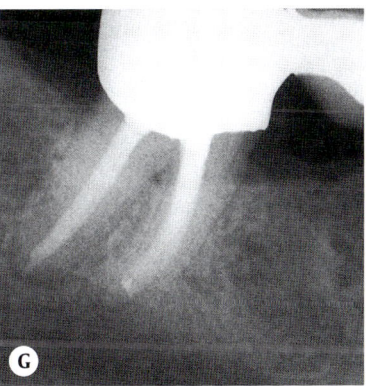

Perforationen gelten als zweithäufigster Grund endodontischer Misserfolge. Die günstigsten Erfolgsaussichten bestehen bei sofortigem Verschluss der Perforationsöffnung und steigen mit deren Entfernung vom Apex an:

- Perforationen **im koronalen Drittel** lassen sich orthograd behandeln und verschließen,
- **im mittleren Wurzeldrittel** ist meist die chirurgische Freilegung der Perforationsöffnung indiziert,
- **im apikalen Drittel** Wurzelspitzenresektion, Amputation oder Hemisektion.

Eine **Perforation** der Wurzel wird mit einer in den trockenen Wurzelkanal eingeführten **Papierspitze diagnostiziert**. Blut an der Spitze bedeutet Überinstrumentation, Blut an der Seite weist auf eine laterale Perforation bzw. Wurzelschlitzung hin. Die genaue Lage der Perforation lässt sich nach Blutstillung mit einem **elektrischen Längenmessgerät** bestimmen. Nach koronaler Fixation der vorgebogenen K-Feile mit IRM-Zement wird mittels **Röntgenbild** der Abstand zum Referenzpunkt und an der Richtung der Stoppereinkerbung die 3-dimensionale Lage geprüft.

Nach Lokalisation der Perforationsöffnung wird zur Schaffung eines Widerlagers je nach Lage und Größe eine geringe Menge denaturiertes Kollagen mit einem Plugger über die Perforationsöffnung ins laterale Parodontalgewebe gepresst. Anschließend sucht man mit einer dünnen Hedström-Feile den Hauptkanal auf und belässt die Feile dort. Mit einem längenmarkierten Plugger wird angespatelter MTA-Zement (ProRoot, Dentsply) in kleinen Portionen in den Perforationskanal bis auf das Widerlager gestopft und damit die Perforation verschlossen.

Tritt über die Perforationsstelle massiv Blut in den Wurzelkanal ein, muss vor der weiteren Therapie die Blutung gestillt werden. Dazu kann mit einer Spritze **Calciumhydroxid** vorsichtig in den Perforations- und den Hauptkanal eingespritzt werden. Nach 5 min wird es mit Natriumhypochlorit herausgespült. Dieser Vorgang wird 3- bis 4-mal wiederholt, bis kein Blut mehr austritt. Lässt sich trotzdem keine ausreichende Hämostase erzielen, so wird für 7 Tage Ca(OH)$_2$ in den Kanal eingebracht. Weitere Materialien sind Calciumsulfat und MTA. Eisensulfat darf auf keinen Fall angewendet werden, da es ein Koagulum belassen kann, das dann knochenseitig das Bakterienwachstum fördert.

Im Vergleich zu anderen hämostatischen Agenzien ist die Gewebereaktion auf den **Kollagenschwamm** dank vollständiger Resorption des Materials und Knochenneubildung experimenteller Defekte akzeptabel. Perforationen, die mit gefriergetrockneten Knochengranula abgedichtet wurden, wiesen nach 6 Monaten Bindegewebe-Kapselbildung auf.

Dagegen induziert **mineralisches Trioxid** (MTA) sowohl kurz- als auch langfristig eine Neubildung von osteoidem Zement mit deutlich besserer Reaktion als auf alle anderen Verschlussmaterialien. Das Einbringen erfolgt mit teflonbeschichteten Pluggern. MTA ist ein nichtresorbierbarer Verschluss.

Calciumsulfat (Capset, Lifecore Biomaterials Chaska) eignet sich sowohl als Barriere als auch als Hämostyptikum. Es führt zu einem Tamponadeeffekt und verstopft die vaskulären Kanäle, wenn es abgebunden ist. Capset ist ausreichend biokompatibel und wird in 2–4 Wochen resorbiert. Die Applikation erfolgt mittels Spritze in den Wurzeldefekt, es wird schnell hart und lässt sich mit einem Ultraschall-Finisher (UFI, Dentsply) nacharbeiten. Calciumsulfat ist in einem feuchten Operationsgebiet Mittel der Wahl.

Falldarstellung

A–C Im Röntgenbild ist eine Perforation der Wurzel erkennbar, die mit einem Zement abgefüllt wurde. Der Hauptkanal wurde nicht instrumentiert. Nach Eröffnung wird Blutstillung erzielt und die Lage der Perforation bestimmt.

D–F Über die Perforationsstelle wird resorbierbares Kollagen als Widerlager in den Knochen eingestopft und MTA bzw. Super-EBA mit längenmarkierten Pluggern eingebracht.

G–I Vor der Versorgung der Perforationsstelle wird der Hauptkanal mit einer Hedström-Feile lokalisiert, gespült und abgefüllt. Danach wird die Perforation mit MTA verschlossen.

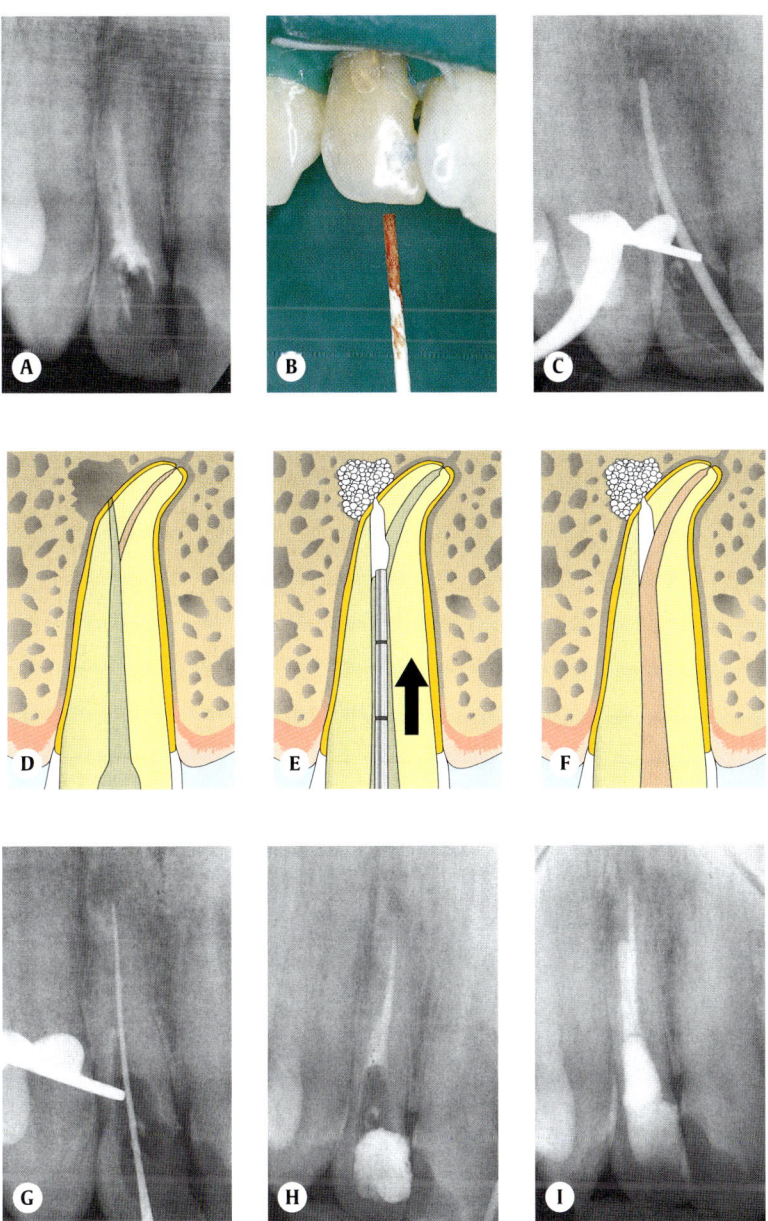

Die Häufigkeit wird mit 3–10 % angegeben. Die Prognose hängt von der Prävention und der Therapie einer möglichen bakteriellen Infektion ab. Bei aseptischer Technik und sofortigem Verschluss ist die Erfolgsrate sehr hoch.

Wurzelperforationen in Höhe des Limbus alveolaris sind einer marginalen Taschenbildung ausgesetzt und haben eine niedrige Erfolgsrate. Orthograde Füllungen reichen nicht aus, daher wird hier eine chirurgische Intervention empfohlen.

Perforationen im koronalen Wurzelbereich treten beim Gestalten der Zugangskavität, beim Auffinden obliterierter Wurzelkanäle oder bei der Präparation für einen endodontischen Stiftaufbau auf. Hinweise sind neben blutiger Papierspitze Schmerzen beim Sondieren in ungewöhnlicher Höhe und anhaltende stärkere Blutungen.

Um Perforationen zu vermeiden, muss man vor der Präparation der Zugangskavität mithilfe der diagnostischen Röntgenaufnahme den Abstand bis zum Pulpaboden ausmessen. Die Blutung nach Perforation wird mit einem sterilen Wattepellett gestillt oder das Pellett wird in Epinephrin 1:50.000 getränkt und aufgebracht. Danach wird Kollagen über die Perforation in den umliegenden Knochen eingestopft, um die Blutung weiter zu stillen. Andere verwendbare Materialien sind gefriergetrockneter Knochen, Calciumsulfat (Capset) oder MTA (ProRoot).

Ist der Defekt (mit Lupenbrille, Mikroskop) gut einsehbar, wird er noch leicht mit einem Ultraschall-Finisher (UF1-1C bis 4C, Dentsply) nachpräpariert, sodass das Füllungsmaterial kontrolliert appliziert werden kann.

Mit Kollagen (z. B. Collacote, Sulger Dental, Carlsbad) lässt sich eine gute Hämostase erzielen. Es ist biokompatibel, unterstützt neues Gewebewachstum, wird in ca. 10–14 Tagen vollständig resorbiert und kann in der Knochenwunde verbleiben. Je nach Lage und Größe des Defekts werden kleine Kollagenstückchen mit einem teflonbeschichteten Plugger über die Perforation eingestopft, bis eine sichtbare Barriere am Boden der Kavität entstanden ist. Die Blutung steht in etwa 2–5 min. Diese **Kollagenbarriere** verhindert das Eindringen des noch nicht erhärteten Verschlussmaterials. Dazu wird ein nichtresorbierbares, dicht abschließendes und biokompatibles Material wie Super-EBA-Zement (Bosworth, Skogie), oder Calciumphosphat-Zement bzw. MTA verwendet.

Dann wird die Wurzelkanalbehandlung abgeschlossen und das Verschlussmaterial kontrolliert, ggf. nochmals ergänzt und der Kavitätenboden mit einem Glasionomerzement abgedeckt. Danach kann die gesamte Trepanationsöffnung mit einem geeigneten Adhäsivmaterial gefüllt und abgedichtet werden.

Perforationen im koronalen Drittel, die anschließend mit einem Adhäsivmaterial versorgt werden sollen, sollten möglichst durch Calciumsulfat abgedichtet werden, da es das einzige Material ist, das sowohl schnell aushärtet als auch keine Feuchtigkeit vom Adhäsivprozess aufnimmt. Perforationen koronal des Gingivarandes werden dann mit einem zahnfarbenen Füllungsmaterial versorgt, unterhalb des Zahnfleischs ist bei unzugänglichen, größeren Perforationen sowie bei massiver Überfüllung noch eine chirurgische Therapie notwendig. Nach Darstellung des Defekts und Lappenbildung mit bzw. ohne Osteotomie wird die Perforationsöffnung mit IRM- oder Super-EBA-Zement verschlossen, die Wurzeloberfläche geglättet und wenn nötig eine resorbierbare Membran gelegt.

Falldarstellung

A Perforation beim Aufsuchen des db-Kanals.

B Der Perforationskanal als vermuteter db-Kanal blutet kaum, der richtige Kanaleingang wird dargestellt und mit Ultraschall freigelegt.

C Unter elektrischer Längenmesskontrolle wird der richtige Kanal von koronal präpariert.

D Optische Kontrolle der Perforation und des distobukkalen Kanaleingangs sowie Blutstillung.

E Der db-Kanal wird mit einem Guttaperchastift verschlossen und die Perforation versorgt.

F Röntgenkontrolle der Wurzelkanalbehandlung.

G/H Einbringen von Kollagen über die Perforation und anschließendes Abdecken mit MTA.

I Röntgenkontrolle 4 Jahre später.

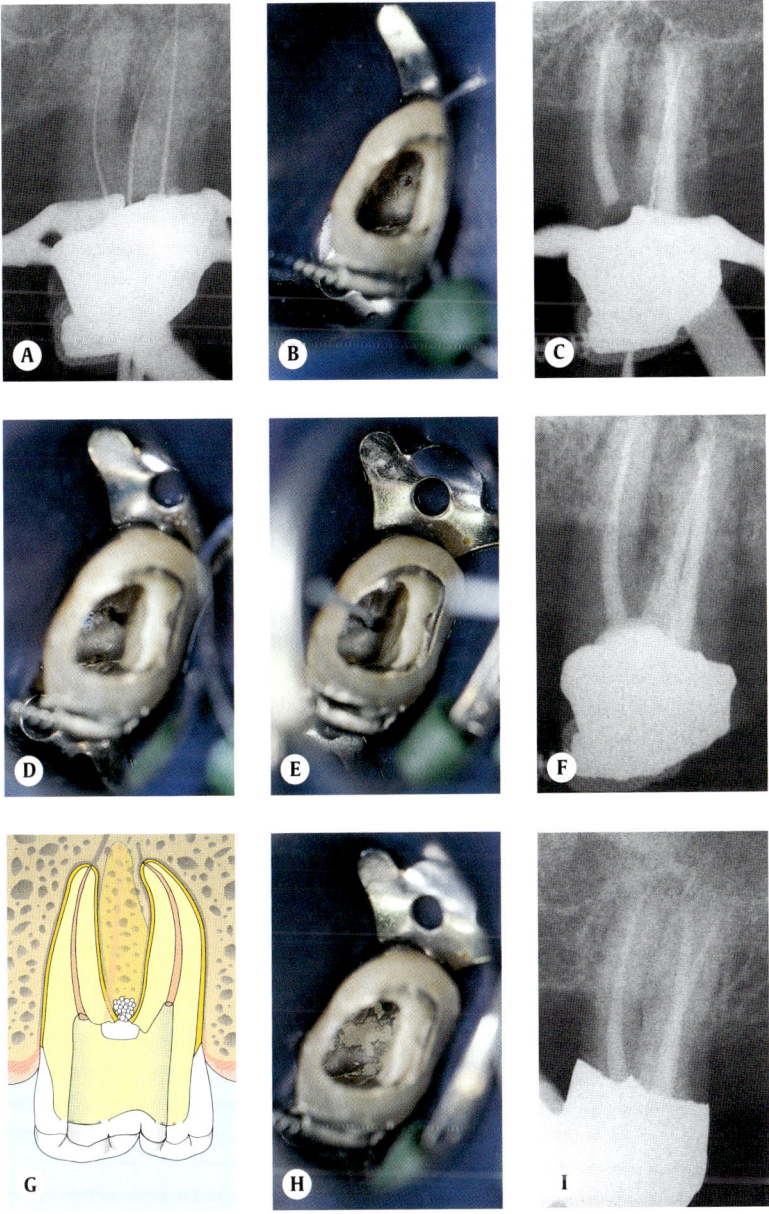

Die **endodontische Chirurgie** wird unterteilt in:
- Inzision und Drainage
- periradikuläre und korrigierende Chirurgie
- Extraktion und Replantation.

Bei der **Wurzelspitzenresektion** (WSR) werden Wurzelteile entfernt, die z. B. nur unvollständig aufbereitet und abgefüllt sind. Sie erleichtert die apikale Präparation zur Aufnahme eines retrograden Verschlussmittels, das die apikalen Verbindungswege zum periapikalen Gewebe versiegelt.

Die WSR ist dann **indiziert**, wenn eine konventionelle Wurzelkanalbehandlung scheiterte, eine Revision ebenfalls erfolglos oder nicht indiziert war und der Zahn erhalten werden soll. Die immer noch geübte Praxis, eine endodontisch bedingte periapikale Läsion chirurgisch zu revidieren, ist unter dem Vorbehalt eines recht invasiven Eingriffs mit operativer Limitierung, teilweise nichttolerierbaren Zahnhartsubstanzopfern sowie damit implizierten Komplikationen wie Längsfrakturen bzw. -perforationen kritisch zu betrachten. Der mit der chiurgischen Entfernung großer Teile der Wurzelspitze verbundene Verlust der apikalen Konstriktion erleichtert bakteriellen Stoffen den Zugang zum Periapikalgewebe über viele angeschnittene Dentintubuli.

Bei **strenger Indikationsstellung** und kritischer Beleuchtung potenzieller Risiken bleibt die WSR aber eine wertvolle Ergänzung der konservativen Endodontie und der orthograden Revision, wenn beide fehlgeschlagen sind. Im Wesentlichen gibt es 4 **Hauptindikationen**:
- fehlerhafte konservative endodontische Therapie
- Vergrößerung oder Persistenz einer periapikalen Aufhellung
- anatomische Abweichungen
- Fehler bei der Kanalbehandlung wie Perforation, Instrumentenfraktur oder Über-/ Unterfüllung mit Symptomen.

Persistiert eine apikale Aufhellung nach endodontischer Behandlung oder erscheint die orthograde Revision nicht sinnvoll, so wird auf die periapikale Chirurgie zurückgegriffen. Viele der früher akzeptierten Indikationen werden heute restriktiver gesehen, weil die

Einführung neuer Materialien, Techniken und vor allem des Op-Mikroskops neue Möglichkeiten nichtchirurgischer Revisionen eröffnet hat. Bei der Indikationsstellung sind klinische Zeichen wie Schmerzen, Schwellung und Fistelbildung, Aufhellungen und die Qualität der Wurzelkanalfüllung sowie die Anamnese zu berücksichtigen.

Die chirurgische Endodontie hat sich zuletzt grundlegend gewandelt: Das **Operationsmikroskop** verbessert die Diagnostik und ermöglicht neue Wege der Präparation und des Verschlusses apikaler Ramifikationen und lateraler Perforationen. Es soll eine 5-stufige oder stufenlose Vergrößerung von 4- bis 25fach erlauben und ein um 180° schwenkbares Binokular sowie ein Objektiv mit 200 mm Brennweite aufweisen.

Für die Chirurgie ist die gründliche visuelle und röntgenographische Untersuchung des Zahns und der benachbarten Strukturen essenzielle Voraussetzung. Das Weichgewebe wird auf Schwellung, Fistel und Krepitation abgesucht. Zudem ist der chirurgische Zugang festzulegen. Röntgenographisch werden räumliche Beziehungen angrenzender Wurzeln und die Nähe zu wichtigen anatomischen Strukturen wie Foramen mentale, N. alveolaris inferior oder Kieferhöle dargestellt. Bei Prämolaren und Molaren müss die räumliche Beziehung der Wurzeln durch 2 Bilder in verschiedenen Projektionswinkeln ermittelt werden.

Abbildungen

A Komplettes Mikrochirurgiebesteck: Dazu gehören u. a. Mikrosonde VA 7, Spatel VA 9-14, Mikrolöffel VA 16 und Schnitzer VA 20.

B Mikrochirurgische Skalpelle CK1-5 (EIE) mit beidseitigen Schneiden, die in einen runden Halter (Aesculap BB46) eingespannt werden.

C Mikrospiegel und Mundspiegel im Vergleich.

D Ultraschall-Handstücke zur retrograden Präparation mit Retropräparationsspitzen.

E Diamantierte Retrospitzen 15 RD/LD.

F S13LD für den linken OK/rechten UK und S13RD für den rechten OK/linken UK.

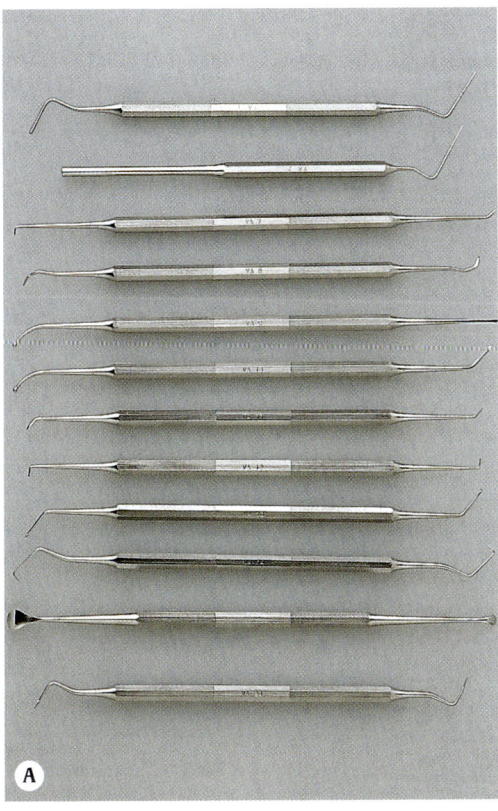

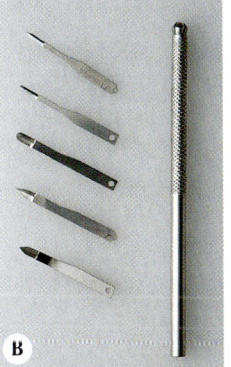

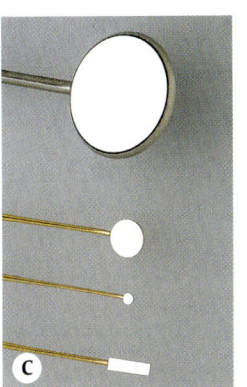

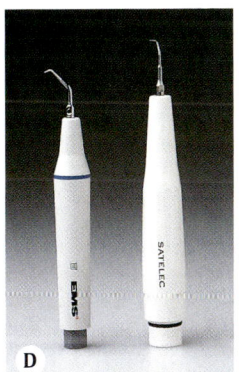

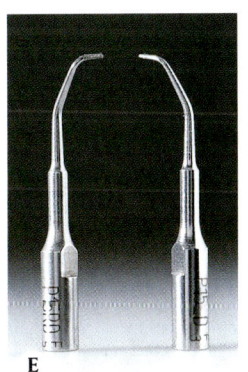

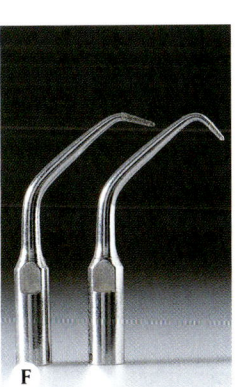

Ziel der **mikrochirurgischen Behandlung** ist eine möglichst symptomlose und vollständige Heilung. Beim **Weichgewebemanagement** ist gesundes und erkranktes marginales Gewebe zu unterscheiden:

- Bei gesunder Gingiva kann mit einer schnellen Heilung und dem Erhalt des Kronenrandniveaus gerechnet werden.
- Bei Heilung per secundam kommt es zur Rezession.

Inzidiert wird mit einem Mikroskalpell, eingespannt in einen runden Griff (Aesculap BB46). Die Mindestvergrößerung zur Kontrolle der Schnittführung unter dem Op-Mikroskop liegt bei 4- bis 8-fach. Besonderer Aufmerksamkeit dient der Erhaltung der Papille. Die vertikale Entlastungsinzision sollte genügend weit nach apikal extendiert werden, um den Zug auf den Lappen so gering wie möglich zu halten.

3 **Typen von Mukoperiostlappen** sind bekannt:

- Der „triangular flap" ist leicht zu präparieren und sichert eine gute Blutversorgung, allerdings ist der Zugang nicht optimal. Er eignet sich eher zur Versorgung von Perforationen.
- Der „triangular flap" kann in einen **„rectangular flap"** überführt werden und erlaubt dann eine gute Mobilisierung der Weichteile. Nachteilig ist eine mögliche Rezession.
- Der **Ochsenbein-Luebke-Lappen** verläuft nach horizontaler Inzision und beidseitig vertikalem Entlastungsschnitt innerhalb der befestigten Gingiva. Stehen bleibt eine sehr schmale Zone befestigter Gingiva, die Knochenwunde kann aber auf der Inzision zu liegen kommen.

Als Nahtmaterial wird 7/0 Polypropylenfaden verwendet, der nach 3–5 Tagen (!) wieder entfernt wird.

$1/2$ Stunde vor Operationsbeginn wird die Einnahme von 800 mg Ibuprofen empfohlen, um Schmerzen und entzündliche Begleiterscheinungen zu mindern. Die exakte Lokalisation des Operationsgebiets kann schwierig sein, wenn die Knochenwand durch die Läsion nicht perforiert ist. Die Wurzellänge wird anhand des Röntgenbildes von der Schmelz-Zement-Grenze aus gemessen. Die Operationshöhle wird möglichst klein gehalten. Bei 10- bis 16facher Vergrößerung sind apikale Zahnstruktur und Knochen- klar differenzierbar. Die Ursache des Misserfolg wird bei 10- bis 25facher Vergrößerung identifiziert: multiple apikale oder seitliche Foramina, weitere im Röntgenbild nicht sichtbare Kanäle, Über- oder Unterfüllung, Frakturen.

Nach der Lokalisation der Wurzeln wird das Granulationsgewebe entfernt, um die Wurzelanatomie besser beurteilen zu können. Zur Blutstillung werden Eisensulfatlösung (Cuttrol) in kleineren Knochenhöhlen, Adrenalinpellets (1:50.000) oder resorbierbare Zelluloseschwämmchen sowie in größeren Knochenbereichen Calciumsulfat eingesetzt.

Ausmaß der **Resektion** und Resektionswinkel werden kontrovers diskutiert, die Empfehlungen zum Anschrägen der Wurzel variieren zwischen 30 und 90° zur Zahnlängsachse. Eine starke Anschrägung eröffnet jedoch zu viele Dentintubuli mit der Gefahr eines Misserfolgs. Der **Resektionswinkel** ist abhängig von Neigung und Krümmung der Wurzel, Knochendicke, Zahntyp und -position im Knochen.

Bei der Resektion sollte der Anschrägungswinkel möglichst senkrecht zur Zahnlängsachse ausfallen, Zugang und Sicht erfordern jedoch im Einzelfall eine geringere Anschrägung. Bei 16- bis 20facher Vergrößerung und Einsatz eines Mikrospiegels lassen sich Resektion und Winkel klein halten.

Abbildungen

A–C Präparation eines submarginalen rechtwinkligen Lappens (Ochsenbein-Luebke).

D–F Präparation eines Dreieckslappens mit intrasulkulärer und einer vertikalen Inzision, der sich durch eine 2. vertikale Inzision zu einem Rechtecklappen ausdehnen lässt.

G Von der Wurzelspitze werden 3 mm abgetragen, wobei 90% der apikalen Ramifikationen und Seitenkanäle sicher entfernt werden.

H In die Knochenhöhle werden zur Blutstillung Pellets tamponiert, lediglich das 1. Pellet ist mit einer blutstillenden Substanz getränkt.

I Nach 3 min wird das letzte Pellet belassen, anschließend retrograd der Wurzelkanal präpariert und gefüllt. Danach wird das Pellet erst entfernt.

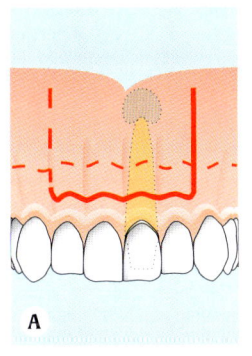

A

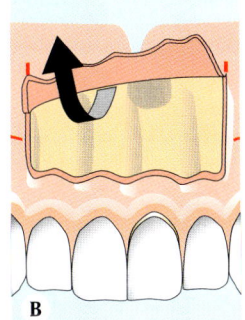

B

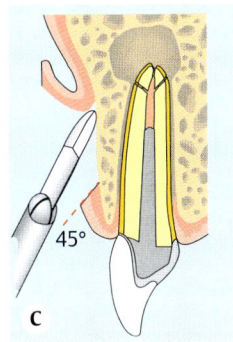

45°

C

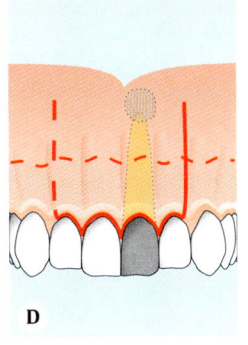

D

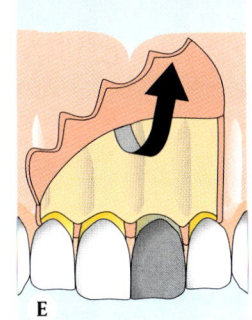

E

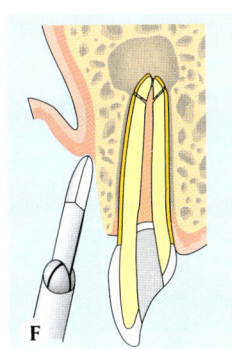

F

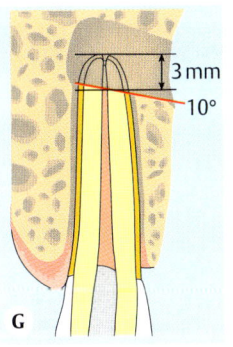

3 mm

10°

G

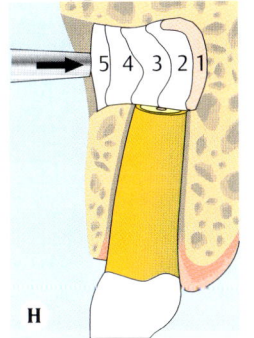

5 4 3 2 1

H

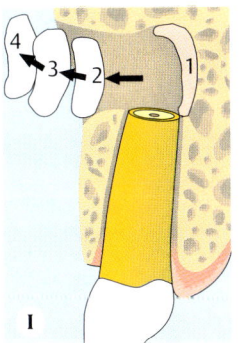

4 3 2 1

I

Ist die Resektionshöhle austamponiert und die Blutung gestillt, kann die Wurzeloberfläche mit einem **Mikrospiegel** CX-1 bei 15- bis 25facher Vergrößerung sorgfältig untersucht werden.

Zur besseren Hervorhebung anatomischer Strukturen lässt sich die Oberfläche mit **Methylenblau** (Canal blue, VDW) einfärben. Nach Entfernung des Farbüberschusses mit steriler NaCl-Lösung sind Desmodont und weitere apikale Strukturen wie Kanaleingänge, Isthmus, C-förmige Kanäle, Frakturlinien, Kanalausläufer und Ramifikationen sowie insuffiziente Füllungen und überstopftes Füllmaterial besser zu beurteilen. Dies ist für den Behandlungserfolg entscheidend. Bislang wurde die Resektionsfläche mit einer feinen Sonde und bloßem Auge untersucht. Ohne Operationsmikroskop können jedoch feine Strukturen wie Isthmusgewebe, Frakturlinien oder zusätzliche kleinere Kanäle nicht aufgefunden werden.

Eine der häufigsten Ursachen für den Misserfolg der endodontischen und mikrochirurgischen Therapie ist die schlechte Adaptation des Wurzelkanal-Füllmaterials. Die Erfolgsrate endochirurgisch behandelter Seitenzähne ist mit 44–73 % geringer als bei Frontzähnen mit 85–90 %. Die Wurzelspitzen mesiobukkaler Wurzeln von 1. Oberkiefermolaren sind relativ leicht zu resezieren. Allerdings war die Erfolgsrate schlechter als bei Unterkiefermolaren, obwohl diese schwieriger zu behandeln sind. Mögliche Ursachen dafür sind neben technischen Problemen vor allem unbehandelte Kanäle und ein nicht aufgefundener Kanalisthmus, der einen Korridor, eine laterale Verbindung oder Anastomose zweier separater Wurzelkanäle darstellt. Dieser Isthmus kann nekrotisches oder infiziertes Pulpagewebe enthalten. Einen Isthmus haben lediglich 15 % der Frontzähne und 20 % der distalen Unterkieferwurzeln, aber 60 % der 1. Oberkiefermolaren.

Die Präparation erfolgt mit einem **Ultraschall-Retrotip**, der auch diamantiert sein kann. Die anschließende Kontrolle bei 16facher Vergrößerung zeigt, ob Kanäle und Isthmus sauber präpariert wurden und ob durch die retrograde Präparation keine Mikrofrakturen erzeugt wurden, was sonst eine Nachresektion zur Folge hätte. Vorteile der Ultraschall-

präparation sind eine viel stärker substanzschonendes und genaueres Präparieren bis zu einer exakt festgelegten Tiefe von 3 mm. Es genügen weniger als 5 mm große Osteotomieöffnungen, da die Ultraschallansätze lediglich 3 mm lang sind und einen zierlichen Schaft haben. Dadurch wird eine schnellere und bessere Ausheilung der Osteotomiewunde erreicht.

Zur Trocknung der gespülten Retropräparation werden Papierspitzen und der **Stropko-Irrigator** (EIE) mit Mikrospitze eingesetzt.

Der retrograde Verschluss erfolgt entweder mit **Super-EBA-Zement** (Bosworth), mit fest angespateltem **Diaket** oder mit **MTA-Zement**. Bei Super-EBA werden eine geringe Flüssigkeitsmenge mit reichlich Pulver auf einer Glasplatte angespatelt, bis die Oberfläche leicht feucht glänzt. Das Gemisch wird zu einem 2–3 mm langen und 1 mm dicken Kegel gerollt und in die Präparation eingebracht Der Abbindeprozess lässt sich beschleunigen, indem man ein heißwassergetränktes Wattepellet aufbringt. Die Resektionsfläche wird mit einem Hartmetallfinierer geglättet.

Der Mukoperiostlappen wird mit 7/0-Nähten adaptiert. Glattes Nahtmaterial (Supramid) lässt kaum Plaqueanlagerung zu. Um eine optimale Regeneration zu erzielen, sollte die Nahtentfernung 3–5 Tage post operationem erfolgen.

Falldarstellung

A–C Erfolglos behandelter oberer Frontzahn 12 mit sich vergrößernder periapikaler Läsion (1 Jahr nach Füllung).

D Nach Anfärben wird mit der Ultraschallspitze CT-1 bis zu einer Tiefe von 3 mm präpariert, abschließende Bearbeitung mit der CT-5.

E Einbringen des Super-EBA-Zements.

F Die Füllung wird mit einem Burnisher verdichtet, mit einer Parodontalkürette werden Überschüsse entfernt und mit Hartmetallfinierer wird geglättet.

G Präoperativ: periapikale Läsion mit Fistel.

H Postoperativ: retrograder Verschluss.

I Kontrolle der Regeneration nach 1 Jahr.

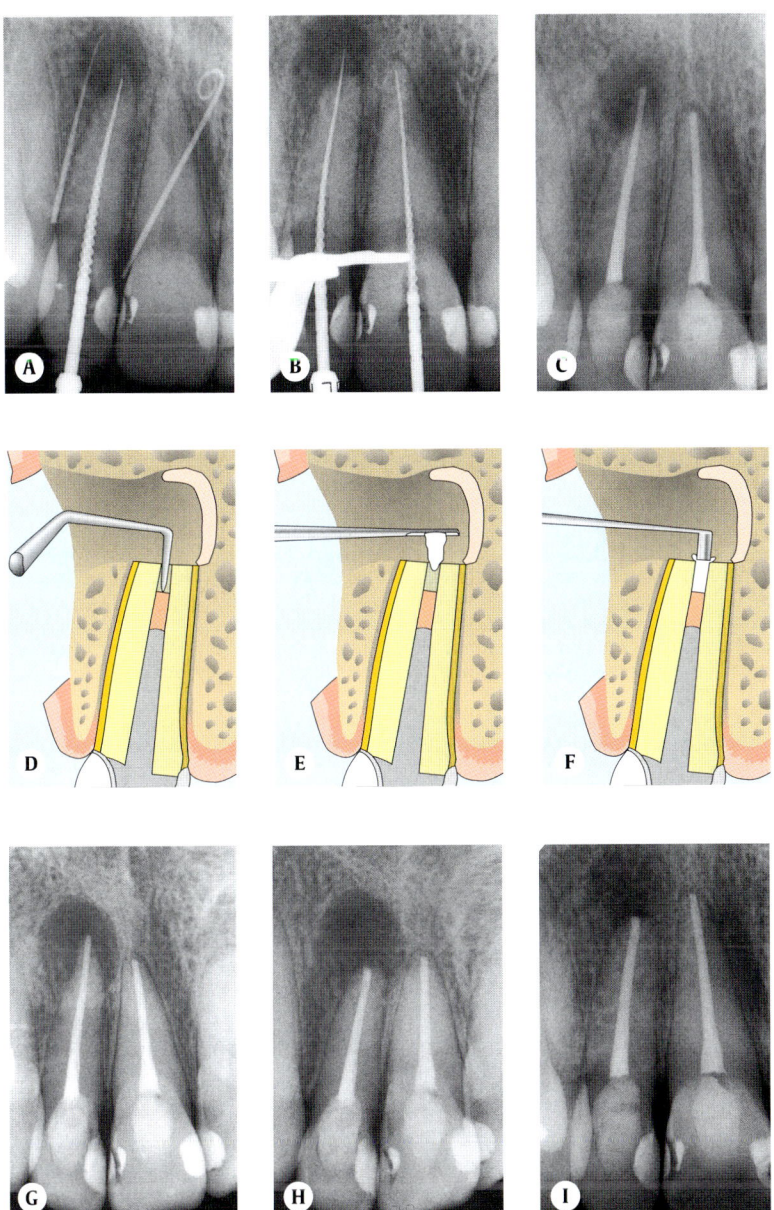

Die **thermokatalytische Methode** des Bleichens erfolgt mittels Wasserstoffperoxid-(H_2O_2)-Lösungen, die man über gezupfte Gazestreifchen auf die Zahnoberfläche aufträgt. Wärme wird über spezielle Lampen oder thermostatgesteuerte Hitzestäbe zugeführt, die Temperatur sollte 55°C nicht übersteigen. Vor einer Vitalbleichung wird eine kurzfristige Oberflächenätzung mit Phosphorsäure empfohlen.

Nach professioneller Zahnreinigung werden Pellikel sowie oberflächliche Farbstoffauflagerungen entfernt. Der Schmelz wird gereinigt, die Gingiva zur Verhinderung oberflächlicher Verätzungen mit Vaseline bestrichen und extrastarker Kofferdam angelegt. Bei starker Verfärbung oder in hartnäckigen Fällen wird die gesamte Zahnoberfläche 10 s lang geätzt. Wattepellets werden auseinander gezupft und lose auf die Zahnoberfläche aufgelegt. 30%iges Wasserstoffperoxid wird aufgetropft und mit einem speziellen Hitzestab (Touch'n'heat) 2 min erhitzt. Die Lösung wird anschließend erneuert und die Bleichung in einer Sitzung etwa 3- bis 5-mal wiederholt.

Die **Walking-Bleach-Methode** kann nur am wurzelkanalbehandelten Zahn durchgeführt werden. Hier wird eine insuffiziente Wurzelkanalbehandlung zunächst revidiert und mit einer 2 mm dicken Glasionomerzementfüllung abgedichtet. Anschließend wird eine Mischung aus Wasserstoffperoxid und Natriumperborat in die Kavität eingebracht und überschüssige Feuchtigkeit mit Papierspitzen entzogen. Die Walking-Bleach-Lösung wird mit Cavit oder GIZ abgedeckt und in 2- bis 7-tägigem Abstand gewechselt. Abschließend wird für 10 Tage Calxyl eingebracht und mit Cavit abgedeckt. In einer Studie zeigte sich, dass das Bleichmittel auch bei sachgerechter Lagerung mit der Zeit an Wirksamkeit verliert. Frisches Natriumperborat und H_2O_2 führte in 93% zum Aufhellen der Zähne, wohingegen eine Mischung aus frischem Natriumperborat und 1 Jahr gelagertem H_2O_2 nur in 73% erfolgreich bleichte. Mit Wasser angemischtes Natriumperborat bleichte nur 55% der farblich veränderten Zahnkronen. Vorsicht ist bei diesem Bleichverfahren geboten, da externe Resorptionen möglich sind.

Zum **Nightguard-vital-Bleaching** einzelner Zähne oder ganzer Zahngruppen wird ein 10%ige Carbamidperoxid-Gel angewendet.

Ein Aufhellen der Zahnkrone tritt in Abhängigkeit von der Mitarbeit des Patienten bereits nach 2–3 Wochen auf und ist nach 5–6 Wochen abgeschlossen. Indiziert ist die häusliche Bleichtechnik bei externen Verfärbungen u.a. durch Kaffee, Tee oder Tabak. In Verbindung mit anderen Bleichtechniken können auch interne Verfärbungen behandelt werden.

Vor der Bleichung wird die Zahnoberfläche gereinigt und nach Alginatabformung ein Modell hergestellt. Daran wird zur Vermeidung von Irritationen die Labialfläche der zu bleichenden Zähne mit einem Kunststoff im Abstand von 0,5 mm zum Gingivarand ausgeblockt. Dann wird eine dünne, weich bleibende Tiefziehschiene gezogen. In der folgenden Sitzung wird die Schiene einprobiert und der Patient zur Trageweise instruiert. Nach dem abendlichen Zähneputzen appliziert dieser eine geringe Menge des Gels in die Schiene, setzt sie langsam ein und entfernt die Überschüsse mit einem Wattebausch oder der Zahnbürste. Wird die Schiene nur nachts getragen, so kann eine 4- bis 6-wöchige Behandlung notwendig werden. Wird der Medikamententräger auch tagsüber getragen und die Bleichlösung alle 2–3 Stunden gewechselt, kann bereits nach 7–10 Tagen das Maximum der Aufhellung erzielt sein.

Falldarstellung

A–C Oberer Schneidezahn mit insuffizienter Wurzelkanalfüllung, die vor der Bleichtherapie revidiert und mit GIZ abgedeckt werden muss.

D Zustand der Zahnkrone vor dem Bleichen.

E Thermokatalytisches Bleichen mit 30%igem Wasserstoffperoxid, aktiviert durch Wärme.

F Zustand nach 5-maligem externen Bleichen.

G Einbringen der angemischen Walking-Bleach-Paste (Natriumperborat, 3% H_2O_2).

H Letzte Füllung mit Calciumhydroxid.

I Kontrolle der Zahnaufhellung nach 6 Wochen.

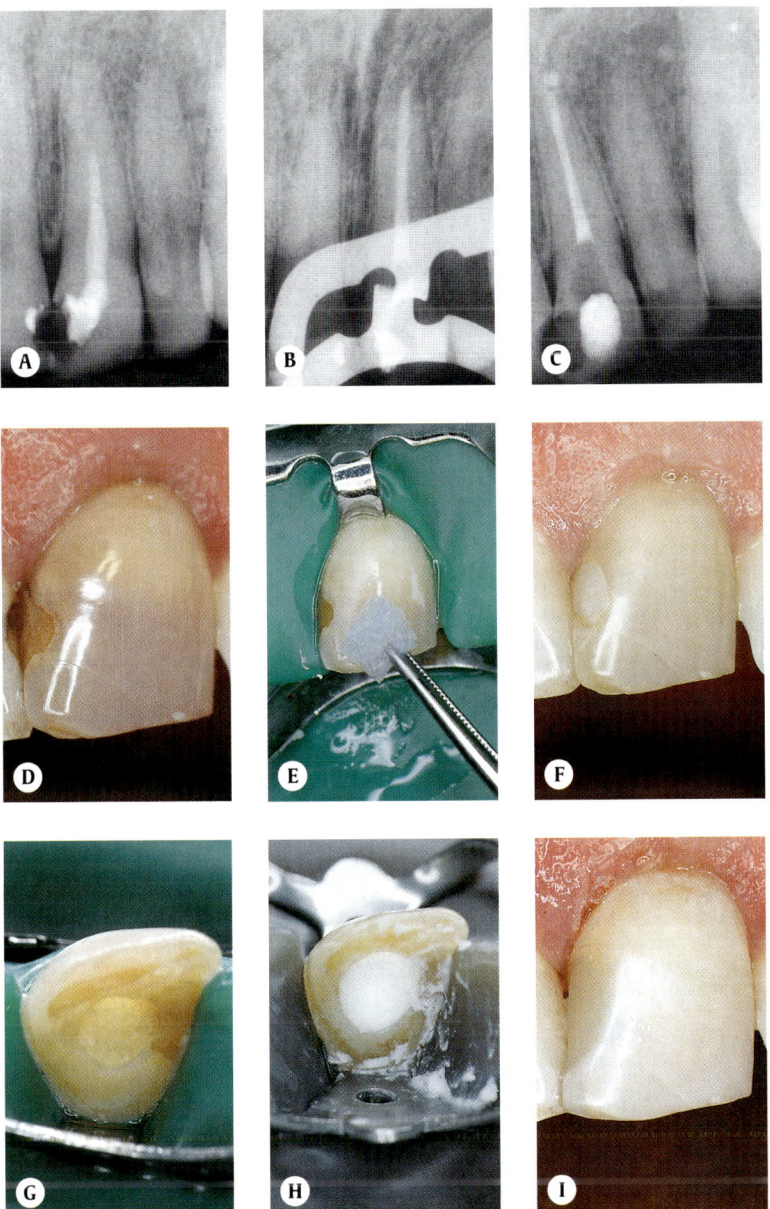

Die **koronale Restauration** ist integraler Bestandteil der endodontischen Behandlung. Obturierte Wurzelkanäle können durch Mikroorganismen rekontaminiert werden, wenn:

- die koronale Restauration zu spät erfolgt
- die temporäre Füllung zwischen den Sitzungen undicht wird
- die Restauration oder Zahnhartsubstanz frakturiert
- der apikale Füllungsanteil nach Stiftpräparation zu kurz (< 3 mm) ist.

Von 742 Wurzelkanalfüllungen fand sich die mit 46 % geringste Erfolgsrate bei schlechter koronaler Restauration und gleichzeitig insuffizienter Wurzelkanalfüllung. Eine schlechte Restauration in Verbindung mit einer guten Wurzelkanalfüllung führte in 71 % der Fälle zum Erfolg. In 79 % war bei guter koronaler Restauration, aber schlechter Wurzelkanalbehandlung und in 86 % bei gleichzeitig guter koronaler und apikaler Abdichtung die Behandlung erfolgreich. Wie die Studie zeigt, beeinflusst die Qualität des koronalen Abschlusses den Erfolg in gleichem Maße wie die Qualität der Wurzelkanalbehandlung.

Auch die Wahl des **koronalen Verschlussmittels** hat starken Einfluss auf den Gesamterfolg. Kronenversorgte, wurzelkanalbehandelte Zähne weisen in der 2-Jahres-Untersuchung mit über 70 % die höchste Erfolgsquote auf, dagegen schnitten temporäre Versorgungen mit IRM-Zement sowie Amalgamfüllungen mit 57 bzw. 51 % deutlich schlechter ab.

Wird der Zahn nach endodontischer Behandlung nicht koronal verschlossen, können innerhalb von 48 Stunden Bakterien den ungefüllten Wurzelkanal penetrieren. Auch Kanäle mit dichter Wurzelkanalfüllung sind bei unverschlossener Trepanationsöffnung nach 4–48 Tagen sämtlich bakteriell kontaminiert. Dagegen lässt sich in keinem Kanal mit dicht verschlossener Eingangskavität Bakterienpenetration nachweisen.

Auch bakterielle Endotoxine dringen innerhalb von 3 Wochen durch die Wurzelkanalfüllung ein, bei dichtem koronalem Verschluss sind dagegen keine Endotoxine im Kanal nachweisbar.

Frakturen wurzelkanalbehandelter Zähne werden häufig mit reduzierten physikalischen Eigenschaften des Dentins erklärt. Dentin vita-ler bzw. wurzelkanalbehandelter Zähne weist jedoch keine Unterschiede in seinen Festigkeitswerten auf. Die Art der Zugangskavität und der anschließenden Restauration beeinflusst jedoch die Frakturgefahr. Nach mo-Präparation lag die Belastungsfähigkeit bei 81 %, nach mod-Präparation nur noch bei 61 %.

Die Entfernung des Pulpakammerdachs und der Randleisten reduziert die Widerstandfähigkeit erheblich. Molaren frakturieren bei einer Belastung von 341 kg, eine mod-Präparation reduziert die Widerstandsfähigkeit auf 222 kg. Zähne mit endodontischer Zugangskavität und mod-Präparation frakturieren bereits bei 121 kg.

Die Restauration wurzelkanalbehandelter Zähne mit Amalgam führt langfristig zu unbefriedigenden Ergebnissen. Zähne mit einer mod-Füllung weisen weit häufiger Frakturen auf als Zähne mit intakter Randleiste. 30 % der oberen und 40 % der unteren Prämolaren waren am Ende des Beobachtungszeitraums noch intakt. Zähne mit einer mo-Restauration zeigen mit 80 % eine deutlich bessere Überlebensrate.

Eine mod-Restauration mit Amalgam verringert zwar die Frakturgefahr und erhöht die Steifigkeit von 61 auf 82 %, dagegen verbessert sich die Belastung nach Höckerfassung durch eine gegossene Teilkrone auf 125 %. Endodontisch behandelte Seitenzähne müssen mit einer gegossenen **Teilkrone und Höckerfassung** restauriert werden, um einen langfristigen Schutz vor einer Zahnfraktur zu gewährleisten.

Falldarstellung

A Unterer Molar mit periapikaler Aufhellung.

B–D Aufbereitung und Wurzelkanalfüllung nach 4-wöchiger Ca(OH)$_2$-Zwischeneinlage.

E/F Unmittelbar danach wird die Zahnkrone wieder aufgebaut und zur Restauration mit einer neuen Teilkrone nachpräpariert, abgeformt und mit einem Provisorium versehen. Bereits nach 1 Woche wird die Restauration eingesetzt. Kontrolle der Teilkrone, die den Zahn vor Überlastung und Fraktur schützt.

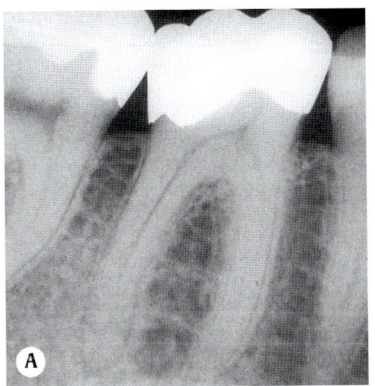

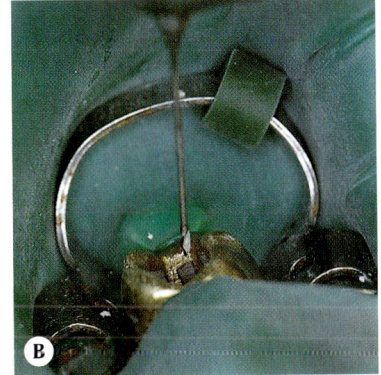

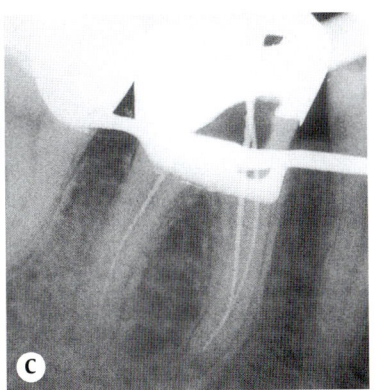

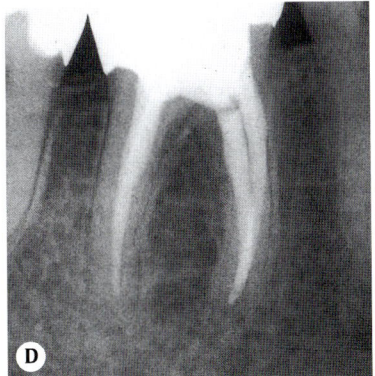

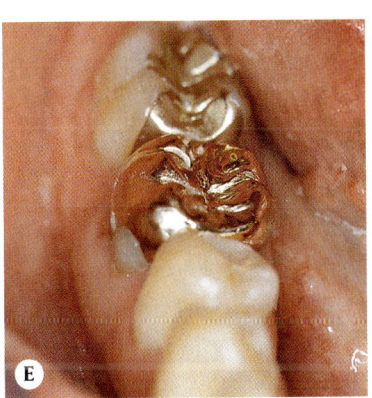

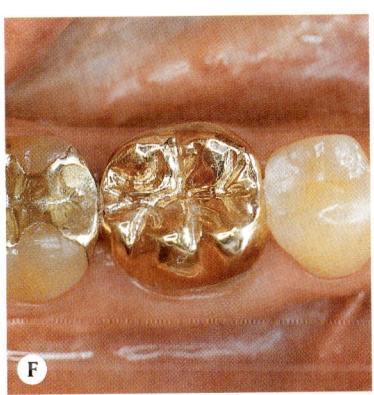

Die **Art der Restauration** nach Wurzelkanalbehandlung hängt von der Menge der verbliebenen Hartsubstanz und der auf den Zahn einwirkenden Kraft ab. **Frontzähne** werden nur mit einer Kunststofffüllung versorgt, wenn der Defekt nicht zu groß ist. Die Frakturhäufigkeit ist bei Frontzähnen nur um 2 % geringer, wenn der Zahn überkront wird. Dagegen sind nichtüberkronte **Seitenzähne** mit 38–48 % deutlich stärker frakturgefährdet als überkronte mit unter 10 % für Prämolaren bzw. 5 % für Molaren.

In den Wurzelkanal eingebrachte Stiftaufbauten sollten zu einer Verstärkung der geschwächten Wurzel führen. Laboruntersuchungen haben jedoch gezeigt, dass die Präparation eines Stiftkanals zu einer weiteren Schwächung der Zahnhartsubstanz führt und das Platzieren des Stifts die Widerstandskraft des Zahns gegenüber dem Zustand vor der Präparation nicht steigert. Im Wurzelkanal verankerte **Stifte** tragen **nicht zur Verstärkung** der Wurzel bei, der Stift dient allein dem Zweck, eine zusätzliche Retention für Aufbau und Kronenersatz zu bieten.

Die höchste Frakturresistenz tritt bei gegossenem Aufbausystem auf. Konfektionierte Stifte mit einem Kompositaufbau frakturierten bereits bei der Hälfte der Belastung und waren nur unwesentlich fester als ein 3 mm im Kanal verankerter adhäsiver Kompositaufbau ohne Stift.

Bei gegossenen Stiftaufbauten ist auf eine ausreichende Länge zu achten. Die Retention des Stifts im Kanal wird um fast 50 % erhöht, wenn seine Länge von 5 auf 8 mm erhöht wird. Die **Stiftlänge im Kanal** soll:

- ca. $^2/_3$ der gesamten Kanallänge betragen
- der Kronenlänge des Zahns entsprechen
- der Hälfte der knochenunterstützten Wurzellänge entsprechen.

Parallelwandige Stifte zeigen eine 2- bis 4fach bessere Retention als konisch zulaufende Stifte. Auch wird die Kraft besser auf die Kanalwand übertragen und die Frakturgefahr ist niedriger. **Konische Stiftsysteme** sind nur in Unterkiefer-Frontzähnen mit kleinem Durchmesser indiziert. Hier empfehlen sich ausschließlich gegossene Stiftsysteme, die die besten Widerstandswerte aufweisen. Werden angießbare Parapost-Stifte verwendet, tritt eine Fraktur im Stiftsystem auf.

Der definitive **gegossene Stumpfaufbau** wird in der folgenden Sitzung einzementiert. In vitro konnte mit einem Cyanoacrylat-Zement die beste Abdichtung erzielt werden, gefolgt von Polycarboxylat-Zement und einem Kunststoffzement nach Dentinätzung. Das schlechteste Abdichtungsverhalten wies Phosphatzement auf. Werden eugenolhaltige Sealer verwendet, muss das Kanaldentin vor Zementieren mit Zitronensäure konditioniert und mit Ethanol gespült werden.

Es besteht prinzipiell kein Unterschied zwischen der Präparation für den Stiftaufbau im Anschluss an die Wurzelkanalfüllung oder erst in der darauf folgenden Sitzung. Unabhängig davon, ob die Guttapercha mechanisch oder thermisch entfernt wurde, ist die Abdichtung bei einer Restwurzelfüllung von 4 mm gleich gut. Aus klinischen Untersuchungen ist eine apikale Mindestlänge von 3 mm zu fordern. Bei einer 5 mm langen Wurzelkanalfüllung beträgt die Misserfolgsquote 10 %, bei 2 mm dagegen fast 30 %.

Die erfolgreiche Funktion eines Zahns nach Wurzelkanalbehandlung wird zu einem großen Teil durch das Ausmaß der verbliebenen Zahnstruktur bestimmt. Eine Krone, die zervikal die Zahnstruktur körperlich fasst, erhöht unabhängig vom Vorhandensein eines Stiftaufbaus die Widerstandsfähigkeit eines wurzelkanalbehandelten Zahns. Der Kronenrand sollte wenigstens 1 mm im Dentin liegen.

Von der Wurzel sollte marginal wenigstens noch 2 mm Zahnhartsubstanz den gegossenen Stiftaufbau körperlich umfassen (**Ferrule-Effekt**). Dadurch verdoppelt sich der Frakturwiderstand.

Falldarstellung

A/B Molar ohne Symptome, aber mit einer insuffizienten Amalgamversorgung.

C/D Der gegossene Stumpfaufbau wird ausgearbeitet, eine Politur erniedrigt die Retention.

E Gusskronen erhöhen die Erfolgsrate auf 97 %.

F/G Sowohl Stumpfaufbau (mit Konditionierung des Dentins) als auch Krone werden mit einem Kunststoffzement einzementiert.

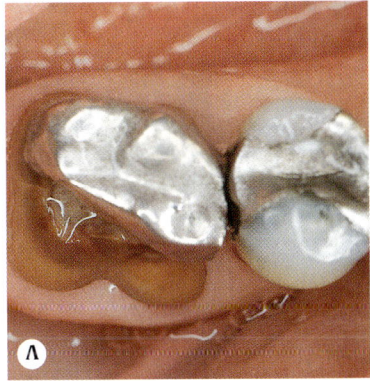

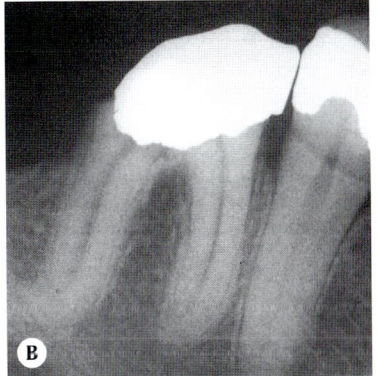

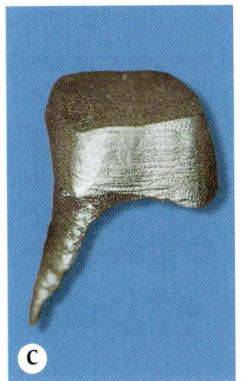

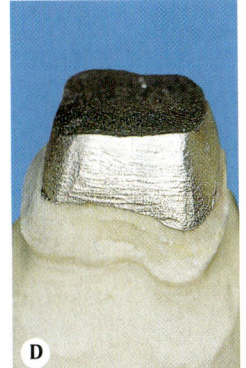

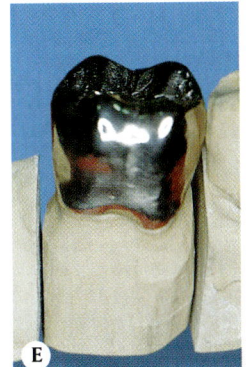

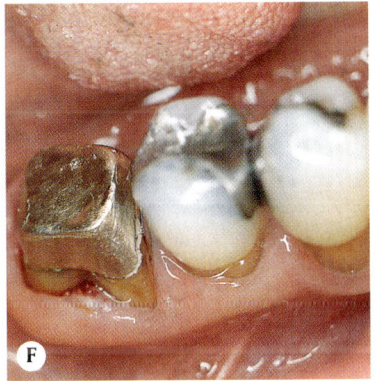

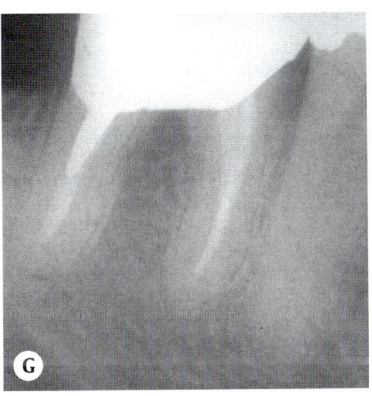

Der **Stiftaufbau** besteht aus 3 Elementen:
- Aufbau (Ersatz koronaler Zahnhartsubstanz für die Verankerung einer koronalen Restauration)
- Wurzelkanalstift (Retention für den Aufbau)
- Material zur dauerhaften Befestigung im endodontisch behandelten Zahn.

Die definitive Weiterversorgung des Zahns nach abgeschlossener Wurzelkanalbehandlung ist aufgrund der Risiken einer Reinfektion **ohne lange Wartezeit** vorzunehmen.

Generell gilt, dass die Länge des Stifts die Retention stärker beeinflusst als der Durchmesser. Direkte adhäsiv einzusetzende Stiftaufbauten erlauben ein Substanz schonenderes Vorgehen als indirekt einzusetzende Aufbauten. Untersichgehende und dünn auslaufende Dentinwände können adhäsiv geschient und als zusätzliche retentive Fläche genutzt werden.

Wurzelaufbauten lassen sich nach dem Material, dem Herstellungsverfahren (individuell, halb- oder vollkonfektioniert), der Form (konisch, zylindrisch) oder der Oberflächenstruktur (glatt, rau oder mit Gewinde) einteilen. Das Material soll biologisch unbedenklich, sehr bruchfest und passgenau sein. Moderne metallfreie Stiftsysteme bestehen entweder aus hochfester Keramik (Zirkoniumoxid) oder aus Kompositmaterialien, verstärkt durch Karbon- oder Glasfasern. Diese Stifte zeigen im Vergleich zu Metallstiften ein dentinähnliches biomechanisches Verhalten und haben den Vorteil, ggf. relativ unproblematisch wieder entfernt werden zu können.

Individuelle Stiftsysteme eigenen sich besonders zum Aufbau stark zerstörter Zähne. Gewindetragende Stifte mit zylindrischer Geometrie erreichen die höchsten Retentionswerte, verursachen aber auch höhere Spannungskonzentrationen im Kanal. Stifte mit zylindrischer Geometrie sind aufgrund besserer Retention konischen Stiften vorzuziehen, wenn der Stift kürzer ist als die Kronen. Passive konische Stifte entsprechen der Wurzelkanalanatomie am besten, das erhöhte Risiko von Retentionsverlusten wird durch die adhäsive Eingliederung und die retentive Oberflächenstruktur reduziert. Kanalwand und Kavität werden 20 s mit 37 %iger Phosphorsäure konditioniert und anschließend mit Wasserspray gereinigt, der Kanal wird zusätzlich mit Alkohol gespült und vorsichtig luftgetrocknet. Mit einem 0,8 mm starkem Einmalapplikator (Brush XS) wird das Bondingmaterial in den Kanal und auf den Stift appliziert, Überschüsse werden mit einer Papierspitze entfernt. Das Feinpartikelhybrid-Befestigungskomposit (Compolute Applikap, ESPE) wird mit einem Lentulo in den Kanal einrotiert, der Stift ebenfalls beschickt und dann langsam in den Kanal eingeschoben.

Die **Adhäsivtechnik** stabilisiert den koronoradikulären Komplex. Auch der koronale Aufbau erfolgt mit einem Kompositsystem. Dazu werden vorgefertigte Hülsen (forms-to-fit oder frasaco) mit Komposit gefüllt und lichtgehärtet. In einer kürzlich publizierten Studie (Mezzomo et al. 2003) wiesen Karbon-Kompositstifte, die sowohl mit Zinkphosphatzement als auch einem Resinzement (C&B) eingesetzt wurden, mit 106,5 bzw. 107,1 gleich große Scherbelastungswerte auf, wenn sie von einem 2 mm breitem zervikalem Dentinferrule umgeben waren. Ohne diesen Dentinring betrug die Belastungsgrenze nur 71,3 bzw. 84 kg. Die Festigkeit des Stiftaufbaus wird maßgeblich dadurch erhöht, dass ein mindestens 2 mm breiter Dentinsaum (**ferrule**) apikal des Aufbaus verbleibt, der von der späteren Krone umfasst werden muss.

Falldarstellung

A/B Insuffiziente Wurzelkanalfüllung, apikale Aufhellung und frakturierte Krone.

C Nach Anlösen mit Eukalyptol wird die Wurzelkanalfüllung angelöst und revidiert.

D In gleicher Sitzung werden die Kanäle gefüllt und eine konfektionierte Krone wird zementiert.

E Distal wird auf Kronentiefe präpariert.

F/G Der Metallstiftaufbau wird einzementiert, der Kronenaufbau mit Komposit ausgeformt.

H/I Nach Kronenverlängerung zur Erzielung eines 2 mm breiten Ferrule-Effekts wird die Krone adhäsiv eingesetzt.

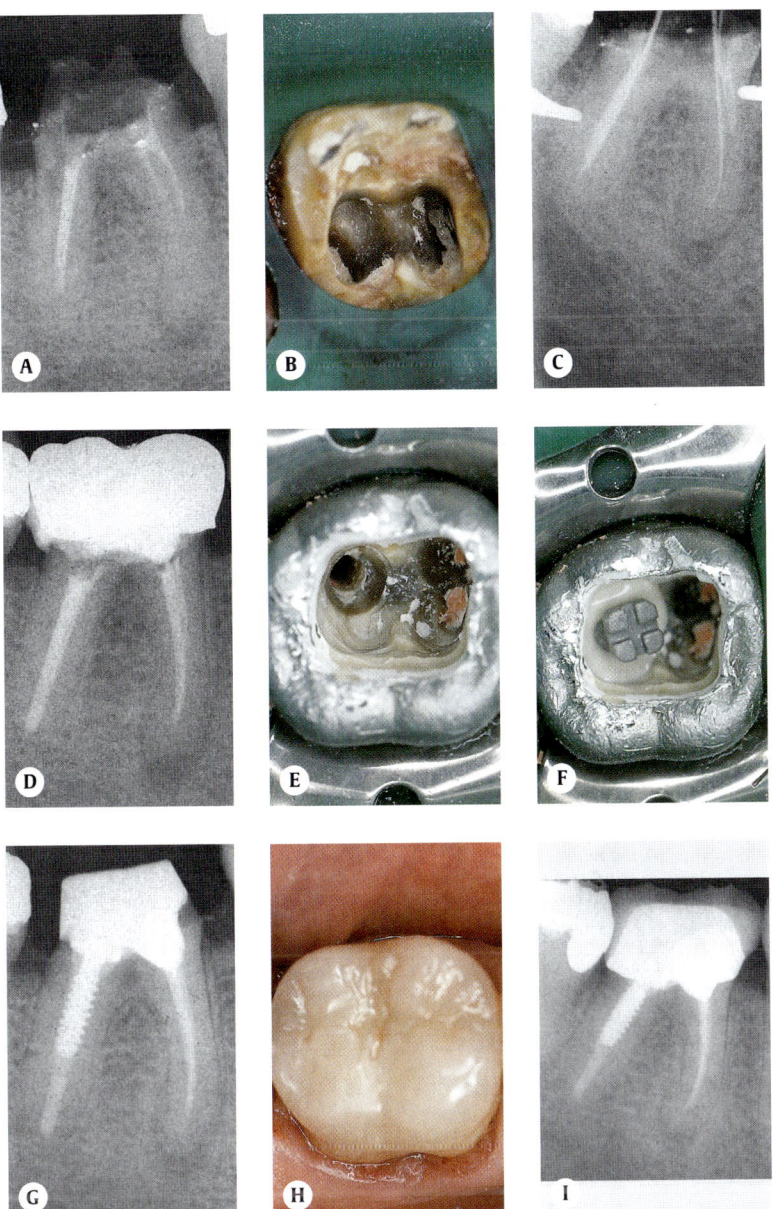

Das Dentin wurzelkanalbehandelter Zähne weist keine reduzierte Widerstandsfähigkeit auf. Die endodontische Behandlung verändert die **mechanischen Eigenschaften des Zahns** nur unwesentlich. In einer Studie wurden 23 vor 10 Jahren wurzelkanalbehandelte und ebenso viele vitale Zähne der gleichen Patienten hinsichtlich biomechanischer Eigenschaften geprüft. Wurzelkanalbehandelte Zähne frakturierten bei einer Kraft von 611 N und vitale bei 574 N. Der Hartsubstanzverlust kann aber die mechanischen Eigenschaften negativ beeinflussen. Daher bestimmt die **Quantität** des in der Krone verbliebenen Dentins zu einem erheblichen Teil die Widerstandsfähigkeit eines endodontisch behandelten und restaurierten Zahns.

Der wichtigste Aspekt bei der Vermeidung einer Fraktur ist nicht das Stiftdesign, sondern die abschließende Kronenversorgung. Der größte Teil von Studien zur Frakturhäufigkeit stiftversorgter Wurzeln wurde ohne eine koronale Restauration durchgeführt. Die Unterschiede zwischen den einzelnen Stiftsystemen verschwinden jedoch, wenn eine Krone zementiert wird. Die Frakturhäufigkeit ist weniger vom Stift, als vielmehr von der Art der koronalen Restauration abhängig. Die Misserfolgsquote parallelwandiger Stifte und kronenversorgter Zähne nach 10 Jahren beträgt nur 6,5 %. Die 6-Jahres-Überlebensrate konfektionierter, geschraubter Stiftaufbauten mit Kompositaufbau beträgt 81 %, die gegossener Aufbauten 91 %. Über das Langzeitverhalten von glasfaser- oder karbonverstärkten Aufbauten liegen noch keine Angaben vor, erste Untersuchungen über bis 32 Monate sind vielversprechend ohne Misserfolg.

Insgesamt sollte aber nur dann ein Stift inseriert werden, wenn dies die prothetische Rekonstruktion aufgrund fehlender koronaler Hartsubstanz zwingend fordert. Die Frakturresistenz ist vor und nach Einbringen eines Stiftaufbaus nicht unterschiedlich, das Vorbohren für eine Stiftaufnahme führte eher zu weiterer Schwächung.

Wegen fehlender klinischer Studien zum eindeutigen Nachweis überlegener Therapiekonzepte werden derzeit unterschiedliche Versorgungen favorisiert, der Zahnarzt wird mit kaum noch überschaubaren Therapiealternativen konfrontiert. Der Zeitraum zwischen endodontischer und restaurativer Therapie wird in der Literatur zwar mit 6 Monaten angegeben, aber es gibt keine einzige Studie, die diese Aussage belegt! Hingegen wird in vielen Untersuchungen die **sofortige definitive Versorgung** gefordert, um koronale Undichtigkeiten zu vermeiden. Auch eine periapikale Läsion ist keine Kontraindikation für die Restauration! Im Falle der Vergrößerung einer apikalen Aufhellung ist die Wurzelspitzenresektion Mittel der Wahl. Auch eine sofortige Resektion bietet mit einer geringeren Erfolgsquote nur Nachteile gegenüber der konventionellen Behandlung.

Die **Qualität der Kronenrestauration** ist für den gesamten Behandlungserfolg entscheidend. Während die Erfolgsquote bei guter Qualität von Wurzelkanalfüllung und koronaler Versorgung 91 % betrug, sank sie trotz guter endodontischer Therapie bei mangelhafter koronaler Versorgung auf 44 %.

Die Art der restaurativen Therapie eines wurzelkanalbehandelten Zahns hängt vom Zahntyp und von dessen klinischem Zustand ab. Bei Frontzähnen ist nur in Ausnahmefällen eine Kronenversorgung indiziert. Im Seitenzahnbereich ist ein höckerfassendes Onlay Therapiemittel der ersten Wahl. In einer Studie zur Versorgung von 745 wurzelkanalbehandelten Zähnen schnitten kronenversorgte Zähne mit einer Misserfolgsrate von 29,5 % deutlich besser ab als kompositversorgte Zähne mit 40,5 %. Der hohe Hartsubstanzverlust bei der Präparation schwächt den Zahn zusätzlich. Eine versorgungsspezifische Risikoanalyse muss **vor** endodontischer Therapie die prothetische Wertigkeit des Zahns beurteilen.

Falldarstellung

A–C Versorgung eines endständigen Molaren mit einem adhäsiv eingesetzten Keramikinlay.

D/E Eingliederung einer Brückenkonstruktion auf die wurzelkanalbehandelten Zähne 37–35.

F/G Oberer endständiger Zahn 18 nach endodontischer Versorgung und Eingliederung einer Brückenrekonstruktion auf Zahn 16.

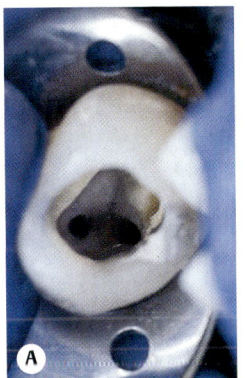

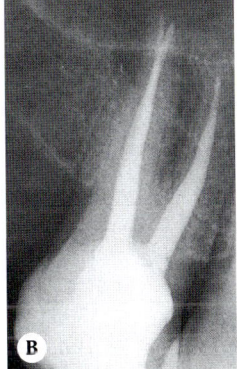

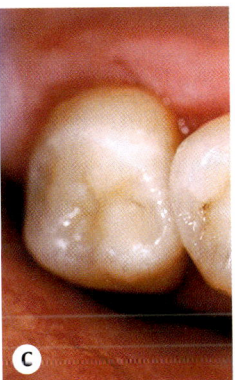

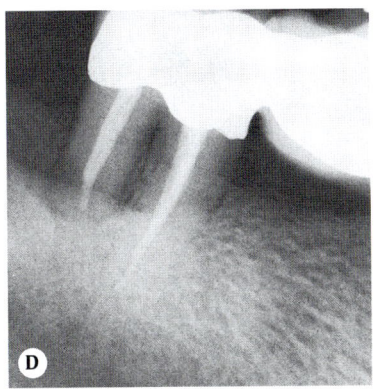

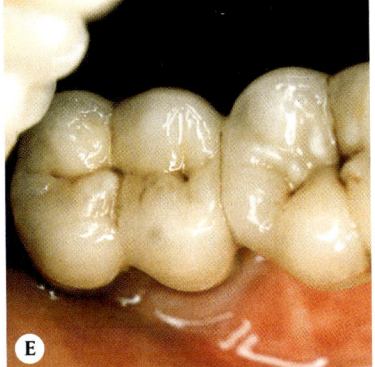

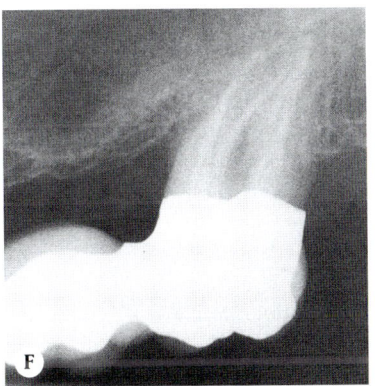

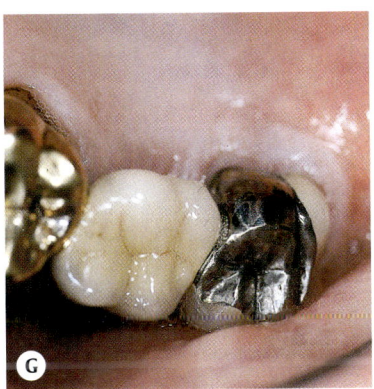

Notizen

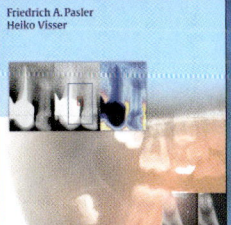
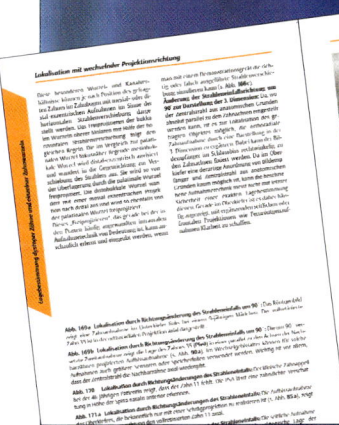
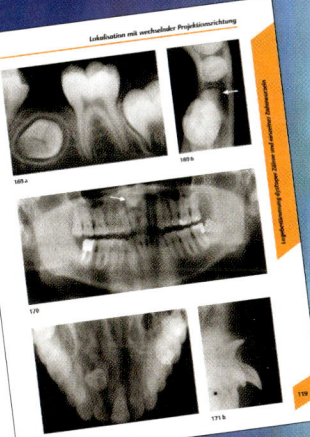
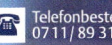

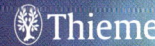

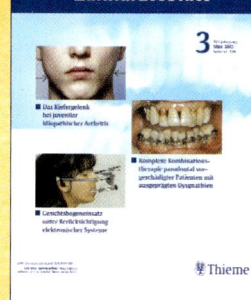
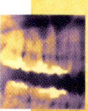

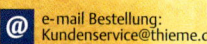
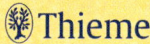